高等医药院校教材

中 医 外 科 学

(供中医专业用)

主　　编　顾伯康

副 主 编　黄耀燊

编　　委　施汉章　刘再朋　曹吉勋

协　　编　马绍尧　林华森

上海科学技术出版社

图书在版编目(CIP)数据

中医外科学/顾伯康主编. —上海:上海科学技术出版社,1986.5(2025.8重印)
高等医药院校教材. 供中医专业用
ISBN 978-7-5323-0490-5

I. ①中… Ⅱ. ①顾… Ⅲ. ①中医外科学-医学院校-教材 Ⅳ. ①R26

中国版本图书馆CIP数据核字(2011)第251703号

中医外科学

主编　顾伯康

上海世纪出版(集团)有限公司
上海科学技术出版社　出版、发行
(上海市闵行区号景路159弄A座9F-10F)
邮政编码201101　www.sstp.cn
浙江新华印刷技术有限公司印刷
开本787×1092　1/16　印张15.75
字数382千字
1986年5月第1版　2025年8月第44次印刷
ISBN 978-7-5323-0490-5/R·129K
定价:38.00元

本书如有缺页、错装或坏损等严重质量问题,请向印刷厂联系调换

前　言

由国家组织编写并审定的高等中医院校教材从初版迄今已历二十余年。其间曾进行了几次修改再版，对系统整理中医药理论、稳定教学秩序和提高中医教学质量起到了很好的作用。但随着中医药学的不断发展，原有教材已不能满足并适应当前教学、临床、科研工作的需要。

为了提高教材质量，促进高等中医药教育事业的发展，卫生部于一九八二年十月在南京召开了全国高等中医院校中医药教材编审会议。首次成立了全国高等中医药教材编审委员会，组成32门学科教材编审小组。根据新修订的中医、中药、针灸各专业的教学计划修订了各科教学大纲。各学科编审小组根据新的教学大纲要求，认真地进行了新教材的编写。在各门教材的编写过程中，贯彻了一九八二年四月卫生部在衡阳召开的"全国中医医院和高等中医教育工作会议"的精神，汲取了前几版教材的长处，综合了各地中医院校教学人员的意见；力求使这套新教材保持中医理论的科学性、系统性和完整性；坚持理论联系实际的原则；正确处理继承和发扬的关系；在教材内容的深、广度方面，都从本课程的性质、任务出发，注意符合教学的实际需要和具有与本门学科发展相适应的科学水平；对本学科的基础理论、基本知识和基本技能进行了较全面的阐述；同时又尽量减少了各学科间教材内容不必要的重复和某些脱节。通过全体编写人员的努力和全国中医院校的支持，新教材已陆续编写完毕。

本套教材计有医古文、中国医学史、中医基础理论、中医诊断学、中药学、方剂学、内经讲义、伤寒论讲义、金匮要略讲义、温病学、中医各家学说、中医内科学、中医外科学、中医儿科学、中医妇科学、中医眼科学、中医耳鼻喉科学、中医伤科学、针灸学、经络学、腧穴学、刺灸学、针灸治疗学、针灸医籍选、各家针灸学说、推拿学、药用植物学、中药鉴定学、中药炮制学、中药药剂学、中药化学、中药药理学等三十二门。其中除少数教材是初次编写者外，多数是在原教材，特别是在二版教材的基础上充实、修改而编写成的。所以这套新教材也包含着前几版教材编写者的劳动成果在内。

教材是培养社会主义专门人才和传授知识的重要工具，教材质量的高低直接影响到人才的培养。要提高教材的质量，必须不断地予以锤炼和修改。本套教材不可避免地还存在着一些不足之处，因而殷切地希望各地中医药教学人员和广大读者在使用中进行检验并提出宝贵意见，为进一步修订作准备，使之成为科学性更强、教学效果更好的高等中医药教学用书，以期更好地适应我国社会主义四化建设和中医事业发展的需要。

全国高等中医药教材编审委员会
一九八三年十二月

编 写 说 明

本书是由卫生部组织有关医药院校编写的教材,供全国中医学院中医专业使用。

中医外科学是研究外科疾病的病因、病理、辨证、治疗和预防的一门临床学科。为了保持中医外科学理论的系统性和连贯性,使学生能系统地掌握中医外科学的理论和实践,故全书只论述祖国医学对外科疾病的认识和经验。

本书是在1964年出版的《中医外科学》和1980年出版的《外科学》的基础上修改、补充写成的。参加编写的有北京、上海、广州、南京、成都等五个中医学院的有关教师。虽然通过集体讨论,吸收了全国各地的教学和临床经验,但由于水平所限,本书尚有许多不足之外,希望各院校在使用过程中,不断总结经验,提出宝贵意见,以便进一步修改提高。

目 录

上篇 总 论

1 中医外科学发展概况 …………………………… 1
2 外科范围和疾病命名及分类释义 ……………… 4
  2.1 外科范围 ……………………………………… 4
  2.2 疾病命名 ……………………………………… 4
  2.3 分类释义 ……………………………………… 5
3 病因病理 ………………………………………… 10
  3.1 致病因素 …………………………………… 10
  3.2 发病机理 …………………………………… 12
4 辨证 ……………………………………………… 14

  4.1 四诊在外科上的应用 ……………………… 14
  4.2 辨阴证阳证 ………………………………… 18
  4.3 辨肿痛痒脓麻木 …………………………… 19
  4.4 辨溃疡形色 ………………………………… 23
  4.5 辨经络部位 ………………………………… 23
  4.6 辨善恶顺逆 ………………………………… 24
5 治法 ……………………………………………… 26
  5.1 内治法 ……………………………………… 26
  5.2 外治法 ……………………………………… 32

下篇 各 论

1 疮疡 ……………………………………………… 46
  1.1 概论 ………………………………………… 46
  1.2 疖 …………………………………………… 51
    1.2.1 暑疖 …………………………………… 51
    1.2.2 蝼蛄疖 ………………………………… 52
    1.2.3 疖病 …………………………………… 53
  1.3 疔疮 ………………………………………… 54
    1.3.1 颜面部疔疮 …………………………… 54
    1.3.2 手足部疔疮 …………………………… 56
      1.3.2.1 蛇眼疔 …………………………… 56
      1.3.2.2 蛇头疔 …………………………… 57
      1.3.2.3 蛇肚疔 …………………………… 57
      1.3.2.4 托盘疔 …………………………… 58
      1.3.2.5 足底疔 …………………………… 59
    1.3.3 红丝疔 ………………………………… 59
    1.3.4 烂疔 …………………………………… 60
    1.3.5 疫疔 …………………………………… 61
  1.4 痈 …………………………………………… 62
    1.4.1 颈痈 …………………………………… 64
    1.4.2 腋痈 …………………………………… 65
    1.4.3 脐痈 …………………………………… 65
  1.5 丹毒 ………………………………………… 66
  1.6 发 …………………………………………… 67
    1.6.1 锁喉痈 ………………………………… 68
    1.6.2 臀痈 …………………………………… 68
    1.6.3 腓腨发 ………………………………… 69

    1.6.4 手发背 ………………………………… 70
    1.6.5 足发背 ………………………………… 70
  1.7 有头疽 ……………………………………… 71
  1.8 发颐 ………………………………………… 72
  1.9 流注 ………………………………………… 73
  1.10 无头疽 ……………………………………… 75
    1.10.1 附骨疽 ………………………………… 75
    1.10.2 环跳疽 ………………………………… 76
  1.11 走黄与内陷 ………………………………… 77
    1.11.1 走黄 …………………………………… 77
    1.11.2 内陷 …………………………………… 78
  1.12 瘰疬 ………………………………………… 80
  1.13 流痰 ………………………………………… 81
2 乳房疾病 ………………………………………… 84
  2.1 概论 ………………………………………… 84
  2.2 乳头破碎 …………………………………… 87
  2.3 乳痈 ………………………………………… 87
  2.4 乳发 ………………………………………… 89
  2.5 乳痨 ………………………………………… 90
  2.6 乳癖 ………………………………………… 91
  2.7 乳腺增生病 ………………………………… 92
  2.8 乳疬 ………………………………………… 92
  2.9 乳漏 ………………………………………… 93
  2.10 乳衄 ………………………………………… 94

3 瘿 95
3.1 概论 95
3.2 气瘿 97
3.3 肉瘿 97
3.4 瘿痈 98
3.5 石瘿 98

4 瘤 100
4.1 概论 100
4.2 气瘤 101
4.3 血瘤 101
4.4 肉瘤 102
4.5 筋瘤 102
4.6 骨瘤 103
4.7 脂瘤 103

5 岩 105
5.1 概论 105
5.2 舌菌 108
5.3 茧唇 109
5.4 失荣 110
5.5 乳岩 111
5.6 肾岩翻花 113

6 皮肤病 115
6.1 概论 115
6.2 热疮 122
6.3 蛇串疮 122
6.4 疣 123
6.5 脓疱疮 125
6.6 癣 127
6.6.1 白秃疮 127
6.6.2 肥疮 128
6.6.3 鹅掌风 128
6.6.4 脚湿气 129
6.6.5 灰指(趾)甲 130
6.6.6 圆癣 131
6.6.7 紫白癜风 131
6.7 麻风 132
6.8 疥疮 134
6.9 虫咬皮炎 135
6.10 接触性皮炎 136
6.11 湿疮 137
6.12 婴儿湿疮 140
6.13 药物性皮炎 141
6.14 瘾疹 143
6.15 牛皮癣 144
6.16 风瘙痒 146
6.17 风热疮 147
6.18 白疕 147
6.19 白屑风 149
6.20 粉刺 150
6.21 酒齄鼻 151
6.22 油风 152
6.23 多形性红斑 153
6.24 结节性红斑 154
6.25 红斑性狼疮 155

7 肛门直肠疾病 158
7.1 概论 158
7.2 痔 165
7.2.1 内痔 165
7.2.2 外痔 171
7.2.2.1 结缔组织外痔 171
7.2.2.2 静脉曲张性外痔 171
7.2.2.3 血栓性外痔 172
7.2.3 混合痔 173
7.3 肛隐窝炎 174
7.4 肛裂 174
7.5 肛门直肠周围脓肿 176
7.6 肛瘘 178
7.7 脱肛 181
7.8 直肠息肉 183
7.9 肛管直肠癌 185

8 男性前阴病 187
8.1 概论 187
8.2 子痈 188
8.3 子痰 189
8.4 囊痈 190
8.5 脱囊 190
8.6 水疝 191
8.7 阴茎痰核 192
8.8 前列腺炎 192
8.9 前列腺增生症 193
8.10 血精 195

9 外科其他疾病 196
9.1 烧伤 196
9.2 冻疮 199
9.3 毒蛇咬伤 200
9.4 破伤风 206
9.5 臁疮 208
9.6 褥疮 209

9.7 脱疽 …………………………… 210
9.8 血栓性静脉炎 ………………… 212
　9.8.1 血栓性浅静脉炎 …………… 212
　9.8.2 血栓性深静脉炎 …………… 213
9.9 肠痈 …………………………… 214
　附方 …………………………… 216
　附方索引 ……………………… 239

上篇　总论

1　中医外科学发展概况

中医外科学是整个祖国医学中的一部分,内容丰富,包括疮疡、皮肤病、肛门病和外科其他杂病。在历史上,跌打损伤、金刃刀伤、眼耳鼻喉口腔等病,曾属于本学科范围,由于医学的发展,以上各病均先后归入了各专科。目前凡生于体表的疾患,如疮疡、皮肤病等仍在中医外科中诊治。

中医外科学有着悠久的历史。在原始社会,因劳动、生活及与野兽搏斗,就不可避免地会遭受到创伤。因此,即产生了用植物包扎伤口,拔去体内异物,压迫止血等最早的外科治疗方法。以后发展为用砭石、石针刺开排脓来治疗脓肿,这些可以说就是外科的起源。到了商代开始有了外科病名的记载,据殷墟出土的甲骨文上有"疾自(鼻病)、疾耳、疾齿、疾舌、疾足,疾止(指或趾)、疥、疕"等。《山海经·东山经》中说:"高氏之山,……其下多箴石。"郭璞注曰:"砭针,治痈肿者。"由此看来,以砭针作为切开引流,是最早的外科手术器械,该书还记载有痈、疽、痹、瘿、痔、疥等外科病。周代,外科已成为独立的专科,在《周礼·天官篇》中有食医、疾医、疡医、兽医之分。指出疡医主治肿疡、溃疡、金创和折疡。如说:"疡医下士八人,掌肿疡、溃疡之祝药劀杀之齐。"(祝药即是敷药,劀是刮去脓血,杀是腐蚀剂去恶肉或剪去恶肉,齐是作剂字解使疮面平复。)还有"凡疗疡以五毒攻之,以五气养之,以五药疗之,以五味节之"的记载。郑玄注五毒说:"今医人有五毒之药,合黄堥、置石胆、丹砂、雄黄、矾石、磁石其中,烧三日夜,其烟上着,以鸡羽扫取以治疡。"此即是以后升丹的炼法和应用。

春秋战国时期,中医外科学已逐渐形成,1973年出土的马王堆文物《五十二病方》,系春秋时所写,这是我国目前发现最早的一部医学文献,其中有很多外科病,如创伤、冻疮、诸虫咬伤、痔漏、肿瘤等。在"疽病"下有"骨疽倍白蔹,肉疽(倍)黄芪,肾疽倍芍药"之说;在"牡痔"中,有"杀狗,取其脬(膀胱),以穿籥(竹管)入胆(直肠)中,吹之,引出,徐以刀割去其巢,冶黄芩而屡傅之";还有用滑润的"铤"作为检查治疗漏管的探针等。可见当时外科已有一定的治疗水平。战国时出现了有记载的第一个外科名医叫医㱿,据《尸子》中说:曾"为宣王割痤,为惠王割痔,皆愈。"这时已经有了系统的理论著作《内经》,其中《灵枢·痈疽篇》所载的外科病名虽只有17种,但对痈疽的病因病理已有相当的认识。在其他各篇中尚有针砭、按摩、猪膏外用等多种疗法,并最早提出用截趾手术治疗脱疽。说明当时外科从理论到实践都有了较大的提高。

汉代出现了我国历史上最著名的外科学家华佗,他用麻沸散使病人麻醉后,进行死骨剔出术和剖腹术,这在世界上是最早的。张仲景的《金匮要略》,对后世外科的发展也有很大的影响。如治疗肠痈、寒疝、浸淫疮、狐惑病等方药,至今仍为临床所应用。西汉前后的《金创瘛疭方》是我国第一部外科学专著,可惜没有保存下来,《晋书》里载有用手术治疗兔唇的内容,也已失传。这是中医外科学的一大损失。

晋代有了我国现存的第一部外科学专著《刘涓子鬼遗方》，成书于公元499年。主要内容有痈疽的鉴别诊断，总结了许多治疗金疮、痈疽、疮疖、皮肤病等经验，有内外治法处方140个。外伤用止血、收敛、止痛药，痈疽用清热解毒药，肠痈用大黄汤，指出脓成不可服，都是符合客观实际的。还有使用水银膏治疗皮肤病的记载，比其他国家早600多年，对辨别有脓无脓和脓肿切开方法的描述也有实用价值。如说："痈大坚者，未有脓，半坚薄半有脓；当上薄之都有脓。便可破之。所破之法，应在下，逆上破之，令脓得易出。"晋朝的葛洪，对外科有较大的贡献，在《肘后备急方》中总结了许多有科学价值的经验。如用海藻治疗瘿疾，用疯狗脑敷治疯犬咬伤，均有一定的科学价值。

隋代外科学有了进一步的发展，由巢元方等集体编写的《诸病源候论》是我国第一部病原病理学专著。其中有不少外科内容，如瘿瘤、丹毒、疔疮、痈疽、痔瘘、兽蛇虫咬伤等，记载了40多种皮肤病。并对病因的认识已显示出一定的科学水平，如指出疥疮由虫引起等。在"金疮肠断候"中对"腹䐃"（网膜）脱出的手术，指出应先用丝线结扎血管，然后再截除。还有肠吻合的记载，如"肠两头见者，可速续之，先以针缕如法连续断肠，便取鸡血涂其际"。说明当时对腹部手术已有一定的经验。

唐代孙思邈的《千金方》记载了很多脏器疗法，内容有食动物肝脏治疗夜盲症，食牛羊乳治疗脚气病，食羊靥、鹿靥治疗甲状腺肿大，都是现代科学证实了的临床经验。另外，对尿潴留患者，以葱管作导尿器械，是世界上最先应用导尿术的记载。王焘的《外台秘要》载方6000多个，有不少外科方剂，是外科方药的重要参考文献。

宋代外科发展得较快。在病因病理分析上重视整体与局部的关系；治疗上注重扶正与祛邪相结合，内治与外治相结合。《圣济总录》提出了"五善七恶"，《太平圣惠方》指出应鉴别"五善七恶"，总结了内消、托里等内治方法。其他如用砒剂治疗痔疮，用蟾酥酒止血止痛，应用烧灼法消毒手术器械等，都是这一时期的新经验。公元1227年魏岘的《魏氏家藏方》已载有治疗痔核时，先在其周围涂以膏剂，以免灼痛，使枯痔疗法日趋完善。宋朝外科专著日益增多，其中《卫济宝书》专论痈疽，记载了很多医疗器械，如炙板、消息子、炼刀、竹刀、小钩等的用法。李迅的《集验背疽方》对背疽的病原、症状、治疗作了较全面论述。陈自明的《外科精要》强调对痈疽要辨证施治，应区分寒热虚实。载有托里排脓的多个方药，至今仍在临床应用。

元代的外科著作，有朱震亨的《外科精要发挥》，危亦林的《世医得效方》等，齐德之的《外科精义》总结了元以前各种方书的经验，认为外科病是阴阳不和，气血凝滞所致。指出："治其外而不治其内，治其末而不治其本"的方法是不对的，治疗疮疡应辨别阴阳虚实，采取内外结合的方法，在临床上确有指导价值。《世医得效方》是一本创伤外科专著，在整骨方面有精确的记述，记载了使用夹板、铁钳、凿、剪刀、桑白线等器材，进行各种创伤手术。在使用全身麻醉方面，该书对麻醉药的组成、适应证、剂量均有具体的说明。

明代中医外科学获得了很大的发展。名医著作很多，有薛己的《外科枢要》，记载了有关外科病的理论、经验、方药，第一次详细地记述了新生儿破伤风的诊治和预防。汪机的《外科理例》提出了"治外必本诸内"的思想，创制了玉真散治疗破伤风。王肯堂的《证治准绳·疡医》内容丰富。其他如窦梦麟的《疮疡经验全书》，申斗垣的《外科启玄》，张景岳的《外科钤》等，均各有特点。但以陈实功著的《外科正宗》成就最大。该书细载病名，各附治法，条理清晰，内容丰富，善于应用刀针手术及腐蚀药，自唐到明的外科治法，大多收录。后人有"列证最详，论治最精"的评价，这是一部代表明以前外科学成就的重要文献。陈司成的《霉疮秘录》是我国第一部论述梅毒的专书，指出本病由传染所得，且可遗传。治疗主张用丹砂、雄黄等含砷的药物，这是世界上最早使用砷剂治疗梅毒的记载。

清代也有一些杰出的外科医生和著作，如祁广生的《外科大成》，陈士铎的《外科秘录》，顾世澄的《疡医大全》，以及《医宗金鉴·外科心法要诀》等均有丰富的内容，唯王洪绪的《外科全生集》有独特的见解，创立了以阴阳为主的辨证论治法则，公开家传秘方阳和汤、醒消丸、小金丹、犀黄丸等，至今仍在临床上使用。高锦庭的《疡科心得集》，立论以鉴别诊断为主，辨证立法明显受到温病学说的影响，应用犀角地黄汤、紫雪丹，至宝丹等治疗疔疮走黄，疗效显著。另外，吴师机的《理瀹骈文》专述药膏的外治法，总结了不少治疗学上的新成就。其他还有余听鸿的《外证医案汇编》，每病后列有附论，指出病因、辨证、内服方药，可供参考。

近代张山雷的《疡科纲要》，立论简明，辨证用药都有特色，对外科的发展有一定的影响。

解放后，由于贯彻执行党的中医政策，中医外科学和祖国医学其他学科一样，方才获得新的发展。1954年首先在北京成立中医研究院，各省市也先后成立中医药研究所及建立不少中医医院。1956年各地相继建立了中医学院，著名的中医外科专家到中医学院任教，对历史上外科医家的学术经验，能进行全面的、系统的教授。这样，一支从事中医外科专业的队伍较快地成长壮大。1960年中医研究院编著《中医外科学简编》。1960年、1964年由上海中医学院主编《中医外科学讲义》，并在1964年教材编审会议上，确定了疽分两类。一为有头疽，一为无头疽。瘰疬为阴证。疔疮中的鱼脐疔，定名为疫疔。沿用至今。1980年由广州中医学院主编《外科学》(中医专业用)，作为全国中医学院外科教学的统一教材，使学生能较系统地学习、掌握中医外科学的理论知识和临床常见疾病的辨证论治的内、外治法。为培养中医外科专业人才打下了良好的基础。同时还编著和重印了大量的中医外科学专著，不断交流全国各地中医外科学的学术经验与成就，使中医外科学的理论和经验得到较快的普及与提高。在外科疾病的诊疗方面取得了较快的进展，积累了很多有益的经验。如中医中药治疗痈、疽、疔疮；结扎或注射疗法治疗内痔；切开加挂线疗法治疗高位肛瘘；辨证论治治疗脱疽，中西医结合治疗红斑性狼疮、硬皮病、毒蛇咬伤、烧伤等，都取得了很大的成绩。急腹症的中药治疗和理论上的探讨、针刺麻醉原理的研究、电子计算机在中医临床运用中的研究等，出现了中医现代化的可喜苗头。我们坚信在党的领导下，认真贯彻党的中医政策，中医外科的研究将会取得更多的成就，为人类的健康事业作出贡献。

(顾伯康)

2 外科范围和疾病命名及分类释义

2.1 外科范围

学习中医外科,首先要了解它的范围,也就是要了解哪些疾病是属外科医师治疗的对象。这样不但可以弄清楚外科与其他各科之间的关系,同时也可了解中、西医外科之间的治疗对象有所不同。

祖国医学历史悠久,医事制度上的分科变革较多,外科专书中的治疗范围亦不尽相同,因而,外科的范围,也没有明确的界线。外科学始于何时? 查历代医事制度的分科,最早见于《周礼》天官篇,当时设有食医、疾医、疡医、兽医的制度,其中疡医掌肿疡、溃疡、金疡、折疡。肿疡、溃疡是指痈、疽、疖、流注等病;所谓金疡是被刀、釜、剑、矢等物所伤;折疡是击扑、坠跌等造成的损伤,均划归在疡医的范围里。历代外科著作中,都附有伤科疾患,在很长时间内,伤科隶属于外科范围。直至元朝危亦林著《世医得效方》,专辟正骨兼金镞科,才逐渐分立外科与伤科,唐宋时期,外科称疮肿科,明清一般均称疮疡科,而外科的定名,则在明代汪机所著的《外科理例》前序中,方明确地肯定下来,其说:"以其痈疽、疮疡皆见于外,故以外科名之。"这就清楚地告诉我们,外科的名称是从痈疽、疮疡生于人体外部的这个特点而来,与内科相对而称为外科。从此点亦可明确外科范围的概念,凡是疾病生于人的体表,能够用肉眼可以直接诊察到的,凡局部症状可凭的,如痈、疽、疖、疔、发、流痰、瘰疬、乳病、瘿瘤、岩以及眼、耳、鼻、咽喉口腔(包括舌、唇、齿)、肛门病、皮肤病、意外损伤(包括虫兽咬伤、水火烫伤)等等,都属于外科的治疗范围。至于脏腑间的内脏痈肿,如肺痈、肝痈、肠痈、胃痈等也都包括在内。

虽然古代外科专著的病种如此广泛,但是由于学术的不断发展,医疗经验的逐渐丰富,医事分工必然愈来愈细致,从现在临床治疗对象来看,外科医师所担任的诊疗工作,实际上已不是如此广泛了。例如跌打损伤的内伤和骨折、脱臼等,早已归于伤科处理;咽喉、眼、耳鼻、口腔均各有专科。此外,在编写教材过程中,为了保持各科的连贯性,以及避免各科之间讲授上的重复,所以将本来属于外科范围的部分疾病,象肺痈、疝气归于内科;阴部疾患的阴挺划归妇科;痄腮划归儿科。尽管如此,外科所包括的疾病,目前还是相当广泛的。

2.2 疾病命名

中医外科历史悠久,内容丰富,范围广泛,历代著作浩如烟海,各家著作所载外科疾病的病名,由于地区不同,方言不一,这就造成病名繁多而不统一,而且一个病名有时包括着多种性质的疾病,有的同一性质的疾病,因所患部位、阶段、形态等不同,而取有几个病名。无可否认,这是外科领域中存在的一大问题,也给我们学习带来一定的困难。为此,我们将祖国医学外科病名的命名方法,归纳简述于下。如果对疾病命名有了初步的认识,学习本书就较为方便,也可供阅读外科古代文献之用。

外科疾病虽然名目繁多,但从它的命名含义来看,还是有一定的规律可循。一般是依据部位、穴位、脏腑、病因、症状、形态、颜色、疾病特性、范围大小等分别加以命名的。

以部位命名的：如颈痈、背疽。

以穴位命名的：如人中疔、委中毒。

以脏腑命名的：如肠痈、肺痈。

以病因命名的：如破伤风、冻疮、漆疮。

以症状命名的：如翻花疮、麻风、黄水疮。

以形态命名的：如岩、蛇头疔、鹅掌风。

以颜色命名的：如丹毒、白癜风。

以疾病特性命名的：如烂疔、流注。

以范围大小命名的：如小的为疖，大的为痈，更大的为发。

其他：以传染性而命名的：如时毒、疫疔；以病势危急而命名的，如走马牙疳。

以上介绍的乃是各家著作中通常应用的疾病命名方法，至于其他一些个别的命名方法，因较少应用，故不叙述。

2.3 分类释义

外科疾病的分类，早在《内经》中以痈疽两字概之，并以脏腑隶之。后人又将疮疡两字，概括一切外科疾病，且以病变在皮、肉、脉、筋、骨的不同部位，来分别表里阴阳；又依据疮疡的发病过程分为肿疡、溃疡，凡属未溃的疮疡统称肿疡，已溃的疮疡统称溃疡。这样的分类尚嫌不敷实用，即使采取上述的以部位、穴位等命名来加以区分，也不能分清疾病的性质，因此，予以逐一分类加以进行释义。

【总纲类】

疡：有时也称作外疡，是一切外科疾病的总称，所以古代将外科亦称疡科，外科医生称为疡医。

疮疡：广义的说，是一切体表浅显外科疾患的总称。狭义的说，是指感染因素引起体表的化脓性疾病。

肿疡：指一切体表外科疾病尚未溃破的肿块。故《外科发挥》原注说："肿疡：谓疮疡未出脓者。"

溃疡：指一切外科疾病溃破的疮面。故《外科发挥》原注说："溃疡：谓疮疡已出脓者。"

【疮疡类】

痈：有内痈、外痈两大类。内痈是生于脏腑间的脓肿，如肺痈、肠痈；外痈是生于体表部，"痈者，壅也，壅肿状"。凡皮肉之间的急性化脓性炎症，局部具有红肿热痛的特征（少数初起皮色不变），一般范围在 6～9cm 者称痈。

有头疽：初起即有粟粒状脓头，焮热红肿胀痛，易向深部及周围扩散。溃破之后，形如蜂窝，范围较痈为大，常超过 9cm 以上，甚至大逾 30cm 者称有头疽。其生于背部的称发背疽；生于项部的称脑疽；生于其他部位的就统称有头疽，或俗称疽毒。

发："痈之大者"名发。其病变范围较痈为大。其特点是在皮肤疏松的部位突然红肿蔓延成片，灼热痒痛，红肿以中心最为明显，而四周较淡，边缘不清，3～5 日皮肤湿烂，随即变成色黑腐溃，或中软不溃，伴有明显的全身症状。如生于乳房部的称乳发；发于小腿部的称腓腨发；发于足背部的称足背发。此外，初起有粟粒状脓头的疖和有头疽，由于处理不当或治疗失时,也能并发本病,而以此种更为多见,故在古代外科著作中,常以疽发并称,如《外科精义》论五发疽之说:"夫五发疽者谓疽生于脑、背、眉、髯、鬓是也。"必需说明,疽与发虽同时可以发生,但确是两种不同情况的疾病,不能混淆。

疖:生于皮肤浅表的急性化脓性疾病,局部具有色红灼热疼痛,突起根浅,肿势限局,范围多在3cm左右,易脓、易溃,出脓即愈。

疗:疗字初见于《内经》:"膏粱之变,足生大丁。"盖丁与疗同。目前临床上疗分为两类,一为发生在头面部的称为颜面部疗疮,其疮形如粟,坚硬而根深,如钉丁之状,正如《千金方》中说:"丁肿初发时,突起如丁盖,故谓之丁。"初起麻痒相兼,继则红肿热痛,寒热交作。如果处理不当,更容易走黄,而致生命危险。一为发于手足的称手足部疗疮,初起局部漫肿无头者较多,麻木作痒,继则焮热疼痛剧烈,发生于手指关节处者,容易损伤筋骨,影响功能。因此,疗是在外科疾病中发病迅速而危险性较大的疾病。

无头疽:发于骨骼及关节间,患部漫肿、皮色不变,疼痛彻骨、难消、难溃、难敛。溃后多损伤筋骨,如附骨疽、环跳疽、足踝疽等。这类疽病,因初起时无头,皮色不变,故定名为无头疽。古代文献中的无头疽,包括流注、附骨疽、脱疽、乳疽等,大多属于慢性外科疾病,这些病的性质各不相同。目前,已明确指出无头疽是一种骨与关节间的急性化脓性疾病。

流注:"流者,行也,注者,住也。"说明本病是由于他处病灶的毒邪,随血流扩散到肌肉深部,停住在某一部位而发生的转移性、多发性脓肿,称作流注。本病具有初起漫肿微痛,结块不甚显著,皮色如常,发生无固定部位,容易走窜,并有此处未愈,而他处又起的特点。《疡科心得集·辨流注腿痛阴阳虚实异证同治论》中说:"夫流注腿痛证虽殊而治则一,要在辨其阴阳,明其虚实而已。若因于风寒客热,或暑湿交蒸,内不得入于脏腑,外不能越于皮毛,行于营卫之间,阻于肌肉之内,或发于周身数处而为流注……此属实邪阳证。"又说:"其色虽白,不可认作阴证、虚证。"明确指出流注的病变在肌肉,可以多发,为实邪阳证,而且更强调不可当作阴证、虚证。其阐述甚为精确。

丹毒:是皮肤间突然变赤,如丹涂脂染的急性感染。起病突然,伴有明显全身症状,局部皮肤焮红肿胀,迅速向周围蔓延,或间有大小不等水疱,有时一面消退,一面发展,经治疗后一般在数日内可痊愈。丹毒因发生部位不同,而有种种名称,如发于头面部的称抱头火丹;发于腰胯部的称内发丹毒;发于下肢部的称流火等等。正如《外科心法要诀》所说:"丹名虽多,其理则一也。"

走黄:是由于疗毒走散入血,内攻脏腑而引起的一种全身性危险性证候,一般以颜面部疗疮合并走黄者最为多见。疗疮"走黄"之名,始见于《疮疡经验全书》,如"疗疮初生红软温和,忽然顶陷黑,谓之黄走(黄走,即走黄),此症危矣"。又《外科正宗》中说:"凡见是疮,便加艾灸,殊不知头乃诸阳之首……再加艾灸,火益其势,逼毒内攻,反为倒陷,走黄之症作矣。"此外,多种外科专著中也都有记载,但对"走黄"的解释,诸说不一,有的说:"黄即横,散也。"但均一致认识到此是疗毒走散而入脏腑的危险性证候。

内陷:凡生疮疡,正不胜邪,毒不外泄,反陷入里,客于营血,内传脏腑而引起的全身性危险性证候,即称为内陷。除疗疮毒邪走散称为"走黄"外,其他疮疡引起毒邪内传脏腑者大多称为内陷。临床上因有头疽并发者较为多见,故有时又可称为"疽毒内陷",并因其发生在疽病的不同阶段,又分为"火陷"、"干陷"、"虚陷"。

瘰疬:因其结核累累如串珠状,故称瘰疬。《医林集要》说:"又有结核在项腋,或两乳房,或两胯软肉处……属冷证也。"由此可见本证发生在颈侧、腋下、乳房、腹股沟等部位,病变表现为结成核状,病的性质是冷证(阴证),并与痨证有关。至于《外科心法要诀》所论瘰疬中,尚有风毒、热毒、气毒等,这类疾病多为急性、阳证,不属瘰疬范围。

流痰:是一种好发于骨关节间的化脓性疾病,起病缓慢,化脓亦迟,溃后流脓清稀,或夹有败絮样(或称豆腐花块)物质,且不易愈合,因病在筋骨关节深处,故每多损伤筋骨,而形成残疾。如发于膝关节部的称"鹤膝流痰";发于髋关节部的称附骨痰,俗称"环跳流痰"。流痰一病在古代文献中大都混合在阴疽、流注、鹤膝风等疾病中论述,迨至《疡科心得集》、《医门补要》等书,才从阴疽中区分开来,而另立痰的名称,如肾俞虚痰、附骨痰、龟背痰、穿拐痰等,指出流痰溃后,脓出为豆腐花块(干酪样坏死)并可造成畸形的特点,实为中医外科发展之一。

疫疔:本病的疮形呈中黑凹陷,形如脐状,是一种急性传染病,故与一般疮疔不同,多见于畜牧业或皮毛制革者。《证治准绳·疡医》说:"疔疮者……或感疫死牛、马、猪、羊之毒,"乃指此病的成因而言。疫疔好发于头面,其次是颈项,手臂等部。有关疫疔之名,古代外科专著,并无此名,"鱼脐疔",始见于《诸病源候论·鱼脐疔疮疾》,其说:"此疮头黑深破之黄水出,四畔浮浆起,狭长似鱼脐,故谓之鱼脐疔疮。"又《疡医大全·疔疮门主论》中引"胡公弼曰……鱼脐疔如鱼之肚脐,多生胼膊肚小腿肚上……",对"疫疔"的症状,好发部位作了扼要的描述。

烂疔:因最易腐烂,其势更急,可危及生命,故也与一般疔疮不同,《千金方》疔肿门所说:"烂疔其状色稍黑,有白癜,疮溃有脓水流出,大小如匙面"。指出了烂疔的特征。它好发于小腿、足背的皮肉间,而臂、臑、手背等处则偶或有之。

臁疮:是发生在小腿部的慢性溃疡,生于小腿下1/3踝骨上9cm的内外臁处。溃疡日久难敛,或虽经收口,每因破伤而复发。

结核:是泛指一切皮肉之间的圆形肿块。正如《圣济总录》所说:"结聚成核"之意。《外科心法要诀》说:"此证生于皮里膜外,结如果核,坚而不痛。"它与瘰疬的区别在于患病部位的不同,此证多生于四肢或胸腹部。因此,除慢性淋巴结炎称痰核或臀核外,尚包括皮下囊肿及小的良性肿瘤或恶性肿瘤。此外明清以前把乳房部的各种肿块也统称"乳房结核",尔后以病的性质逐渐加以区分。总之,这里所说的结核,均指发生在皮肉间性质不明的肿块,是一种症状,而不是病名,更不是结核杆菌所致的结核性疾患,附述于此,以资鉴别。

【皮肤病类】

疮:皮肤浅表起丘疹、疱疹、破后糜烂的病统称为疮。如黄水疮、疥疮等。《诸病源候论》说:"瘑疮者……多著手足间,递相对,如新生茱萸子。痛痒抓搔成疮,黄汁出……"对疮的含义作了扼要的描述。

疳:凡粘膜部发生浅表溃疡,呈凹形有腐肉而脓液不多的称谓疳,如发于口腔部的称口疳;发于牙龈部的称牙疳;发于龟头粘膜部的称下疳等。

斑:《丹溪心法》说:"斑乃有色点而无头粒者是也,"指出了斑的含义。故皮肤间的色素改变称谓斑,如雀斑、汗斑、黧黑斑等。

疹:《丹溪心法》说:"疹为浮小而有头粒者。"指出了疹的特点,凡皮肤间起发丘疹,如痱子、痤疮等皆为丘疹性疾患。

痞:皮肤间的汗疹称痞,如白痞(汗疱)。

痘:皮肤间起小水疱,内含浆液性的疾患称痘,如水痘。

癣：癣之含义甚广，凡皮肤增厚伴有鳞屑或有渗液的皮肤病，统称谓癣。《证治准绳·疡医》说："癣之状，起于肌肤瘾疹，或圆或斜，或如莓苔走散。""搔则出白屑。""搔则多汁。""其状如牛领之皮厚而且坚。"包括着多种急慢性皮肤病，如牛皮癣、干癣等。

疥：包括两个含义，一是指传染性，发丘疹损害的皮肤病称疥，如疥疮；二是指全身性剧痒的皮肤病，"疥瘙也"，如干疥。《诸病源候论》说："湿疥者，小疮皮薄，常有汁出，并皆有虫，人往往以针头挑得，状如水内瘑虫……。"又说："干疥者，但痒，搔之皮起作干痂……。"明确指出了两种疥的不同含义。

疣：是皮肤上良性的赘生物。《医学入门》说："疣多患于手背及指间，或如黄豆大……拔之则丝长三、四寸许。"指出了疣的特点。《外科正宗》、《外科心法要诀》的枯筋箭，也是疣病。

【肛门病类】

痔：痔有峙突的意思，凡肛门和耳、鼻孔窍等处，有小肉突起者，都可称痔。《医学纲目》说："如大泽之中有小山突起为痔。在人九窍中，凡有小肉突出皆曰痔，不独生于肛门边。"如生于鼻腔内的称鼻痔；生于耳道内的称耳痔；生于肛门齿线上的称内痔。此外，尚有以病变形态而冠以命名的，如葡萄痔、珊瑚痔、樱桃痔等。由于痔的发病以肛门部较为多见，故归纳在肛门病类解释。

漏：凡溃疡疮口处流脓经久淋漓不止，好像滴漏一样，故名曰漏，是以症状命名。漏之含义，包括两种不同性质的病理改变，一为现称之瘘管，是指体表与脏腔之间的病理性管道，具有内口和外口。一为窦道指深部组织通向体表的病理性盲管，一般只具有1个外口。在外口部均有脓水经久淋漓不止。如肛漏是属瘘管；它如瘰疬溃破后之成漏，以及乳痈合并之乳漏等均指窦道。

肛裂：是指肛管皮肤全层裂开并形成慢性感染性溃疡。有关肛裂之病名，名外科专著。未有记载，而对其症状及发病原因等，则在《医宗金鉴·外科心法要诀》痔疮中已有提及："肛门围绕，折纹破裂，便结者，火燥也。"

肛门周围痈疽：是肛门周围的急性化脓性炎症。它包括着肛门周围多种疾病，如生于肛门内外的肛门痈；生于会阴穴的悬痈；生于尾骨略上的坐马痈；生于阴囊两旁大腿根内侧近股缝的胯马痈；生于尾臀穴高骨上的鹳口疽等。这些痈疽，溃后久不收口，大多形成肛瘘故统称谓肛门周围痈疽。

脱肛：《证治要诀》说："肛门者，大肠之下截也。"故大肠之下截脱出谓之脱肛。

【肿瘤类】

瘿：瘿如缨络之状而得名，病变多发于颈部结喉正中之处。古代文献中分有五瘿，凡局部皮色不变漫肿不痛，皮宽不急，按之软绵者称"气瘿"；或有结块能随吞咽动作而上下移动，始终不溃者称"肉瘿"；结块按之坚硬如石，表面凹凸不平，随吞咽动作的移动性减少或推之不移者称"石瘿"；至于"筋骨（脉）呈露曰筋瘿"，"赤脉交结曰血瘿"，该两瘿皆为气瘿（不属肿瘤）与石瘿之合并症。

瘤：凡瘀血、浊气、痰滞停留于人体组织之中，聚而成形结成块物者称为瘤。本病随处可生，发于皮肉筋骨之内，古代文献中，分有六瘤，即气瘤、肉瘤、筋瘤、血瘤、骨瘤、脂瘤。

岩：凡病变部肿块坚硬如石，高低不平，状似岩突，破溃后疮口中间凹陷很深，形如岩穴，故名之曰岩。生于乳房的称乳岩；生于阴茎部的称肾岩；生于舌部的称舌岩。

失荣：为颈部原发性和转移性的恶性肿瘤。常发于颈部两侧或耳之前后，肿块坚硬如石，推之不移，因本病后期，患者面容消瘦，状如树木之失去荣华，枝枯皮焦而命名。

翻花疮：为皮肤肿瘤，以其病损部位溃破之后，不能愈合，胬肉突出疮口外翻，好象花蕊一样，头大根小，一旦触伤，往往流血不止。

锁肛痔：为肛门部之恶性肿瘤，凡直肠内赘生物堵塞肛道，引起肛门狭窄，犹如块物锁住肛门者，称锁肛痔。《外科大成》说："锁肛痔，肛门内外如竹节锁紧，形如海蜇，里急后重，便粪细而带扁，时流臭水……。"对锁肛痔之症状描述甚详。

【其他类】

风："风为百病之长"，故外科以风来取名的疾病很多，病种亦甚广泛，包括疮疡、皮肤、口腔、肛门等疾病。如破伤风、骨槽风、麻风、白癜风、鹅掌风、喉风、唇风、肠风等。这些以风取名的疾病其共同特点就是多与风邪有关，多数为起病较急、发展较快的急性疾患。

毒：外科以毒来取名的疾病也很多，且病种庞杂，不能代表某一种性质的疾病。如委中毒、时毒、便毒、阴毒、丹毒、眼胞菌毒。此外对某些外科疾病，一时不能定出确切的病名，也常用毒来取名，如无名肿毒、胎毒、痧毒等，总之，这些病的共同点，一是多有传染性，二是病势发展快而较重。由于以毒取名的疾患不能概括某一性质的疾病，故目前临床上已较少应用。

痰：以痰取名的外科疾病大多发于皮里膜外，肿硬似馒，皮色不变，按之有囊性感，将溃皮色转为暗红，溃后，或出粘液，或脓中夹有败絮样物质等临床表现。因此，以痰取名的疾病，归纳起来大致有两大类疾病，一类是流痰，如肾俞虚痰、穿拐痰、乳痰；一类是腺体性的囊肿性疾病，如痰包、痰瘤等。

以上介绍了历代著作中比较普遍应用的一些病名，加以分类释义，作为初学之用。

3 病因病理

外科疾病,大多生于体表,易于诊断,但每一种外科疾病,都有它的致病因素,由于病因不同,体质强弱不一,感受病邪的深浅,地理环境的差异,从而发病机理和症状也不完全一致,祖国医学历来主张"审因论治",因此,不同病因病理的外科疾病,治疗也就各不相同。了解病因病理,对于诊疗外科疾病有着重要指导意义。

3.1 致病因素

1) 外感六淫邪毒　六淫邪毒,均能直接或间接地侵害人体,发生外科各类疾病。《外科启玄》说:"天地有六淫之气,乃风寒暑湿燥火,人感受之则营气不从,变生痈肿疔疖。"六淫致病因素,只有在人体抗病能力低下的情况下,才能成为发病的条件,如《内经》所说:"正气存内,邪不可干。""风雨寒暑不得虚,邪不能独伤人。"但有时可因六淫邪毒的毒力特别强盛,超过了人体正常的抗病能力,也能造成外科各病的发生和发展条件。六淫邪毒所致的外科疾病,大多具有一定的季节性,如春季多风温、风热,风为阳邪,善行而速变,故发病迅速,多为阳证;风性燥烈,风性上行,多侵犯人体上部,如颈痈、头面丹毒、瘾疹等病。风邪致病特点,其肿宣浮,患部皮色或红或皮色不变,走注甚速,常伴恶风、头痛等全身症状。夏季多暑热,且暑多夹湿,由于暑热外受,蕴蒸肌肤,汗出过多,或汗出不畅,以致暑湿逗留,易生痱痦,复经搔抓,破伤染毒,即可形成暑疖,甚至发生暑湿流注。同时皮肤经常处于潮湿的环境下,就能影响阳气通达于肌表,而降低局部的抵抗力,更易为外邪所侵;此外,在炎夏季节,汗出过多,更因睡眠不足,饮食减少,都是降低人体全身抗病能力的一个重要因素,因此,在炎夏季节,疮疡的发病情况就高于其他季节。暑为阳邪,具有热微则痒,热甚则痛,热胜肉腐等特征,故其致病特点,多为阳证,患部焮红肿胀,糜烂流脓或伴滋水,或痒或痛,其痛遇冷则减,常伴口渴胸闷,神疲乏力等全身症状。秋天多燥,燥有凉燥与温燥之别。在外科的发病过程中,以温燥者居多,燥邪易致皮肤干燥皲裂,外邪乘机侵袭,易致生痈或引起手足部疔疮等病。燥邪致病的特点,易侵犯手足、皮肤、粘膜等部位,患部干燥、枯槁、皲裂、脱屑等,常伴口干唇燥、咽喉干毛或疼痛等全身症状。冬天多寒,侵袭人体而致局部气血凝滞,血脉流行失常,故易生冻疮、脱疽、流痰等病。寒为阴邪,故其病一般多为阴证,常侵袭人之筋骨关节,患部多表现为色紫青暗,不红不热,肿势散漫,痛有定处,得暖则减,化脓迟缓,常伴恶寒、四肢不温、小便清长等全身症状。火邪的特征是属"热",热为火之轻,火为热之重,两者仅在程度上的差别,一般说火邪为热邪的发展。其为病大多由于直接感受温热之邪所引起,如疔疮、痈、有头疽、药疹、丹毒等病;火为阳邪,故其病一般多为阳证,患部多表现为发病迅速,来势猛急,焮红灼热,肿势皮薄光泽,疼痛剧烈,容易化脓腐烂,或有皮下瘀斑,常伴有口渴喜饮、小便短赤、大便干结等全身症状。以上各种外邪,可以单独致病,也可由于气候的变化无常,造成两种以上的病邪同时致病。此外,前人更认识到风、寒、暑、湿、燥等病邪所致的外科疾病,有的在初起阶段,并不都具有红热的现象,待至中期,才能显现,此时,即称谓"五气过极,均能化热生火"。理解到外科病的发生之后,病理过程是在不断发展和变化的,并认为外科中的疮疡发病,尤以"热毒"、"火毒"最为常见。所以《外科心法要诀·痈疽总论》说:"痈疽原是火毒生。"

2) 感受特殊之毒　特殊之毒包括虫毒、蛇毒、疯犬毒、漆毒、药毒、食物毒和疫疠之毒。外科疾病中,可因虫兽咬伤、感受特殊之毒而发病,如毒蛇咬伤、狂犬病、疫疔等病;它如由虫蟹刺咬伤后引起的虫咬皮炎或毒虫咬伤病;某些人由于禀性不耐,接触漆后而发漆疮;服用某种食物后的中毒;或因禀性不耐而引起某些皮肤病。至于疫疠之毒,其所引起的外科疾病,发病急剧,而具有传染性。如疮疡中的痄腮;皮肤病中的麻风等,皆由疫疠之邪所致。此外,凡未能找到明确致病的病邪者也称为毒,如无名肿毒;尚有金刃竹木创伤或虫兽咬伤后所致的疮疡亦属毒,如触毒、外伤染毒。由毒而致病的特点,发病急骤,有的具有传染性,患部焮红灼热,疼痛剧烈或麻木不仁,有的很快侵及全身,常伴有发热、口渴、便秘、溲赤等全身症状。古代医家在长期医疗实践过程中,观察到某些致病因素,不能概括在六淫之中,而另创了毒邪的发病学说,这也是外科病因学方面的一个发展,为后世提供了辨证和治疗的依据。

3) 外来伤害　凡跌扑损伤、沸水、火焰、寒冻等,均可直接伤害人体,引起局部气血凝滞,热胜肉腐等,而发生瘀血流注、水火烫伤、冻伤等外伤性疾病。同时,亦可因外伤而再感受毒邪发生手足疔疮、腋痈、颈痈、破伤风等。或因损伤后,以致筋脉瘀阻,气血运行失常,而发生静脉炎、脱疽等病。总之,外来伤害的发病因素,都是易于掌握的。

4) 情志内伤　情志是指人体的内在精神活动,包括着喜、怒、忧、思、悲、恐、惊等七类,故又称谓七情。如果长期的精神刺激或突然受到剧烈的精神创伤,超过了人体生理活动所能调节的范围,可使体内的气血、经络、脏腑的功能失调,就会发生外科疾病。《疡科心得集》认为外科病,"发于脏者为内因,不问寒热虚实,皆由气郁而成"。例如郁怒伤肝,肝气郁结,郁久生火,肝郁伤脾,脾失健运,痰湿内生,以致气郁、火郁、痰湿阻于经络,气血凝滞,结聚成块,形成瘰疬的发病;他如肝主疏泄,能调节乳汁的分泌,若产妇过度精神紧张,易致肝胃不和,使乳汁积滞,乳络不畅,有利于邪热的蕴蒸,以致经络阻塞、气血凝滞,导致乳痈的发生。又如瘿病,由于忧患的情志内伤,以致肝脾气逆,脏腑失和而生。至于肿瘤的发病,更与情志内伤有关,朱丹溪论乳岩中指出,是由于"忧怒郁闷,朝夕积累,脾气消阻,肝气横逆"所致;失荣之病,《医宗金鉴·外科心法要诀》说:"忧思恚怒,气郁血热与火凝结而成。"总之,由情志内伤所致的外科疾病,大多发生在乳房、胸胁、颈之两侧等肝胆经部位,患处肿胀或软如馒,或坚硬如石,常皮色不变,疼痛剧烈,或伴精神抑郁、性情急躁、易怒、喉间梗塞等证。

5) 饮食不节　恣食膏粱厚味,醇酒炙煿或辛辣刺激之品,可使脾胃功能失调,湿热火毒内生,同时感受外邪就易发生痈、有头疽、疔疮等疾病。而且由饮食不节,脾胃火毒所致的痈、有头疽、疔疮等病,较之单由外邪所引起的更为严重,所谓从外感受者轻,脏腑蕴毒从内而发者重,如消渴病之合并有头疽。又如饮食不节,胃肠运化失职,糟粕积滞,生湿生热,气血不和,以致湿热瘀血壅结肠道,而发生肠痈。至于内痔的发生,亦与饮食不节、过食生冷有关。如《内经》中说:"因而饱食,筋脉横解,肠澼为痔。"皮肤病中的痤疮、酒齄鼻的发生,与过食醇酒炙煿,辛辣刺激之品有关。由饮食不节引起的外科疾病,常伴大便秘结、胸腹饱胀、胃纳不佳、舌苔黄腻等全身症状。

6) 房室损伤　主要指早婚、房劳过度与妇女生育过多等因素,导致肾精耗伤、肾气亏损、冲任失调,或因小儿先天不足、肾精不充,这些均能引起身体衰弱,易为外邪所侵,而发生外科疾病。且肾主骨,肾虚则骨胳空虚,风寒痰浊,乘隙入侵,而生流痰;肾阴不足,虚火上炎,灼津为痰,痰为凝结,而生瘰疬。且瘰疬治愈之后,每因体虚而复发,尤以产后更为多见,亦由肾虚所致。肝肾不足,寒湿外受,凝聚经络,痹塞不通,气血运行不畅而成的脱疽,有的患者伴有阳萎,说明此病与肾虚有关。冲任不调,营血不足,生风生燥,肌肤失养,可形成瘾疹。由房室损伤而致的外科病,大多为慢性疾患,病变可深入骨与关节,虚寒证象较多,患部肿胀不显,不红不热,隐隐痠痛,化脓迟缓,或见阴亏火旺之证,患部皮色暗红、微有灼热,常伴腰痠、遗精、神疲乏力、眩晕、畏寒、月经不调、经闭等全身症状。

以上各种致病因素,可以单独致病,也可以几种因素同时致病,并且内伤和外感常常相合而成。所以,每一种外科疾病的致病因素,应该具体分析,分别对待。例如"热毒""火毒"在外科疾病的发病过程中,是比较常见的病因。但是致成病变的邪毒是各种各样的,不能一概而论,正如喻嘉言所说:"疮疡之起,莫不有因。外因者,天时不正之时毒也,起居传染之秽毒也。内因者,醇酒厚味之热毒也,郁怒横决之火毒也。"

此外,外科疾病的致病因素与其发病部位有着一定的联系。例如:凡发于人体上部(头面、颈项、上肢)的,多因风温、风热所引起,因为风性上行;凡发于人体中部(胸、腹、腰背)的,多因气郁、火郁所引起,因为气火多发于中;凡发于人体下部(臀、腿、胫足)的,多因寒湿、湿热所引起,因为湿性下趋。按人体部位辨证求因,是清代《疡科心得集》作者高锦庭氏之心得与总结。以上是一般的情况,但在诊断时,必须结合局部及全身症候及追询病史等,综合分析病因,探讨病机,不能单纯地拘泥于部位。

3.2 发病机理

1) 外科疾病总的发病机理　有关外科的发病机理,早在《内经》中就已指出:"营气不从,逆于肉里,乃生痈肿。"《医宗金鉴》说:"痈疽原是火毒生,经络阻隔气血凝。"从以上文献所述,概括起来,不外乎气血凝滞,营气不从,经络阻塞。因为人身的气血,相辅而行,循环全身,周流不息,当人体为外感六淫邪毒,外来伤害,情志内伤等致病因素,破坏了气血的正常运行,形成了局部的气血凝滞,阻于肌肤,或留于筋骨,或致脏腑失和,即可发生外科疾病。经络分布于人体各部,内源于脏腑,外通于体表的皮、肉、脉、筋、骨等处,具有运行气血,联络人体内外器官的作用,所以当各种致病因素,引起局部气血凝滞后,势必形成经络阻塞,在气血凝滞,经络阻塞、毒邪壅遏(包括各种致病因素的毒邪以及病理产物的毒邪)后,病变部即可发生红、肿、热、痛和功能障碍。当病邪炽盛时,通过经络的传导,由外传里,内侵脏腑;或脏腑内在的病变,由里出表,在邪正斗争过程中,则可产生一系列的全身症状,如形寒、发热,头昏头痛,骨节痠痛,食欲不振,大便秘结,小溲短赤,舌苔或白或黄,脉象或紧或数;更严重时则出现烦躁不安,神昏谵语,舌苔黄糙或灰腻,舌质红绛,脉象洪数或弦数等。所以说,外科疾病总的发病机理,是由于各种致病因素的作用,形成了气血凝滞,经络阻塞,营气不从,脏腑失和等病理变化,从而产生各种外科疾病。

2) 气血凝滞在病理过程中的转化　疾病的发生和发展是个"动"的过程,病理过程也是不断地发展和变化的。当致病因素造成了局部气血凝滞之后,通过治疗,去除致病因素,使气血运行正常,则使外科病变得以消散吸收而痊愈。如疮疡在局部气血凝滞进一步发展,则郁而化热,热胜肉腐,血肉腐败,酝酿液化而为脓。当脓肿形成后,若治疗得当,及时切开引流,或人体正气不衰,抗病能力尚强,脓肿自行溃破,脓液畅泄,毒从外解,气血凝滞得以通畅,形成溃疡后,腐肉逐渐脱落,新肉生长,最后疮口愈合。

3) 气血与外科疾病的发生及其预后　外科疾病的发生与否,与人体的气血盛衰,有着密切的关系。气血盛者,即使外感六淫邪毒,或情志内伤等也不一定发病;反之,则易于发病。正如《外科秘录》中说:"天地之六气,无岁不有,人身之七情,何时不发,乃有病,有不病者何也?盖气血旺而外邪不能感,气血衰而内正不能拒……。"明确指出了气血旺盛者不易受邪发病。

此外,气血的盛衰,直接关系着外科疾病的起发、破溃、收口等,对整个病程的长短有着一定影响。一般来说,如果气血充足,外疡不仅易于起发、破溃,而且也易于生肌长肉,迅速愈合。如气虚者则难于起发、破溃;血少者难于生肌收口。因此,在治疗过程中常用扶正托毒,调补气血之法,以助气血之恢复,而使疾病早日痊愈。

4) 脏腑与外科疾病的发生及其预后　由于人体是一个完整统一的机体,因此,外科疾病虽然绝大多数发于体表的皮、肉、脉、筋、骨之某一局部,但与脏腑有着密切的联系。如脏腑功能失调,不但可导致体表的疮疡发生、发展,同样能引起脏腑本身的病变,如肠道运化失常,气血凝滞,导致肠痈的发病。同时脏腑内在的病变,可以反映于体表,而体表的毒邪通过经络的传导也可以影响脏腑而发生病变。例如有头疽、颜面疔疮、大面积烧伤、疫疔、毒蛇咬伤等病,可因热毒、疫毒、蛇毒的毒邪炽盛,或因体虚正不胜邪,而使毒邪走散,内陷脏腑,如毒邪攻心,蒙闭心包,扰乱神明,以致出现神昏谵语;毒邪犯肺而见咳嗽、胸痛、痰血等许多重危症状而成"走黄"、"内陷"之证。它如古代医家总结出"五善"、"七恶",麻风病的"五损"等,都说明了脏腑的受害与否,可作为判断外科疾病预后好坏的一个重要依据。

5) 经络与外科疾病发病的关系　局部经络阻塞是总的外科疾病发病机理之一,同时身体经络的某一局部有了弱点,也能成为外科疾病的发病条件,如外伤瘀阻后形成瘀血流注;某一部位损伤后,易为毒邪外侵而成痈肿;头皮外伤血肿后,常可导致斑秃的发生等。古人在长期实践中,已认识到"最虚之处,便是容邪之地"。此外,经络也是传导毒邪的通路。在正常情况下它具有运行气血,联络人体内外各个组织器官的作用。在疾病的情况下体表的毒邪,由外传里,内攻脏腑;脏腑内在病变,由里出表,外达体表,亦是通过经络的传导而形成的。所以说经络与外科疾病的发生、变化也有着密切的联系。

总之,从外科疾病的发生、发展、变化的过程来看,它与气血、脏腑、经络的关系,是极其密切的。局部的气血凝滞,营气不从,经络阻塞,以及脏腑功能失调等,虽是总的发病机理,但概括而言,脱离不了阴阳的失调或偏胜,因为阴阳失调是疾病发生、发展的根本原因。就以气血、脏腑、经络来说,均是寓于阴阳之中。因此,临床病象尽管千变万化,总是能以阴阳来分析疾病的基本性质,属阴证,或阳证;为阴虚或阳虚。在"辨证求因"过程中,要抓住八纲辨证中的总纲,才不致有误。

4 辨证

外科的辨证,通过诊察,将人体的局部症状和全身症状,加以综合归纳分析,最后作出比较准确的判断,为治疗提供依据。在辨证过程中,以"四诊"来收集与疾病有关材料。然后依据八纲辨证、脏象学说、病邪学说、经络学说等基本理论,进行推理分析,了解疾病的发生发展、转归预后,从而得到正确的诊断,施以正确的治疗,使疾病由重转轻,由复杂而变为单纯,最后使病员恢复健康。因此,外科的辨证是临床工作中十分重要的一环。辨证方法,分有四诊在外科上的运用,辨阴证阳证,辨肿痛痒脓麻木,辨溃疡形色,辨经络,辨善恶顺逆等。

4.1 四诊在外科上的应用

望、闻、问、切四诊,是诊断外科疾病的重要手段。四诊的内容虽有不同,但彼此之间却是互相联系而不可分割的,在四诊时必须互相参合,进行综合分析,方能取得完整的辨证材料,现将四诊在外科学上应用特点,分述于下。

4.1.1 望诊

望诊是通过医者之视觉,观察病人的局部和全身情况,主要有望局部病变、望精神、望形态、望舌苔等几个方面。

1) 局部病变　外科疾病,首先反映于体表,而有局部病变可见,这是外科的特点,某些疾病有其好发部位,如疔疮多发于头面手足,冻疮好发于暴露部位或四肢末端,蛇串疮常发于胁肋部,白疕好发于头皮、四肢伸侧;凡病变红者多为热证;白者多为寒证;青紫色多为血瘀;黑色者多为死肌。

2) 面色　外科严重的急慢性疾病,可有面色之改变,如疮疡高热时面色多红赤,剧痛时面色青白,大量失血或晕厥时面色苍白,久病气血大虚,面色萎黄,岩证晚期则面色晦暗。因此,见到异常面色时当引起警惕。

3) 精神　主要望患者的精神状态,对判断疾病的预后有一定关系,如《外科秘录》说:"形容憔悴,精神昏短……死兆也。"又说:"奇痛奇疼而有神气,此生之机也。"凡病人精神振作,形容如常,目光有神,呼吸均匀,这是正气未衰,无论新久疾病,均属佳兆。若精神萎顿,形容憔悴,目陷睛暗,呼吸急促或不均匀,这是正气已衰。不论急慢性疾病,均属凶险。若神识昏糊不清、烦躁不安,为邪入营分,毒传心包之表现,多见于疔疮走黄,有头疽内陷。精神失常,如系统性红斑狼疮见此证候,病情危重,预后较差。

4) 形态　是观察病人的外形体态。如肥胖者多湿痰,瘦者多火。见病人行路脚跛者,多数是下肢筋骨关节有病。驼背,多数是脊椎有病。有颈项强硬不能转侧者,提示颈项部有病变,如有头疽、颈痈。若患者以手托下颌,而呈颈缩俯形之态,多为颈椎流痰。妇女手托乳房缓慢而行者,多为患有乳痈。其他如脸如狮面,眉毛脱落者是麻风;皱眉苦脸者知有痛处等。总之,形态异常亦能示知病变的所在,实有助于诊断。

5) 舌苔　包括观察舌质,舌苔和舌的形态等三个方面的变化。舌为心之苗,苔为胃气之反应,因此,脏腑气血之虚实,病邪深浅,津液盈亏,均在舌质和舌苔上表现出来。如舌质红,在外科急性病中见之多属热证;慢性疾病见之则多属阴虚;红而起刺者属热极;红而干燥的属热盛而津液不足;舌绛为邪热入于营分,多见于疔疮走黄、有头疽内陷等。舌质淡而白一般均为气血两虚;如果淡白而胖,多属阳虚,常见于疮疡溃后,脓出过多的患者,或为慢性消耗性疾病(流痰)。舌胖嫩而舌边伴有齿痕,多属气虚、阳虚,系统性红斑性狼疮后期或应用大量激素之后,常能见到此种舌质形态。舌光如镜,舌质红绛,伴有口糜,为病久阴伤胃虚,或应用大量抗生素之后,亦能见到此种舌质。青紫舌,多属瘀血症象,常见于瘀血流注。白苔,见于外科疾病兼有表证,或属寒证,或属脾胃有湿。黄苔多为邪热蕴结,外科疮疡在化脓阶段多见此苔。腻苔,多为湿重的症象,白腻为寒湿,黄腻为湿热。若黄腻不化,舌绛起刺,体温升高,疮疡兼见疮陷色暗,则为病情恶化或并发内陷、走黄之象。黑苔有寒热之分,热者是苔黑乌燥,为热极似火,犹如火过炭黑;寒者是苔黑而薄湿润,为阳虚极寒,命门火衰所致。在望舌苔时,需注意因服药或由饮食而染色的假苔,尤其是舌苔与病症不相符合的情况下,更要注意询问,如原为薄白苔,食橘子糖后,每染成黄苔,食橄榄后,能染成黑苔,但刮之即去,夜间看黄苔,每成白色等,这些均应加以辨别。

4.1.2 闻诊

闻诊包括听与嗅两个方面的内容,一是以听觉来辨听病人的声音,如语音、呼吸、呕吐、呃逆等;二是以嗅觉来嗅辨病人分泌物的气味,如脓液、痰涕等。

1) 听声音

(1) 语音:病人谵语、狂言,多是疮疡热毒走黄或内陷的证候之一;呻吟呼号,多是疮疡毒势鸱张或溃烂时出现剧烈疼痛的表现。常见于脑疽、指疔、肠痈酿脓期、岩症晚期等。它如烂疔疮面之有捻发音;胸腹部疮疡透膜者,可有儿啼声或气泡破碎音等。

(2) 呼吸:病人气粗喘忽,是走黄或内陷,毒邪传肺的危险证候之一;气息低促,是正气不足的虚脱现象,多见于久病之人,如癌症晚期、系统性红斑狼疮脾肾阳虚时等。若急性病患者,由气粗喘息转为气息低促,为正气已伤,病情也更为危重。

(3) 呕吐、呃逆:由于病邪犯胃,胃气不降,浊气上干,而致胃功能失职。在疾病的不同阶段见到呕吐呃逆,其发生的原因也截然不同,肿疡初起见之,多为热毒炽盛。溃疡后期见之,多为阴伤胃虚。若大面积烧伤、癌症晚期而见呃逆,为胃气已绝,预后多不良。

2) 嗅气味　主要是嗅辨脓液:如溃疡脓液无异样气味者,容易痊愈;倘脓液腥臭难闻,病在深里,则较难愈。如胸、腹部溃疡闻到臭气,一般是透膜的见证,常见于脐漏之病。如肛门直肠周围痈疽溃脓臭秽,则易成瘘管。儿童头部糜烂结有黄痂,伴有鼠尿臭者是头癣。小腿腐烂坏死,有浅棕色混浊稀薄脓液,并有恶臭气味者,可能是烂疔。其他如损骨之指疔、脂瘤等,其脓液及分泌物亦多带有臭秽。

4.1.3 问诊

问诊是通过询问病人或病人家属,以得知疾病的发生经过和自觉症状,这是诊断疾病最为首先的方法之一,因为问诊可以全面地掌握疾病的发生、发展,发病因素,诊治经过及既往健康状况等全过程,从所得的资料中可以进一步选择其他检查,作出明确诊断。问诊的顺序,包括现在病情(即现在病史)如主要明显的痛苦感觉,发病日期,发病时的初起症状和病情演变情况,发病的可能原因和诱因,发病后的治疗经过(包括药物、手术、X线摄片、病理切片,其他各项检验)等。还应追询与现病有关的旧病情况(过去病史),家庭中成员(家族史)有无遗传性或传染性疾病,以及其他的个人史如月经、胎产、职业等等。外科疾病虽然有形可见,但对痛痒等自觉症状,仍必须通过问诊从病人自己的诉述中得知。有关问诊《景岳全书》总结出十项重点内容,"一问寒热二问汗,三问头身四问便,五问饮食六问胸,七聋八渴俱当辨,九因脉色察阴阳,十从气味章神见……。"今择与外科有关的各项,加以分述,以助外科疾病诊断上的运用。

1) 问寒热　形寒发热是人体与疾病抗争的反应,外科疾病一有寒热,标志着病邪鸱盛。发热通常可分为三期,即上升期、持续期、下降期,这与疮疡病程演变的初、中、后期相一致。如疮疡阳证,初起体温逐渐上升,常在37.5~38℃之间,多因火毒内发,外感风邪所致。如寒多热少,为风寒表证;热多寒少,为风温表证。中期发热持续不退,常在38~39℃之间,兼之疮疡肿势渐渐增大,这是酿脓的现象。后期,脓毒已泄,发热逐渐下降,是属一般正常规律。若脓泄而发热依然不退,是为毒邪未去,正不胜邪。若疮疡中、后期,出现寒战高热,多为毒邪走黄或内陷。疮疡阴证,初起一般多不发热,中期可有低热,后期则往来潮热。

2) 问汗液　如痈证见汗出热退,是邪随汗泄,有消散的可能;如汗出热不退,是邪盛难消,有酿脓的表现。若暑湿流注,汗出热不退,除有酿脓之变外,还当考虑有续发的可能。若流痰、瘰疬等病而兼潮热盗汗或自汗,这多是阴虚火旺或气血不足的现象,而且两者常相互为患。

3) 问饮食　渴喜引饮,多为热重;渴不多饮,多为湿重。纳食有味,为脾胃无恙,病情较轻;纳谷不思,为脾胃已衰,病情较重或疮疡病势进展。瘾疹常与食海鱼、虾、蟹等有关。

4) 问二便　大便秘结,小便短赤黄浊,为火毒湿热内盛的现象;如大便溏薄,小便清长,为寒湿内蕴的表现。如肠痈出现大便次数增多,似痢不爽,小便频数似淋,是为酿脓内溃的征兆。大便长期秘结,带血色鲜,便时疼痛,多为引起内痔、肛裂之病。大便形状变细,久泻久痢,大便习惯改变,可能为锁肛痔之病况,或为肛门病手术后之肛门狭窄。

5) 问病因或诱因　如见乳房结块,经久不散,因情志所伤而引起的,每易成为乳房肿瘤。如因感受疫畜特殊之毒,每易发生疫疔,因受针尖、竹木或鱼骨刺伤,每易发生手足疔疮。如因接触漆器,而禀性不耐者,每易发生漆疮等;因服某些药物,而禀性不耐者,每易发生药物性皮炎。

6) 问旧病　如肛漏、瘰疬、流痰病人曾经患过肺痨病,治疗一般比较困难。痈、有头疽、疔疮、疖等病人以往有过消渴症,一般比较顽固难愈。肝肾宿疾而功能不佳者,对砒制剂的外用、内服,以及黄药子的内服均属禁忌。

7) 问职业　有许多皮肤病,常与个人劳动职业有关。如渔民、机器制造工人,常发生皲裂疮。长期站立工作者,可发生下肢青筋盘曲(静脉曲张)。

8) 问妇女月经　外科内服药物,一般多用破瘀活血、行气通络之品,有碍胎气和影响经信,若不加询问而草率施用,可能造成堕胎和崩漏之弊。冲任不调证乳癖,常伴月经不调,且在经前胀痛加剧、肿块增大,经后症状减轻。某些瘾疹,常在月经来潮前发作,经后则自愈。

9) 问家族　如麻风、疥疮、头癣、痄腮等,可能由于家人相互传染而来。梅毒可能是由先天遗传所得。白疕有的有家族遗传史。

4.1.4 切诊　切诊包括切脉(脉诊)和触诊两大类,祖国医学对切脉十分重视,它能了解病变的深浅,毒邪的盛衰,正气的强弱,以观察疾病的变化,从而作出治法的取舍和预后的顺逆的判断,切脉是有极其重大的意义。触诊,是通过手的感觉,按触病变,以测知病变的性质,有脓无脓等。

1) 脉诊　外科疾病的发生与全身脏腑气血等有着密切的关系,外证虽有局部症状可以进行辨证,但如不切脉,就无法详细辨识病情的变化。正如《疡科选粹》说:"痈疽固有形之病,目可得而识也。其真元之虚实,治法之泻补,不脉何以知之。"又如仲景所说:"肠痈者,少腹肿痞……其脉迟紧者脓未成,可下之,当有血;脉洪数,脓已成,不可下也。"这扼要地说明脉诊对诊断及治疗均有指导意义。关于脉诊的内容,已在《中医学基础》中有了详细介绍,在此仅选其重点,将与外科有关常见的脉象,归纳分述于下。

(1) 浮脉:肿疡脉浮有力,为风寒、风热在表,或为风热邪毒客于上部,脉浮无力,为气血不足;溃疡脉浮,若非外感之邪未净,则有续发之可能,若外感之邪已散,疡无续发则为气从外泄,是正虚而邪未去。

(2) 沉脉:肿疡脉沉,是邪气深闭,病在深部,为寒凝络道,气血壅塞;溃疡脉沉,是遗毒在内,气血凝滞未解。

(3) 迟脉:肿疡多是寒邪内蕴,气血衰少;溃疡脉迟,多是脓毒已泄,邪去正衰。

(4) 数脉:肿疡脉数,为热邪蕴结,其势正盛,或为酿脓;溃疡脉数,为邪热未净,毒邪未化,正气已衰。

(5) 滑脉:肿疡脉滑而数,为热盛,为有痰,或为酿脓;溃疡脉滑而大,为热邪未退,或痰多气虚。

(6) 涩脉:肿疡脉涩,为实邪壅塞,气血凝滞;溃疡脉涩,为阴血不足之象。

(7) 大脉:肿疡脉大,为邪盛正实;溃疡脉大,为邪盛病进,其毒难化。

(8) 小脉:肿疡脉见细小,为正不胜邪;溃疡脉细而小,大都属气血两虚。

以上所述为临床上常见的几种脉象,一般来说,浮沉属浅深度,迟数属速度,滑涩属搏动度,大小属幅度。八脉之中可以单见,也可兼见,例如:浮数互见属表病;沉迟互见属里病。并以浮数滑大为阳脉,多为属热、属实、属阳;沉迟涩小为阴脉,多为属寒、属虚、属阴。一般热实阳证易愈;寒虚阴证难治。

脉诊时还须辨明有力与无力,有余与不足,方可得出正确的诊断。通常的说,外科疾病在未溃之前,正是邪盛的时候,应该见有余之脉;已溃之后为邪去正衰之际,应该见不足之脉,这是正常的现象。若未溃时见不足之脉,如虚、弱、细、缓等脉,则为气血衰弱,毒深邪盛,已溃之后见有余之脉,如实、洪、弦、紧等脉,则为邪盛气滞难化。这都是不正常的现象。若外科疾病在未溃(肿疡)或已溃(溃疡)之时,见到结代之脉,均属气血衰弱,寒痰瘀血凝滞,是为不良现象;若在痛极之时,亦可偶尔出现结、代之脉,这并不一定属为坏象。不论肿疡、溃疡而见散、促之脉,均为气血衰竭,脏腑之气将绝,且病邪尚在进展,预后每多不良。脉诊中除首先诊察脉象外,近年来对脉象中的脉率,也非常重视,它对诊断疮疡的转归(发展或向愈)有一定的临床价值。例如阳证,初期一般脉率稍带数象,常在 80～84 次/min 之间;中期(化脓期)病情进展,则脉率较快,可在 84～100 次/min 之间;后期(溃后)和中期肿疡渐消之时,症情向愈,则脉率由数转缓,一般在 72 次/min 左右。倘症情恶化,并发走黄或内陷,则脉率由数而转快,常在 100～120 次/min 之间,甚至更快。阴证脉率,初期一般较缓,常在 72 次/min 以下,中期症情发展,脉率由缓转数,可在 80～100 次/min 之间,后期或中期症情向愈,则脉率由数逐渐转缓。若症情进展,可见脉率由数转为更数,常在 100～120 次/min 左右。尤其流痰之病,若脉率由快转缓,病情趋向好转,血沉大都由高转低,骨部 X 线摄片一般也见改善,反之,则为病情进展。皮肤病中的结缔组织疾病,尤其是系统性红斑狼疮,凡脉率由缓转快,这表示病情尚未控制,有发展趋势。反之,由快转慢,则表示病情稳定与好转。

总之,脉诊固然是四诊中重要诊断方法之一,但必须结合望、闻、问三诊同时进行,才能全面深入地分析疾病的病因,确定病证的性质,从而得到正确的诊断,来指导具体的治疗。

2) 触诊 触诊是利用手的感觉触摸病变局部进行诊断的一种方法。外科疾病大多在体表有形可见,因此,他的应用范围非常广泛,通过触诊检查可以确定疾病的性质。如触及有明显肿块,界限分明、高肿、灼热,轻按即痛,重按剧痛拒按者,多为阳证实证;如触之无明显肿块,或肿块界限不清,平塌漫肿,不热或微热,重按隐痛或不痛,或喜按者,多为阴证、虚证。如触及肿块高低不平、坚硬如石,推之不能移动,表面与皮肤粘连,多属癌性肿块,常见的为乳癌、失荣、石瘿等病;如肿块表面光滑,硬而不坚或质软如绵,或质硬而不坚,或按之有囊性感,根脚活动,不与表皮粘连者,多为良性肿瘤之肿块或为囊肿。疮疡按之坚硬而无应指感为无脓,按之如鼓而应指的为有脓。至于按触皮肤,麻木不仁而无感觉者可能为麻风,触及指(趾)冰冷且跌阳脉微或消失者,可能为脱疽。肛门部的指诊检查,对肛管直肠癌的诊断是非常重要的。

4.2 辨阴证阳证

阴阳是八纲辨证的纲领,欲使外科疾病诊断的归类正确,首先必须辨清它的阴阳属性,是阳证,还是阴证。故《内经·阴阳应象大论》曰:"善诊者,察色,按脉,先别阴阳。"《疡医大全》也说:"凡诊视痈疽,施治,必须先审阴阳,乃医道之纲领。阴阳无谬,治焉有差!医道虽繁,可以一言蔽之者,曰阴阳而已。"由此可见,诊断外科疾病,如能辨清它的阴阳属性,则治疗上就不会发生或少发生原则性的错误。兹将辨别阳证、阴证的要点分述于下:

(1) 发病缓急:急性发作的病属阳;慢性发作的病属阴。
(2) 病位深浅:病发于皮肉的属阳;发于筋骨的属阴。
(3) 皮肤颜色:红活焮赤的属阳;紫暗或皮色不变的属阴。
(4) 皮肤温度:灼热的属阳;不热或微热的属阴。
(5) 肿形高度:肿胀形势高起的属阳;平坦下陷的属阴。
(6) 肿胀范围:肿胀局限,根脚收束的属阳;肿胀范围不局限,根脚散漫的属阴。
(7) 肿块硬度:肿块软硬适度;溃后渐消的属阳,坚硬如石,或柔软如绵的属阴。
(8) 疼痛感觉:疼痛比较剧烈的属阳;不痛、隐痛、痠痛或抽痛的属阴。
(9) 脓液稀稠:溃后脓液稠厚的属阳;稀薄或纯血水的属阴。
(10) 病程长短:阳证的病程比较短;阴证的病程比较长。
(11) 全身症状:阳证初起常伴有形寒发热、口渴、纳呆、大便秘结、小便短赤,溃后症状渐次消失;阴证初起一般无明显症状,酿脓期常有骨蒸潮热、颧红,或面色㿠白、神疲自汗、盗汗等症状,溃脓后尤甚。
(12) 预后顺逆:阳证易消、易溃、易敛,预后多顺(良好);阴证难消、难溃、难敛,预后多逆(不良)。

辨阴证阳证是以类比的方法将常见的一些症状,概括地分别归纳阴阳两类,而且大多是以疮疡为代表。在辨证过程中,绝不能拘泥于一点,要进行全面综合分析,由于一个病的症状表现复杂,而且病情又在不断发展和变化,所以一个病所表现的症状,往往许多症状综合在一起,这样也就不会纯粹地表现出阳证或阴证,而是阴中有阳,阳中有阴,且疾病的属阴属阳不是固定不变的,而是随着病情的变化而转化,有误治而阳证变为阴证的,有初起阳证日久正虚而变为阴证的;亦有因治之不得法而阳证变为阴证的。因此,在辨阴证阳证的过程中,不能从一时表面现象着眼,要作深入的分析,了解症状的主要方面,疾病的性质及全部过程,从各方面掌握辨证方法,这样才不会被一时的假象所掩盖。只有这样,才能作出正确的诊断,以提供有效的治疗方法。

4.3 辨肿痛痒脓麻木

外科疾患中的疮疡与皮肤病,局部必有不同程度的自觉症状与他觉症状,主要包括肿、痛、痒、脓、麻木以及皮肤病的各种损害,引起这些症状的原因不同,程度相异。根据这些不同的情况,可以分辨疾病的性质,便于诊断和治疗。但应当注意,这些症状也不是孤立的,必须综合起来进行辨证,才能抓住引起这种证候的主要因素,为治疗提供依据。

4.3.1 辨肿

肿是由各种致病因素引起的经络阻隔,气血凝滞而成的。如《内经》所说:"营气不从,逆于肉理,乃生痈肿。"《医宗金鉴》又说:"人之气血周流不息,稍有壅滞,即作肿矣。"扼要地指出了形成肿的病理过程。而肿势的缓急、集散,常为诊断病情虚实、轻重的依据。由于病人体质强弱与致病原因的不同,发生肿的症状亦有所差异。

1) 以其成因来辨

(1) 火:肿而色红,皮薄光泽,焮热疼痛。

(2) 寒:肿而木硬,皮色不泽,不红不热,常伴有痠痛。

(3) 风:漫肿宣浮,或游走无定,不红微热,轻微疼痛。

(4) 湿:肿而皮肉重垂胀急,深则按之如烂棉不起,浅则光亮如水疱,破流黄水。

(5) 痰:肿势或软如绵、馒,或硬如结核,不红不热。

(6) 气:肿势皮紧内软,不红不热,常随喜怒消长。

(7) 郁结:肿势坚硬如石,或边缘有棱角,形如岩突,不红不热。

(8) 瘀血:肿而胀急,色初暗褐,后转青紫,逐渐变黄消退。

(9) 虚:肿势平坦,根盘散漫。

(10) 实:肿势高起,根盘收束。

2) 以其部位和色泽来辨 由于发病部位的局部组织有疏松和致密的不同,肿的情况亦有差别,如病发于手掌、足底等处,因病处组织较疏松,肿势易于蔓延,其肿每较他处为大而明显;手指部因组织致密,故局部肿势不甚,但其疼痛剧烈;大腿部由于肌肉丰厚,肿势虽甚,但外观往往不很明显,故在检查时需与健侧进行对比,必要时以皮尺测量腿围,以求得正确的诊断。一般浅表的疮肿以赤色的为多;而患在深部的,则以皮色不变者居多,及至脓熟仅透红一点。

4.3.2 辨痛

痛是由多种因素导致气血凝滞、阻塞不通而成的。《内经知要》说:"通则不痛,痛则不通。"痛的成因,主要由于阻塞不通所致。痛为疾病的警号,也是疮疡最普遍出现的自觉症状,而疼痛增剧与减轻,又常为病势进展与消退的标志。由于患者邪正盛衰与痛的原因不一,发病部位的深浅不同,而疼痛的发作情况也有所不同。因此,欲了解和掌握疼痛的情况,应从引起疼痛的原因、发作情况、疼痛性状等几方面进一步仔细辨认。

1) 以其疼痛原因来辨

(1) 热:皮色焮红、灼热疼痛,遇冷则痛减。

(2) 寒:皮色不红、不热、痠痛,得暖则痛缓。

(3) 风:痛无定处,忽彼忽此,走注甚速。

(4) 气:攻痛无常,时感抽掣,喜缓怒甚。

(5) 化脓:形势急胀,痛无止时,如有鸡啄,按之中软应指。

(6) 瘀血:初起隐痛,微胀、微热,皮色暗褐,继则皮色青紫而胀痛。

(7) 虚:喜按,按则痛减。

(8) 实:拒按,按则痛剧。

2) 以其疼痛发作情况来辨

(1) 卒痛:突然发作,疼痛急剧,多见于急性疾患。

(2) 阵发痛:忽痛忽止,发作无常,多见于胆道、胃肠等寄生虫疾患。

(3) 持续痛:痛无休止,持续不减,一般阳证未溃前多见此。痛势缓和,持续较久,一般阴证初起时多见此。

3) 以其疼痛性状来辨

(1) 刺痛:痛如针刺,病变多在皮肤,如蛇串疮、热疮等病。

(2) 灼痛:痛而有灼热感,病变多在肌肤,如疖、有头疽、颜面疔、丹毒、Ⅰ~Ⅱ度的烧伤等病。

(3) 裂痛:痛如撕裂,病变多在皮肉,如肛裂、手足皲裂较深者。

(4) 钝痛:疼痛滞钝,病变多在骨与关节间,如流痰、附骨疽转入慢性阶段。

(5) 痠痛:又痠又痛,病变多在关节,如流痰、系统性红斑狼疮等。

(6) 抽掣痛:除痛时有抽掣外,并伴有放射痛,传导于邻近部位,如石瘿、乳癌、失荣之晚期。

(7) 绞痛:痛如绞紧,病变多在脏腑,如泌尿系结石伴有梗阻时。

(8) 啄痛:痛如鸡啄,并伴有节律性痛,病变多在肌肉,多在阳证化脓阶段,如手部疔疮、乳痈等病。

4.3.3 辨痒

痒是因风、湿、热、虫之邪客于皮肤肌表,引起皮肉间气血不和而成,或由于血虚风燥阻于皮肤间,肤失濡养而成。《诸病源候论》说:"风瘙痒者,是体虚受风,风入腠理,与血气相搏,而俱往来在于皮肤之间。邪气微,不能冲击为痛,故但瘙痒也。"《外科启玄·明疮疡痛痒麻木论》中又说:"经云,诸痛痒疮疡者属心火,盖火之为物,能消烁万物,残败百端故也,盖人之肌肤附近火灼则为疮,近火则痛,微远则痒,……经云,痛者为实,痒者为虚,非止虚寒之虚,乃火热微甚之意也……"指出了热与痒的成因机理。

痒是皮肤病的一个主要的自觉症状。在疮疡的肿疡、溃疡病程中,虽较为少见,但也有发生。由于发生痒的原因不一,与病变的过程不同,而痒的情况反应也各异。

1) 其原因来辨

(1) 风胜:走窜无定,遍体作痒,抓破血溢,随破随收,不致化腐,多为干性。如牛皮癣、白疠、瘾疹等。

(2) 湿胜:浸淫四窜,黄水淋漓,最易沿表皮蚀烂,越腐越痒,多为湿性,或有传染。

(3) 热胜:皮肤瘾疹,焮红灼热作痒,或只发于暴露部位,或遍布全身,甚则糜烂,滋水淋漓,结痂成片,常不传染。

(4) 虫淫:浸淫蔓延,黄水频流,状如虫行皮中,其痒尤烈,最易传染。

(5) 血虚:皮肤变厚、干燥、脱屑、作痒,很少糜烂流水。

2) 以其病变过程来辨

(1) 肿疡作痒:一般较为少见,如有头疽、疔疮初起,局部肿势平坦,根脚散漫,脓犹未化之时,可有作痒的感觉,这是毒势炽盛,病变有发展的趋势。特别是疫疔,只痒不痛,而病势更为严重。又如乳痈、腿痈经治疗后局部根脚收束,肿痛已减,余块未消之时,也有痒的感觉,这是毒势已衰,气血通畅,病变有消散的趋势。

(2) 溃疡作痒:如痈疽既溃之后,自当诸苦消失,而忽然患部感觉焮热奇痒不安,这是由于脓区不洁,脓液浸渍皮肤,护理不善所致;或因应用汞剂、砒剂、敷贴膏药等引起皮肤过敏所致。如溃疡经治疗后,脓流已畅,四周余肿未消之时,或于腐肉已脱、新肌渐生之际,而皮肉间感觉微微作痒,这是毒邪渐化,气血渐充,助养新肉,将要收口的佳象。

4.3.4 辨脓

脓是因皮肉之间热胜肉腐蒸酿而成,是由气血所化生。如《内经》说:"热胜则肉腐,肉腐则为脓。"扼要地指出了脓的成因。又《医学入门》说:"盖热非湿,则不能腐坏肌肉为脓。"他解释为"盖热非湿不能导致初谷之腐败,其理明矣"。认为疮疡之成脓,除热胜之外,必由湿之蒸酿,方能熟腐成脓,这对成脓的机理,有了更进一步的阐述。

脓是肿疡在不能消散的阶段所出现的主要症状。疮疡的出脓,是正气载毒外出的现象。疮疡毒气随脓而泄的情况,正如伤寒表证,从汗而解,腑证从下而解,有着同样的道理。所以在疮疡局部诊断中,辨脓的有无,以及辨脓的操作,是个重要关键。如脓疡已成,还应该辨脓的部位深浅,然后才能进行适当的处理;在脓成既溃之后,必须用望诊来观察脓的形质色泽,用闻诊来嗅脓水的气味变化,这对诊断体质的盛衰,病情之顺逆,也有一定的作用。

1) 辨脓的有无

(1) 有脓:按之灼热痛甚,以指端重按一处其痛最甚,肿块已软,指起即复(即应指),脉来数者,为脓已成。

(2) 无脓:按之微热,痛势不甚,肿块仍硬,指起不复(不应指),脉不数者,为脓未成。

此外古人以脉象来辨脓之有无,是祖国医学中一个独特的诊断方法,尤其在诊断内脏脓肿时具有更重要的意义。《金匮要略》中说:"肠痈者,……其脉迟紧者,脓未成,脉洪数者,脓已成。"《外科精义》中说:"诊诸疮洪数者,里欲有脓结也。"以脉辨脓证之临床实践尚有指导意义。

2) 辨脓操作方法

(1) 按触法:一般用两手食指的指端轻放于脓肿患部,相隔适当的距离,然后以一手指端稍用力按一下,则另一手指端即有一种波动的感觉,这种感觉称为应指,这样经多次反复及左右相互交替试验,若应指明显者为有脓。在检查时注意两手指端应放于相对的位置,并且在上下左右四处互相垂直的方向均应检查。若脓肿范围较小,不能用两手检查者,则用左手拇、食两指,固定于脓肿的两侧,以右手的食指按撳脓肿中央,如有应指的为有脓。

(2) 透光法：医师以左手遮着患指(趾)，同时以右手把手电筒放在患指(趾)下面，对准患指(趾)照射，然后注意观察指(趾)部上面，如见有深黑色的阴影为有脓。不同部位的脓液积聚，则其阴影可在不同的部位显现，如蛇眼疔，甲根后的脓液积聚，可在指甲根部见到轻度的遮暗；蛇头疔脓液在骨膜部，则沿指骨的行程有增强的阴影，而周围则清晰；在骨部的，沿着骨有黑色遮暗，并在感染区有明显的轮廓；在关节部的，则关节处有很少的遮暗；在腱鞘部的，有轻度遮暗，其行程沿整个手指的掌面；全手指尖部，整个手指的脓肿则呈一片显著遮暗。如尚未化脓时，则见清晰潮红，此法仅适用于指、趾部甲下的辨脓。

(3) 穿刺法：疮疡患于深部，当脓已成而脓液不多，用按触法或透光法辨脓有困难时，则可采用注射器穿刺抽脓的方法。这种方法不仅可以用来辨别脓的有无，而且可以用来采取脓液标本。在操作时必须注意严格消毒，以及穿刺部位进针的深度等。

3) **辨脓的部位深浅** 辨脓的部位深浅，为切开引流进刀深浅的重要依据。若深浅不辨，浅者深开，则增加病人痛苦，深者浅刺则达不到引流目的。今将浅部脓疡与深部脓疡的辨别点归纳如下。

(1) 浅部：肿块高突坚硬，中有软陷，皮薄灼热焮红，轻按便痛而应指。

(2) 深部：肿块散漫坚硬，按之隐隐软陷，皮厚、不热或微热，不红或微红，重按方痛而应指。

4) **辨脓的形质、色泽和气味**

(1) 脓的形质：宜稠不宜清。一般稠厚者，其人元气较充；淡薄者，其人元气多弱。若先出黄的稠厚脓液，次出黄稠滋水，为将敛佳象，若脓由稀薄转为稠厚，体虚渐复，有收敛之象。或脓由稠厚转为稀薄，为体质渐衰，一时难敛。若脓成日久不泄，一旦溃破，脓质虽如水直流，但其色不晦，其气不臭，未为败象。如脓稀似粉浆污水，或夹有败絮样物质，而色晦腥臭者，为气血衰竭，是属败象。

(2) 脓的色泽：宜明净不宜污浊。如黄白质稠，色泽鲜明者，为气血充足是佳象；如黄浊质稠，色泽不净，为气火有余，尚属顺证；如黄白质稀，色泽洁净，气血虽虚，未为败象。如脓色绿黑稀薄者，为蓄毒日久，有损筋伤骨之可能。如脓中夹有瘀血色紫成块者，为血络受伤。如脓色如姜汁，则每多兼患黄疸，病势较重。

(3) 脓的气味：脓液一般略带腥味的，其质必稠，大多是顺证现象；脓液腥秽恶臭的，其质必薄，大多是逆证现象，而且往往是穿膜着骨之征。其他如蟹沫者，为内膜已透，每多难治。

5) **辨脓时的注意点** 对手部和面部疮疡辨脓时，应注意患部是否用过碘酒的涂搽，如用过后皮肤上往往起有空壳，不能误认为内有脓液，仔细按之实无波动感。辨脓的有无时结合各病的发病日期也有一定的参考价值，如痈一般 7 天成脓；暑湿流注 14 天；蛇头疔，螺疔 10 天左右；手丫疔 7 天左右；乳痈约为 10 天；流痰则 6 个月～1 年以上。但需注意，如经用抗生素治疗后的某些疾病不能消散，这些病的化脓天数则均可延迟。患于股四头肌处的肿疡，往往按之似有波动感，此处的验脓必须上下左右四处互相垂直的方向进行，或取脓肿患部侧倒，或病人暂时直立位进行检查，验后确有波动感者，方可手术切开。一般肿疡波动冲击感有力者多为厚脓，患者气血尚充实，溃后愈合较快；波动冲击感无力者，多为薄脓，为气血不足，溃后愈合较慢。

4.3.5 辨麻木

麻木是由于气血不运或毒邪炽盛,以致经脉阻塞而成。由于形成麻木的致病原因不同,所致麻木的情况亦有差别。如疔疮、有头疽,坚肿色褐,麻木不知痛痒,伴有较重的全身症状,是为毒邪炽盛,常易致走黄或内陷;如麻风、脱疽早期患部麻木,是为气血不运,脉络阻塞,后期常易致腐烂筋骨,顽固难愈。

4.4 辨溃疡形色

在肿疡不能消散吸收的情况下,脓肿破溃,形成溃疡,由于人体的气血强弱,疾病的性质不同,而其所表现的色泽与形态,均有所不同,施治亦有区别,预后也各异。今将辨疮疡的色泽与形态分述于下。

4.4.1 辨溃疡的色泽

一般阳证疮疡的溃疡,疮面脓液稠厚黄白,色鲜不臭,腐肉易脱,色泽红活鲜润,新肉易生,疮口易敛,知觉正常;阴证溃疡,疮面脓液清稀,或时流血水,腐肉不易脱落,或虽脱新肉不生,色泽灰暗,疮口经久难敛,疮面不知痛痒。如疮面污浊不清,腐肉不易脱落,四周紫暗,疮面上方青筋暴露,或动脉搏动消失,有的患部肤温减低,多为气血凝滞所致。如疮面腐肉已尽,而脓水灰薄,或偶带绿色,新肉不生,状如镜面,光白板亮,不知疼痛,是为虚陷之证。若疮顶突然陷黑无脓,四周皮肤暗红,肿势扩散,多为疔疮走黄之象。

4.4.2 辨溃疡形态

岩性溃疡,疮面多呈翻花或如岩穴,有的在溃疡底部见有珍珠样结节,疮周色泽暗红,内有紫黑坏死组织,渗流血水,溃疡始终不会愈合。瘰疬之溃疡,疮口呈有空腔或伴漏管,疮面肉色不鲜,脓水稀薄,并夹有败絮样物,疮口愈合较为缓慢。附骨疽、流痰之溃疡疮口呈凹陷形,四周皮肤乌黑,伴漏管形成,前者有死骨从疮孔中排出,后者脓液中夹有败絮状物,收口均十分缓慢。麻风溃疡呈穿凿形,常可深及骨部,并发出腐臭气味,不觉痛感为麻风溃疡之特点。褥疮之溃疡,均发生于人体易磨擦的部位,如臀、背、足跟等处,疮面坏死不易脱落,或疮口凹陷甚深,肉色不鲜,日久不易愈合。手指部疔疮,疮口二三处,溃后肿胀不消,状如蛇头,脓水臭秽,每多损骨。梅毒性溃疡其边缘削直而如凿成或是略微内凹,基底面高低不平,有暗黄色坏死组织而带有臭味。掌握溃疡的不同形态,有助于诊断。

4.5 辨经络部位

《外科大成》说:"人生之有经络,犹地理之有界分,治病不知经络,犹捕盗不知界分。……惟经络一明,然后知症见何经,用何经之药以治之,了然无谬……"又如俞嘉言说:"凡治病不明脏腑经络,开口动手便错。"这指明经络在外科的辨证与治疗上,具有一定的作用。

依据疾病所患部位和按经络在人体的循行分布,可以推求疾病所属何经,从而根据各种情况,结合按经络用药,可以提高疗效。

4.5.1 人体各部所属经络

头顶:正中属督脉经;两旁属足太阳膀胱经。

面部、乳部:属足阳明胃经(乳房属胃经,乳外属足少阳胆经,乳头属足厥阴肝经)。

耳部前后:属足少阳胆经和手少阳三焦经。

手、足心部:手心属手厥阴心包经;足心属足少阴肾经。

背部:总属阳经(因背为阳,中行为督脉之所主;两旁为足太阳膀胱经)。

臀部：外侧属手三阳经；内侧属手三阴经。
腿部：外侧属足三阳经；内侧属足三阴经。
腹部：总属阴经(因腹为阴,中行为任脉之所主)。

其他如生于目部的为肝经所主；生于耳内的为肾经所主；生于鼻内为肺经所主；生于舌部为心经所主；生于口唇的为脾经所主。此外《外科大成》中也指出："陀云,痈疽之作,其行也有处,其主也有归,如心之发于喉舌；肺之发于皮肤；脾之发于肌肉；肝之发于筋肋；肾之发于骨髓是也。"

4.5.2 十二经脉气血之多少

手足十二经脉有气血多少之分,手阳明大肠经、足阳明胃经为多气多血之经；手太阳小肠经、足太阳膀胱经、手厥阴心包经、足厥阴肝经为多血少气之经；手少阳三焦经、足少阳胆经、手少阴心经、足少阴肾经,手太阴肺经、足太阴脾经为多气少血之经。

由于疮疡所发部位和经络的不同,治法就有分别,即还须结合经络之所主的一定部位而选用一些法则或一些引经药物,从而收到更显著的效果。凡外疡发于多血少气之经,血多则凝滞必甚,气少则外发较缓,故治疗时要注重破血,注重补托。发于多气少血之经,气多则结必甚,血少则收敛较难,故治疗时要注重行气,注重滋养。发于多气多血之经,病多易溃易敛。实证居多,故治疗时要注重行气活血为要。例如乳痈所患部位属足阳明胃经,治宜行气通乳；瘰疬属足少阳胆经,治宜行滞、滋养。此外,还须结合经络之所主的一定部位而选用一些引经药物,使药力直达患处,而收到更显著的疗效。如手太阳经用黄柏、藁本；足太阳经用羌活；手阳明经用升麻、石膏、葛根；足阳明经用白芷、升麻、石膏；手少阳经用柴胡、连翘、地骨皮(上)、青皮(中)、附子(下)；足少阳经用柴胡、青皮；手太阴经用桂枝、升麻、白芷、葱白；足太阴经用升麻、苍术、白芍；手厥阴经用柴胡、丹皮；足厥阴经用柴胡、青皮、川芎、吴萸；手少阴经用黄连、细辛；足少阴经用独活、知母、细辛。

4.6 辨善恶顺逆

辨善恶顺逆,系指判断外科疾病的预后好坏。在外科辨证过程中具有一定的重要性,正如《外科精义》说："痈疽证候,善恶逆从(顺),不可不辨。"所谓"善"就是好的现象,"恶"就是坏的现象；"顺"就是正常的现象,"逆"就是反常的现象。善、恶、顺、逆,系指病理过程的相对而言,而其中的"善"和"顺",并不是指生理功能的正常情况,所以外科疾病在其发展过程中,按着顺序出现应有的症状者,即称为顺证；反之,凡不以顺序而出现不良的症状者,即称谓逆证。在病程中出现善的症状,表示预后较好；出现恶的症状,表示预后较差。历代医家在长期临床实践过程中,由于不断观察的结果,总结出了一套判断外科疾病预后好坏的具体内容,提出"五善七恶","顺逆吉凶"的辨证,给我们在诊疗过程中提供了可以遵循的指标。善恶大多指全身症状的表现,顺逆多指局部情况。判断预后的良好与否,既要观察局部症状的顺逆,又要结合全身症状的善恶,两者必须综合参看,加以分析,才能进行全面的判断。

4.6.1 辨善证、顺证

1) 五善

(1) 心善：精神爽快,言语清亮,舌润不渴,寝寐安宁。

(2) 肝善：身体轻便,不怒不惊,指甲红润,二便通利。

(3) 脾善：唇色滋润,饮食知味,脓黄而稠,大便和润。

(4) 肺善:声音响亮,不喘不咳,呼吸均匀,皮肤润泽。
(5) 肾善:并无潮热,口和齿润,小便清长,夜卧安静。

2) 顺证

(1) 初起:由小渐大,疮顶高突,焮红疼痛,根脚不散。
(2) 已成:顶高根收,皮薄光亮,易脓易腐。
(3) 溃后:脓液稠厚黄白,色鲜不臭,腐肉易脱,肿消痛减。
(4) 收口:疮面红活鲜润,新肉易生,疮口易敛,感觉正常。

善证与顺证,是人体在感受病邪后发生一系列的局部情况和全身症状,但由于正气未衰,气血尚充,能与病邪相争,而且人体的正气占优势地位,故发生外科疾病后,其在初起时根脚不散;已成时顶高根收,易脓易腐;溃后脓稠腐肉易脱,肿痛很快消失,收口时新肉易生;疮口易敛。而且正能胜邪,毒邪不易扩散,不致侵及人体内脏,也无明显的全身症状。因此,预后良好。

4.6.2 辨恶证、逆证

1) 七恶

(1) 心恶:神志昏糊,心烦舌燥,疮色紫黑,言语呢喃。
(2) 肝恶:身体强直,目难正视,疮流血水,惊悸时作。
(3) 脾恶:形容消瘦,疮陷脓臭,不思饮食,纳药呕吐。
(4) 肺恶:皮肤枯槁,痰多音暗,呼吸喘急,鼻翼煽动。
(5) 肾恶:时渴引饮,面容渗黑,咽喉干燥,阴囊内缩。
(6) 脏腑败坏:身体浮肿,呕吐呃逆,肠鸣泄泻,口糜满布。
(7) 气血衰竭(阳脱):疮陷色暗,时流污水,汗出肢冷,嗜卧语低。

2) 逆证

(1) 初起:形如黍米,疮顶平塌,根脚散漫,不痛不热。
(2) 已成:疮顶软陷,肿硬紫暗,不脓不腐。
(3) 溃后:皮烂肉坚无脓,时流血水,肿痛不减。
(4) 收口:脓水清稀,腐肉虽脱,新肉不生,色败臭秽,疮口经久难敛,疮面不知痛痒。

恶证逆证,是因人体感受病邪后,由于正气虚衰,气血不充,在邪正相争过程中,正不胜邪,而以病邪占优势地位。毒邪扩散,内侵脏腑,则恶证频现。

以上所述的善恶顺逆的辨证,在临床上还应注意,即使见到预后良好的善证、顺证,也不能疏忽,应时刻预防转成预后不良的恶证、逆证。若见到恶证、逆证,也不可惊惶,应及时进行救治,如治疗得当,也能转为善证、顺证。正如《外科精义》说:"五善并至,则善无以加矣,七恶并至,见恶之极矣……五善之中,乍见一、二善证,疮亦回也,七恶之内,忽见一、二恶证,宜深惧之。"其意辨证时应审慎细致,见到恶证即当提高警惕,及早处理。于今临床实践中,仍有着重要的指导意义。

5 治法

外科的治疗方法,分内治和外治两大类。内治之法,基本与内科相同,多是从整体观念出发,进行辨证施治。但其中有透脓、托毒等法,以及结合某些外科疾病,应用某些方药,则与内科有显著区别,是为外科内治法之特点。而外治中的外用药物,手术疗法,和其他疗法中的引流、垫棉等法,则为外科所独有。在临证时轻浅小恙或某些皮肤疾患,可以单用外治获效。但一般说来,大部分外科疾病必须外治与内治并重。在具体应用时,必须根据患者的体质、病情和不同的致病因素,辨别阴阳及经络部位,确定疾病的性质,然后立出内治和外治的法则,运用不同方药,才能获得满意的治疗效果。

5.1 内治法

内治法除从整体观念、辨证施治着手外,还要依据外科疾病的发展过程,首先立出总的治疗原则。在外科疾病发展过程中,一般可以分为初起、成脓、溃后三个阶段。因此,按照这三个不同阶段,立出消、托、补三个总的治疗原则。然后循此治则运用具体的治疗方法,如解表、清热、和营等法。只有确立好总的治则与治法后,选用适当的方药,才能做到有的放矢。有效地防治疾病。

5.1.1 内治法的三个总则

1) 消法 《外科启玄》说:"消者灭也,灭其形症也。"是运用不同的具体治疗方法和方药,使初起的肿疡得到消散,是一切肿疡初起的治法总则。《疡科纲要》说:"治疡之要,未成者必求其消,治之于早,虽有大证,而可以消散于无形……"此法适应于初期肿疡以及外科非化脓性肿块性疾病。但具体用法,是极其灵活的,因为一个病有一个病的致病因素,故必须针对病因病情,运用不同的方法,例如:有表邪者用解表法;里实者用通里法;热毒蕴结者用清热法;寒邪凝结者用温通法;痰凝者用祛痰法;湿阻者用理湿法;气滞者用行气法;血瘀者用行瘀和营法,此外还应结合患者的体质强弱,肿疡所属经络部位等选加不同药物。这样进行施治,则未成脓者可以内消,即使不能内消,亦可移深居浅,转重为轻。若疮形已成,则不可概用内消之法,以免"养痈成患"毒散不收,气血受损;脓毒内蓄,侵蚀好肉,甚至腐烂筋骨,反使溃后难敛,不易速愈。故《外科启玄》明确指出:"如形症已成,不可此法也。"

2) 托法 《外科启玄》说:"托者,起也,上也。"就是用补益气血和透脓的法则,扶助正气,托毒外出,以免毒邪内陷。此法适应于外疡中期,正虚毒盛,不能托毒外达,疮形平塌,根脚散漫,难溃难腐的虚证。如毒气盛而正气未衰者,可仅用透脓的法则,促其早日脓出毒泄,肿消痛减,以免脓毒旁窜深溃。若毒邪炽盛的,还需加用清热解毒药物。

3) 补法 《外科启玄》说:"言补者,治虚之法也,经云,虚者补之。"就是用补养的药物,恢复其正气,助养其新生,使疮口早日愈合,此法适用于溃疡的后期,毒势已去,精神衰疲,元气虚弱,脓水清稀,疮口难敛者。凡气血虚弱者,宜补养气血;脾胃虚弱者,宜理脾和胃;肝肾不足者,宜补益肝肾等。但毒邪未尽之时,切勿遽用补法,以免留邪为患,助邪鸱张,而犯"实实之戒"。

以上消、托、补三个内治法总则,一般适用于疮疡的初、中、后各期。但不是固定不变的,有的病始终应用消法,而有的病开始即用补法,总之必须针对疾病的不同阶段,选用确切的治则。

5.1.2 内治法的具体应用

上述消、托、补三个大法,是治疗外科疾病的三个总则。由于发病的原因不同,病情变化不一,因此在临床具体运用时,治则很多,归纳起来,大致有解表、通里、清热、温通、祛痰、理湿、行气、和营、内托、补益、养胃等十一个法则。

1) 解表法 用解表发汗的药物,使邪从汗解之法。这正如《内经》所说"汗之则疮已"之意。由此可知,凡壅阻于皮肤血脉之间的毒邪,可随汗而散。在具体应用时,当分辨风热、风寒,法分辛凉解表与辛温解表。

(1) 方剂举例:辛凉解表方,如银翘散或牛蒡解肌汤;辛温解表方,如荆防败毒散、万灵丹。

(2) 常用药物:辛凉解表药,如薄荷、桑叶、蝉衣、牛蒡子、连翘等;辛温解表药,如荆芥、防风、麻黄、桂枝、生姜等。

(3) 适应证:辛凉解表用于外感风热证,疮疡焮红肿痛,或咽喉疼痛,或皮肤间出现急性泛发性皮损,皮疹色红,伴有恶寒轻、发热重、汗少、口渴、小便黄、舌苔薄黄,脉浮数者,如颈痈、乳痈、瘾疹(风热证)、药疹等。辛温解表用于外感风寒证,疮疡肿痛痠楚,或皮肤间出现急性泛发性皮损,皮疹色白,或皮肤麻木,伴有恶寒重、发热轻、无汗、头痛、身痛、口不渴、舌苔白、脉浮紧者,如瘾疹(风寒证)、麻风病初起。

(4) 注意:凡疮疡溃后,日久不敛,体质虚弱者,即使有表证存在,亦不宜发汗太过,否则汗出过多,体质更虚,因而引起痉厥、亡阳之变。所以《伤寒论》说:"疮家,身虽疼痛,不可发汗,发汗则痉。"其含义在此。

2) 通里法 是用泻下的药物,使蓄积在脏腑内部的毒邪,得以疏通排出,从而达到除积导滞,逐瘀散结,泻热定痛,邪去毒消的目的,通里法也属"疏通"之法,即《薛己医案》所说"其邪在内,当先疏其内,以下之"的治疗原则,通里法可分有峻下、寒下、温下、润下等法,而临床常用的为攻下(寒下)和润下两法。

(1) 方剂举例:攻下法方,如大承气汤、内疏黄连汤、凉膈散;润下法,如润肠汤。

(2) 常用药物:攻下药物,如大黄、枳实、槟榔、玄明粉;润下药物,如瓜蒌仁、火麻仁、郁李仁、蜂蜜等。

(3) 适应证:攻下法适用于表证已罢,热毒入腑,内结不散。如外科疾病的实热阳证,焮红高肿,疼痛剧烈,皮肤病之皮损焮红灼热,肠痈之腹痛拒按,伴口干饮冷、壮热烦躁、呕恶便秘、腹胀腹痛、舌苔黄腻或黄糙、脉沉数有力者。润下法,适用于阴虚肠燥便结。如疮疡、肛门病、皮肤病等阴虚火旺,胃肠津液不足,口干食少,大便秘结,脘腹痞胀,苔黄腻或薄黄,舌干质红,脉象细数者。

(4) 注意点:通里攻下法,必须严格掌握适应证,尤以年老体衰,妇女妊娠或月经期更宜慎用。使用时应中病即止,不宜过剂,否则会损耗正气,尤其在化脓阶段,过下之后,正气一虚,则脓腐难透,疮势不能起发,反使病情恶化。若用之不当,能损伤肠胃,耗伤正气,易使毒邪内陷。

(3) 清热法 用寒凉的药物,使内蕴之热毒得以清解,为治热毒蕴结的主要法则。也就是

《内经》所说"热者寒之"的治法。在具体运用时,首先必须分清热之盛衰,火之虚实。实火宜清热解毒;热在气分者,当清气分之热;邪在营分者,当清血分之热;阴虚火旺者,当养阴清热。

（1）方剂举例：清热解毒方,为五味消毒饮;清气分之热方,如黄连解毒汤;清血分之热方,如犀角地黄汤、清营汤;养阴清热方,如知柏八味丸;清骨蒸潮热方,如清骨散。

（2）常用药物：清热解毒有蒲公英、紫地丁、金银花、乌蔹莓、野菊花、四季青等;清气分之热有黄连、黄芩、山栀、石膏、知母、鸭跖草等;清血分之热有犀角、水牛角、鲜生地、赤芍、丹皮、紫草、大青叶、板蓝根等;养阴清热如生地、玄参、天冬、龟板、知母、黄柏等;清骨蒸潮热如地骨皮、青蒿、鳖甲、银柴胡等。

（3）适应证：清热解毒法用于红肿热痛的阳症,如疮疡中的疖、疔疮、有头疽等。清气分之热适用于红肿或皮色不变,肿胀疼痛的阳证;皮肤病之皮损焮红灼热脓疱糜烂等,如颈痈、流注、附骨疽、蕴热证肠痈、接触性皮炎、脓疱疮等等,均伴发热、口渴、喜冷引饮、大便燥结、小溲短赤、苔薄黄或黄腻、脉数或滑数等证。但在临床上,清热解毒与清气分之热有时不能截然分清,常相互合并应用。清血分热用于焮红灼热的外科疾病,如烂疔、发、大面积烧伤;皮肤病之红斑、瘀点、灼热,如丹毒、药物性皮炎、红斑性狼疮、血热证白疕;可伴有高热、口渴不喜饮、苔黄腻舌质红、脉弦数或弦滑数等证。以上3法在热毒炽盛之时往往互相同用。假如热毒内传,而见烦躁不安,神昏谵语,昏厥不语,苔焦黑而干,舌质红绛,脉象洪数或细数,如走黄、内陷,又当加用清心开窍法,常用药物为安宫牛黄丸（针剂为醒脑净）或紫雪丹。养阴清热用于阴虚火旺的慢性炎症、红斑性狼疮,或走黄、内陷后阴伤有热者。清骨蒸潮热用于瘰疬、流痰等虚热不退的疾病。

（4）注意点：应用清热药切勿太过,必须兼顾胃气,若过用苦寒,势必损伤胃气,而致嗳酸、便溏、纳呆等症状。尤其在疮疡溃后,更宜注意,过投寒凉能影响疮口愈合。

4）温通法　用温经通络、散寒化痰等药物,以驱散阴寒凝滞之邪,为治疗寒证的主要法则。即《内经》所说"寒者热之"之意。本法在临床运用时,分有温经通阳、散寒化痰和温经散寒、祛风化湿两法。

（1）方剂举例：温经通阳方,如阳和汤;温经散寒方,如独活寄生汤。

（2）常用药物：温经通阳、散寒化痰药物,如附子、肉桂、干姜、桂枝、麻黄、青葱管、白芥子等;温经散寒、祛风化湿药物,如细辛、桂枝、生姜、羌活、独活、秦艽、防风、桑寄生等。

（3）适应证：温经通阳、散寒化痰法,适用于体虚寒痰阻于筋骨,患处隐隐痠痛、漫肿不显、不红不热、口不作渴、形体恶寒、小便清利、苔白脉迟等内寒现象,如流痰、脱疽等病。温经散寒、祛风化湿法,适用于体虚风邪寒湿袭于筋骨,患处痠痛麻木、漫肿不红不热、恶寒重、发热轻、苔白腻、脉沉紧等外寒现象,如痹症中风寒湿证以及麻风病初起等。

总之,以上两法中的阳和汤以温阳补虚为主,一般多用于体质较虚者;而独活寄生汤是祛邪补虚并重,如体质较实者,只要去其补虚之品,仍可应用。

（4）注意点：证见阴虚有热者,不可施用本法,因温燥之药能助火劫阴,若用之不当,能造成其他变证。所以马培之说："阳和汤阴虚有热者……不可沾唇。"

5）祛痰法　用咸寒化痰软坚的药物,使因痰凝聚之肿块得以消散的法则。一般的说,痰不是疮疡的主要发病原因。因为外感六淫或内伤情志,以及体质虚弱等,多能使气机阻滞凝聚成痰。因此,祛痰法在临床运用时,大多数是针对不同病因,配合其他治法使用,才能达到化痰、消肿、软坚的目的。故分有疏风化痰、解郁化痰、养营化痰等法。

(1) 常用方剂：疏风化痰方，如牛蒡解肌汤合二陈汤；解郁化痰方，如逍遥散合二陈汤；养营化痰方，如香贝养营汤。

(2) 常用药物：疏风化痰，如牛蒡子、薄荷、杭菊、蝉蜕、夏枯草、陈皮、杏仁、茯苓、半夏等；解郁化痰，如柴胡、川楝子、郁金、香附、海藻、昆布、贝母、蛤壳、白芥子等；养营化痰，如当归、白芍、丹参、熟地、首乌、川芎、贝母、陈皮、茯苓、桔梗、瓜蒌等。

(3) 适应证：疏风化痰适用于风热挟痰之病症，如颈痈结块肿痛、咽喉肿痛，伴有恶风发热。解郁化痰，适用于气郁挟痰之病症，如瘰疬、乳癖、肉瘿，结块坚实，皮色不变不痛或微痛，伴有胸闷气塞、性情急躁等。养营化痰适用于体虚挟痰之证，如瘰疬、乳岩溃后，脓水稀薄，或渗流血水、形容消瘦、神疲肢软者。

(4) 注意点：因痰而致的外科病，每与气滞、火热相合，故一般很少应用温化之品，以免助火生热之弊。

6) 理湿法　用燥湿或淡渗的药物，以祛除湿邪的一种治法。湿邪阻滞，一般来说，在上焦宜化，在中焦宜燥，在下焦宜利。外科由湿邪而致病者，最多为挟热，其次为挟风，最次为挟寒。因此，理湿之法也不是单独使用，必须结合清热、祛风等法，才能达到治疗目的。

(1) 方剂举例：清热利湿方，如二妙丸、萆薢渗湿汤、五神汤、龙胆泻肝汤等；除湿祛风方，如豨莶丸。

(2) 常用药物：燥湿药物，如苍术、厚朴、半夏、陈皮等；淡渗利湿，如萆薢、滑石、苡仁、茯苓、车前草；祛风湿药，如白鲜皮、地肤子、豨莶草、威灵仙、姜黄等。

(3) 适应证：外科疾病兼有胸闷呕恶、腹胀腹满、神疲乏力、纳食不佳、舌苔厚腻者用燥湿之法；一般下肢疮疡，皮肤病有糜烂渗液者，多用利湿法。清热利湿法，用于湿热交并之证，如湿疮、漆疮、臁疮、肌肤焮红作痒、滋水淋漓者，则用二妙丸、萆薢渗湿汤等方为宜；如患处灼热肿胀疼痛，热重于湿，如委中毒、附骨疽等，则可选用五神汤；如病变在肝经部位，且因湿热引起的乳发、脐痈、囊痈等病，则宜清泻肝火湿热，可选用龙胆泻肝汤；祛风除湿法适用于风湿袭于肌表之证，如白驳风（白癜风），可用豨莶丸。

(4) 注意点：湿为粘腻之邪，易聚难化，常与热、风、寒、暑等邪相合而发病，又可化燥、寒化，故治疗时必须结合清热、祛风、散寒、清暑等法同时合并应用；理湿之药，过用每能伤阴，故阴虚、津液亏损者，宜慎用或一般不用。

7) 行气法　用理气的药物，使气机流畅，气血调和，从而达到消肿散坚止痛的目的。外科疾患由气血凝滞者，最为多见，因气血凝滞，是外科病理变化中的一个重要环节。气为血帅，血随气行，气行则血行，所以行气之法，多与活血之药配合使用。外科疾患之中由肝气郁结而发病者，也属不少，盖气机郁结，也能导致气血凝滞。用疏肝解郁之法，使肝气得以条达，从而气机也可舒畅。

(1) 方剂举例：逍遥散或舒肝溃坚汤。

(2) 常用药物：如柴胡、香附、枳壳、青皮、陈皮、木香、乌药、延胡索、金铃子等。

(3) 适应证：凡外科因气分郁滞所致者，如肿块坚硬、不红不热，或肿势皮紧内软，随喜怒而消长，如气瘿、乳癖、乳岩等病。

(4) 注意点：凡行气药物，多有香燥辛温特性，容易耗气伤阴；若气虚、阴伤或火盛患者，须要慎用或禁用。此外行气法在临床上单独使用者较少，常与祛痰、和营等方法配合使用，且以疏肝解郁之法应用较多。

8) 和营法　用调和营血的药物,使经络疏通,血脉调和流畅,从而达到疮疡肿消痛止的目的。它在内治法中,应用相当广泛。因外科病的形成,虽有各种致病因素,但总的说来,由于"营气不从,逆于肉理"而成。所以《外科心法真验指掌》中说:"……疮势已成而不起,或硬而赤,或疼而无脓,或破而不敛。总宜调和营卫,再以去毒行滞。"这说明了治疗外科疾病应重视和营的意义。此外,和营活血也是治疗皮肤病的一种主要方法。

(1) 方剂举例:桃红四物汤、活血散瘀汤。

(2) 常用药物:如桃仁、红花、当归、赤芍、丹参、红藤、虎杖等。

(3) 适应证:凡经络阻隔,瘀血凝滞,肿疡或溃后肿硬疼痛不减,结块色红较淡或不红或青紫者,皆可应用。而以急性化脓性炎症性疾病迁移至慢性炎症阶段最为适宜。皮肤病中有血瘀证者,皮损表现有结节、赘生物、肿块、毛细血管扩张、紫癜、肥厚、发硬等,如结节性红斑、血瘀证白疕等皆可应用。

(4) 注意点:和营法虽是常用,但很少单独应用,往往根据疾病的不同原因,需与其他治法合并应用,如有寒邪者,宜与祛寒药同用;血虚者宜与养血药同用。和营祛瘀的药品,一般性多温热,所以火毒炽盛的疾患,不应使用,以防助火;对气血亏损者,破血药也不宜过用,以免伤血。

9) 内托法　用透托和补托的药物,使外科疾病的毒邪移深就浅,早日液化成脓,并使扩散的证候趋于限局化,而邪盛者不致脓毒旁窜深溃,正虚者不致毒邪内陷,从而达到脓出毒泄,肿痛消退的目的,寓有"扶正达邪"之意。所以《外科精义》说:"凡为疮医,不可一日无托里之药。"又说:"脓未成者使脓早成,脓已溃者使新肉早生,气血虚者托里补之,阴阳不和托里调之。"由此说明托法在外科治疗中的重要性,同时也指出了内托法的运用和范围。在临床具体应用时,分有透托法和补托法两类。

(1) 方剂举例:透托方,如透脓散;补托方,如托里消毒散、薏苡附子败酱散。

(2) 常用药物:如黄芪、党参、白术、当归、白芍、山甲、皂角刺、笋尖、附子、薏苡仁、败酱草等。

(3) 适应证:透托法用于肿疡已成,毒盛正气不虚,尚未溃破或溃而脓出不畅,多用于实证。补托法用于肿疡毒势方盛,正气已虚,不能托毒外出,以致疮形平塌,根盘散漫,难溃难腐,或溃后脓水稀少,坚肿不消,并出现精神不振、面色无华、脉数无力等症状。它如肠痈脓成之后,腹部膨胀,大便次数增多,似痢不爽,小便频数似淋,精神萎顿,肢冷自汗,身微热或体温反为降低,苔薄白舌质淡,脉象沉细等症状,则宜用温补托毒排脓之法。

(4) 注意点:透脓法不宜用之过早,肿疡初起未成脓时勿用。补托法在正实毒盛的情况下,不可施用。否则不但无益,反能滋长毒邪,使病势加剧,而犯"实实之戒",故透脓散方中的黄芪一味,凡湿热火毒炽盛之时,皆去而不用。如正虚之中兼见精神萎软、舌质淡胖、脉象沉细等阳气也衰者,则还宜加用附子、肉桂以温补托毒。此外,肉托法须与和营、清热、滋阴、益气等法同用,根据辨证选用。

10) 补益法　用补虚扶正的药物,使体内气血充足,得以消除各种虚弱现象,恢复人体正气,助养新肉生长,使疮口早日愈合。也即《内经》所说"虚者补之"、"损者益之"之意。补益法通常分为益气、养血、滋阴、助阳等四个方面。

(1) 方剂举例:益气之方,如四君子汤;养血方,如四物汤;气血双补方,如八珍汤;滋阴方,如六味地黄丸;助阳方,如附桂八味丸或右归丸。

(2) 常用药物：益气之药，如党参、黄芪、白术；养血药，如当归、熟地、鸡血藤、白芍；滋阴药，如生地、玄参、麦冬、女贞子、旱莲草；温阳药，如附子、肉桂；壮阳药，如仙茅、仙灵脾、巴戟肉、鹿角片等。

(3) 适应证：总的来说，凡具有气虚、血虚、阴虚、阳虚症状者，均可应用补法，适用于疮疡中后期，皮肤病等凡有气血不足及阴虚阳微者。在具体运用时，症见肿疡疮形平塌散漫，顶不高突，成脓迟缓，溃疡日久不敛，脓水清稀，神疲乏力者，可用调补气血法。症见呼吸短气，语声低微，疲倦乏力，自汗，饮食不振，舌淡苔少，脉虚无力者，宜以补气为主。若见面色苍白或萎黄，唇色淡白、头晕眼花、心悸失寐，手足发麻，脉细无力者，宜以补血为主。如皮肤病皮损表现干燥、脱屑、肥厚、粗糙、皲裂、苔藓样变，毛发干枯脱落，伴有头晕、目花、面色苍白等全身症状，宜以养血润燥。如一切疮疡不论已溃未溃，皮肤病、肛门病，症见口干咽燥，耳鸣目眩，手足心热，午后低热，形体消瘦，舌红少苔，脉象细数者，均以滋阴法治之。如一切疮疡肿形软漫，不易酿脓腐溃，溃后肉色灰暗，新肉难生，或肠痈脓成溃后，兼伴大便溏薄，小便频数，肢冷自汗，少气懒言，倦卧嗜睡，苔薄舌质淡，脉象微细，以温补助阳之法。此外乳房病或皮肤病中，而兼冲任不调者，以补肾之法以调冲任。

(4) 注意点：疾病有单纯气虚或血虚，阴虚或阳虚，也有气血两虚，阴阳互伤，所以应用补法，也当灵活，但以见不足者补之为原则。例如肛门病中小儿、老年人的脱肛，属气虚下陷，可给予补中益气汤以补气升提。又如失血过多者，每能伤气，气虚更无以摄血，故必须气血双补；又孤阳则不生，独阴则不长，阴阳互根，故助阳法中每佐一二味滋阴之品；滋阴法中常用一二味助阳药，除互相配合外，且能更增药效。此外，补法在一般阳证溃后，多不应用，如需应用，也多以清热养阴醒胃之法，当确显虚象之时，方加补益之品。补益法若用于毒邪炽盛，正气未衰之时，不仅无益，反有助邪之害。若火毒未清而见虚象者，当以清理为主，佐以补益之品，切忌大补。若元气虽虚，胃纳不振者，应先以健脾醒胃为主，而后才能进补。

11) 养胃法　用扶持胃气的药物，使纳谷旺盛，从而促进气血生化的来源。凡外疡溃后脓血大泄，必须靠水谷之营养，以助气血之恢复，加速疮口愈合，正如《疡科纲要》所说："外疡既溃，脓毒既泄，其势已衰，用药之法，清其余毒，化其余肿而已，其尤要者，则扶持胃气，清养胃阴，使纳谷旺而正气自充，虽有大疡，生新甚速。"若胃纳不振，则生化乏源，气血不充，溃后难敛。因此，养胃之法。在疮疡溃后的调理阶段，是重要的一环。养胃法在具体运用时，分有理脾和胃，和胃化浊及清养胃阴等法。

(1) 方剂举例：理脾和胃方，如异功散；和胃化浊方，如二陈汤；清养胃阴方，如益胃汤。

(2) 常用方药：理脾和胃药，如党参、白术、茯苓、陈皮、砂仁等；和胃化浊药，如陈皮、茯苓、半夏、竹茹、谷芽、麦芽、炒香枇杷叶等；清养胃阴药，如沙参、麦冬、玉竹、细生地、天花粉等。

(3) 适应证：理脾和胃法用于脾胃虚弱，运化失职，如溃疡兼见纳呆食少，大便溏薄，苔薄质淡，脉濡等症状。和胃化浊法适用于湿浊中阻，胃失降和，如疔疮或有头疽溃后，症见胸闷欲恶，胃纳不振，苔薄黄腻，脉濡滑者。清养胃阴法适用于胃阴不足，如疔疮走黄、有头疽内陷、大面积烧伤，症见口干少液而不喜饮，胃纳不香，舌质光红或伴口糜，脉象细数者。

(4) 注意点：理脾和胃，和胃化浊两法之运用，适应证中均有胃纳不佳之症，但前者适用于脾虚而运化失常，后者适用于湿浊中阻而运化失常，区分之要点，在于苔腻之厚薄、舌质之淡与不淡，以及有无便溏、胸闷欲恶之间。而清养胃阴之法，重点在于抓住舌光质红之症。假如三法用之不当,则更增胃浊或重伤其阴。

以上各种内治疗法,虽每法均各有其适应证,但病情的变化,是错综复杂的,在具体运用时,往往需数法合并使用。因此,治疗时应根据全身和局部情况,病程阶段,按病情的变化和发展,选法用药,才能得到较好的治疗效果。

表 5-1 内治法简表

病类	病程	病理	病情	主要症状	治疗原则	方剂举例	备注
肿疡	初期	毒邪结聚	表证/表热	寒热头痛/恶寒轻,发热重,少汗	解表/辛凉解表	银翘散/牛蒡解肌汤	总之,内治法初期宜"消散",中期宜"内托",后期宜"补养"。但在复杂情况下,往往数法合并使用。其他如兼因痰结者,加祛痰法;湿阻者,加利湿法。除按病变过程,阴证、阳证,立出基本原则之外尚有按部位治疗之法,如上部加祛风药,中部加理气药,下部加利湿药
			表寒	恶寒重,发热轻,无汗	辛温解表	荆防败毒散	
			里证/实热	口干,便秘/腹胀拒按,舌苔黄腻,脉象沉数	通里/攻下	大承气汤	
			虚热	腹部痞胀,口干舌红,脉象细数	润下	润肠汤	
			阳证/气分	发热汗出,红肿热痛/口渴喜饮,苔腻,脉数	清热/苦寒泻火	黄连解毒汤/五味消毒饮	
			血分	口渴不多饮,舌绛,脉数	凉血清热	犀角地黄汤	
			阴证寒凝	形体恶寒,漫肿痠痛,不红不热,苔白,脉迟	温经通阳,散寒化痰	阳和汤	
			肝郁气滞	硬结肿痛不甚,皮肤多不红不热	疏肝解郁(行气)	逍遥散	
			瘀血凝滞	结块肿硬疼痛,皮肤多红热或青紫	和营祛瘀(和营)	桃红四物汤	
	中期	毒化成脓	阳证气血实/阴证气血虚	高肿欲化脓 或脓成不溃,疮形平塌,难溃难腐	内托/透脓/补托	透脓散,托里消毒散	
溃疡		脓出毒泄	阳证一般向愈	肿势渐消,痛楚亦减,全身症状消失	不需内治		
			阴证或虚证	初溃脓少,或脓水清稀,或坚硬不软	补托	托里消毒散	
	后期	生肌收口	气血两虚	溃后不敛,脓水清稀,神疲,面㿠脉虚	气血双补	八珍汤	
			阴虚	骨蒸盗汗,咽喉干燥,脉细数,舌苔光剥	补阴	六味地黄汤	
			阳虚	新肉难生,肌冷肉寒,自汗厥冷	补阳	附桂八味丸,左归丸	
			湿浊中阻胃失和降	胃纳不振,胸闷欲恶,舌苔白腻	和胃化浊	二陈汤加竹茹谷芽	
			胃阴不足	阴虚,口干少液,苔光质红,胃纳不香	清养胃阴	益胃汤	

5.2 外治法

外治法是运用药物和手术或配合一定的器械等,直接作用于病人体表某部或病变部位以达到治疗目的的一种治疗方法。祖国医学在很早以前就采用外治法,如《礼记》说:"头有疮则沐,身有疮则浴。"便可证实。仲景虽被推为汤药之祖,而"导引吐纳,缄灸膏摩"也未尝或废。外治法是指与内治法相对而言的法则,《理瀹骈文》说:"外治之理,即内治之理,外治之药,即内治之药,所异者法耳。"指出了外治法与内治法在给药途径上的不同,使药物直接作用于皮肤和粘膜,使之吸收,而起到治疗作用,这也是外科所独具的治疗方法。

《医学源流》说:"外科之法,最重外治。"它不但可以配合内治以提高疗效,而且疮疡轻浅之症,有时可以专用外治收功;而危险大疡,尤非配合外治不可。犹如皮肤病对外用药剂型的选择,更为重要,选择得当,不但可以减轻病人的自觉症状,而且使皮肤损害迅速消退。肛门病的内痔,应用外治而可达到根治。外治法的运用,需同内治一样,要进行辨证施治,根据疾病不同的发展过程,选用不同的治疗方法;不同的症候,采用不同的处方。兹将常用的方法,归纳为药物疗法,手术疗法和其他疗法三大类。

5.2.1 药物疗法

药物疗法就是用药物制成不同的剂型,施用于患处,并赖药物的性能,使直达病所,产生作用,从而达到治疗目的,本疗法分有膏药、油膏、箍围药、掺药、草药等。

1) 膏药 膏药古代称之谓薄贴,清代《医学源流》论膏药中说:"今所用之膏药,古人谓之薄贴。"现称谓硬膏。膏药是按配方用若干药物,浸于植物油中煎熬去渣,存油加入黄丹再煎,利用黄丹在高热下经过物理变化,凝结而成的制剂,俗称药肉;但亦有不用煎熬,经捣烂而成的膏药制剂,再用竹签将药肉摊在纸或布上而成。目前经过剂型改革,已制成胶布型膏药。膏药总的作用,因其富有粘性,敷贴患处,能固定患部位置,从而得到充分的休息;保护溃疡疮面,可以避免外来刺激和细菌感染。厚型的膏药借使用前加温软化之热量敷贴患部,能得到较长时间之热疗,以消肿止痛,并改善局部血液循环,而增加抵抗力。至于具体的功用,则依据所选药物的功用不同,可使肿疡消肿定痛,溃疡提脓祛腐,生肌收口。

(1) 适应证:一切外科病症初起、已成、溃后各个阶段,均可应用。

(2) 用法:由于膏药方剂的组成不同,运用的药物有温、凉之差别,所以在应用时就有各种不同的适应证,例如太乙膏性偏清凉,功能消肿、清火、解毒、生肌,一般适用于阳证,为肿疡、溃疡通用之方;阳和解凝膏性偏温热,功能温经和阳,祛风散寒,调气活血,化痰通络,一般适用于阴证未溃者;千捶膏性偏寒凉,功能消肿、解毒、提脓、去腐、止痛,初起贴之能消,已成贴之能溃,溃后贴之能祛腐,一般适用于痈、有头疽、疔、疖等一切阳证;咬头膏具有腐蚀性,功能蚀破疮头,一般适用于肿疡已成,不能自破,同时患者不愿接受手术治疗者。此外,膏药摊制的形式有厚薄之分,在具体运用上,也各有所宜。例如一般薄型的膏药,多适用于溃疡,宜于勤换;厚型的膏药,多适用于肿疡,宜于少换,一般5~7天调换一次。

(3) 注意点:凡疮疡使用膏药,有时可能引起皮肤焮红,或起丘疹,或发生水疱,瘙痒异常,甚则湿烂等现象。这是因为皮肤过敏,形成膏药风(接触性皮炎);或溃疡脓水过多,由于膏药不能吸收脓水,易淹疮口,浸淫皮肤,而引起湿疮,凡见此等情况,可以改用油膏或其他药物。此外,膏药不可去之过早,否则,疮面不慎受伤,再次感染,复致溃腐的变局;或疮面形成红色瘢痕,不易消退,未免有损美观,所以《证治准绳》说:"凡痈疽疮口已收,但皮嫩,未可便去膏药。"

2) 油膏 是将药物和油类煎熬或捣匀成膏的制剂,现称谓软膏。油膏的调剂,有用猪脂、羊脂、松脂、麻油、黄蜡、白蜡以及凡士林等不同。在应用上,其优点有柔软、滑润、无板硬粘着不舒的感觉,尤其对病灶凹陷折缝之处,或大面积的溃疡,使用油膏更为适宜,故近代常用油膏来代替膏药。

(1) 适应证:一般适用于肿疡、溃疡,皮肤病的糜烂结痂渗液不多者;以及肛门病等均可应用。

(2) 用法：用于油膏方剂的组成不同，针对疾病的不同阶段和疾病性质之各异，所以具体运用时应分别进行选择。例如金黄油膏、玉露油膏，适宜于阳证肿疡、肛门周围痈疽等疾病。冲和油膏适宜于半阴半阳症。回阳玉龙油膏适用于阴证。生肌玉红膏功能活血祛腐、解毒止痛、生肌收口，适用于一切溃疡或烧伤，腐肉未脱，新肉未生之时，或日久不能收口者。红油膏功能防腐生肌，适用于一切溃疡。近年来我们做成红油膏纱布用于小面积烧伤、创伤、拔甲术后的创面，以代替凡士林纱布，由于红油膏中有九一丹、东丹等药物之防腐，并在制作过程中也经高压蒸气消毒，故优于凡士林纱布。此外，黄连膏、生肌玉红膏等同样可做成油纱布，根据不同病症，进行选用。生肌白玉膏功能润肤生肌收敛，适用于溃疡腐肉已净，疮口不敛者，以及乳头皲裂、肛裂等病。疯油膏功能润燥杀虫止痒，适用于牛皮癣、慢性湿疮、皲裂等皮肤干燥肥厚作痒或皲裂之症。青黛散油膏功能收涩止痒、清热解毒，适用于蛇串疮、急慢性湿疮等皮肤焮肿痒痛出水不多之症。消痔膏功能消痔退肿止痛，适用于内痔、赘皮外痔、血栓痔等出血、水肿、疼痛之症。

(3) 注意点：皮肤湿烂，疮口腐化已尽，摊贴油膏，应薄而勤换，以免脓水浸淫皮肤，不易收燥；目前调制油膏大多应用凡士林，凡士林是矿物油，也可刺激皮肤引起皮炎，如见此等现象应改用植物油或动物油，若对药物过敏者，则改用它药。油膏用于溃疡腐肉已脱，新肉生长之时，也应薄摊薄贴，若过于厚涂则使肉芽生长过剩而影响疮口愈合。

3) 箍围药　箍围药古称敷贴，它是借药粉具有箍集围聚、收束疮毒的作用，从而促使肿疡初起轻的可以消散；即使毒已结聚，也能促使疮形缩小，趋于限局，达到早日成脓和破溃；就是在破溃后，余肿未消者，也可用它来消肿，截其余毒。《医学源流论》曰："外科之法，最重外治，而外治之中，尤重围药……"说明箍围药在临床上应用是很普遍的。

(1) 适应证：凡外疡不论初起、成脓及溃后，肿势散漫不聚，而无集中之硬块者，均可使用本法。

(2) 用法：由于箍围药的药性有寒、热的不同，所以在应用时也当分别使用。《外科理例》中说："外施贴药，正是发表之意，经曰，发表不远热，大凡气得热则散，得冷则凝，庸医之敷贴冷药，岂理也哉。"说明外敷药物也需在辨证下应用，方能收到预期效果。例如金黄散，玉露散药性寒凉，功能清热消肿，散瘀化痰，适用于红、肿、热、痛的一切阳证。金黄散对肿而有结块者，尤其对急性炎症控制后形成慢性迁延性炎症时更为适宜；玉露散对焮红、灼热、漫肿无块，如锁喉痈、丹毒、毒虫咬伤等病效果更佳。回阳玉龙膏药性温热，功能温经活血，散寒化痰，适用于不红不热的一切阴证。冲和膏药性平和，功能行气疏风、活血定痛、散瘀消肿，适用于疮形肿而不高，痛而不甚，微热微红，介于阴阳之间的半阴半阳证。

(3) 箍围药的调制法：总的原则是将箍围药粉与各种不同的液体调制成糊状的制剂。由于病情的性质与阶段不同，调制的液体也有多种多样。以醋调的，取其散瘀解毒；以酒调的取其助行药力；以葱、姜、韭、蒜捣汁调的，取其辛香散邪；以菊花汁、丝瓜叶汁、银花露调的，取其清凉解毒，而其中丝瓜叶汁调玉露散治疗暑天疖肿效果明显；以鸡子清调的，取其缓和刺激；以油类调的，取其润泽肌肤；如上述液体取用有困难时，则可用冷茶加白糖少许调制。

总之，一般阳证多用菊花汁、银花露或冷茶调制；半阴半阳证多用葱、姜、韭捣汁或用蜂蜜调；阴证多以醋、酒调敷。目前临床上对阳证及半阴半阳证常以凡士林调制成油膏使用。

(4) 箍围药的敷贴法：用于外疡初起时，宜敷满整个病变部位；假使毒已结聚，或溃后余肿未消，宜敷于患处四周，不要完全涂布。敷贴应超过肿势范围。

(5) 注意点：凡外疡初起，肿块局限者，一般宜用消散膏药，阳证不能用热性药敷贴，以免助长火毒；阴证不能用寒性药敷贴，以免寒湿痰瘀凝滞不化。此外，箍围药敷后干燥之时，宜时时以液体潮润，以免药物剥落及干板不舒。

4) 掺药 将各种不同的药物研成粉末，根据制方规律，并按其不同的作用，配伍成方，用时掺布于膏药或油膏上或直接掺布于病变部位故谓之掺药。即古称之散剂，现称之粉剂。

掺药的种类很多，用来治疗外科疾患，范围很广，不论溃疡和肿疡，需要消散、提脓、收口等均可应用；他如皮肤病也同样可以施用。但由于疾病的性质和阶段的不同，故应用时根据具体情况，进行选择，它可掺布于膏药上、油膏上，或直接掺布于疮面上，或粘附在纸捻上再插入疮口内，或将药粉时时扑于病变部，以达到消肿散毒、提脓祛腐、腐蚀平胬、生肌收口、定痛止血、收涩止痒、清热解毒止痛等目的。

此外，掺药配制时，应研得极细，研至无声为度。其植物类药品，最好另研筛过；矿物类药品，最好水飞；麝香、樟脑、冰片、珠粉、牛黄等香料贵重药品，最好另研后下，再与其他药物和匀，成为散剂方可应用，否则用于肿疡，药性不易渗透，用于溃疡容易引起疼痛弊端。至于有香料的药粉最好以瓷瓶贮藏，塞紧瓶盖，以免香气走散。近年来经过剂型的改革，将药物浸泡于酒精溶液中即成为酊剂，预先配制而成，方便病人的应用。

消散药 具有渗透和消散作用，掺布于膏药上，贴于肿处，可以直接发挥药力，使疮疡壅结之毒，得以移深居浅，肿毒消散。

任何外疡，如能消散，就可以缩短疗程，减少痛苦，这是处理肿疡初期处治的一种基本疗法，也是最理想的治疗方法。

(1) 适应证：适用于肿疡初起，而肿势限局于一处者。

(2) 用法：阳毒内消散、红灵丹，功能活血止痛，消肿化痰，适用于一切阳证。阴毒内消散、桂麝散、黑退消，有温经活血、破坚化痰、散风逐寒之功，适用于一切阴证。

(3) 注意点：外科疾病有明显全身症状时，必须和内治法共同配合施用；若病变部肿势不限局者，选用箍围药比较适宜。

提脓去腐药 具有提脓去腐的作用，能使疮疡内蓄之脓毒，得以早日排出，腐肉得以迅速地脱落。

一切外疡在溃破之初，必须先用提脓祛腐药，若脓水不能外出，则攻蚀越深，腐肉不去，新肉难生，这样不仅增加病人的痛苦。并且影响疮口的愈合，甚至造成病情变化而危及生命。因此，提脓祛腐是处理溃疡早期的一种基本方法。

(1) 适应证：凡溃疡初期，脓栓未落，腐肉未脱，或脓水不净，新肉未生的时候，均宜使用。

(2) 用法：提脓祛腐的主药是升丹，目前一般采用的是小升丹，临床使用时，若疮口大者，可掺于疮口上，疮口小者，可粘附在药线上插入，另外亦可掺于膏药、油膏上盖贴，若是纯粹升丹。因药性太猛，须加石膏等赋形药使用，常用的如九一丹、八二丹（二宝丹）、七三丹、五五丹、九黄丹等。在腐肉已脱，脓水已少的情况下，更宜减少升丹含量。此外尚有不配含升丹的提脓去腐药，例如黑虎丹，可用于对升丹过敏者。

(3) 注意点：升丹为汞制剂，属刺激药品，凡对升丹有过敏者，则应禁用。如病变在眼部、唇部附近的，也宜慎用，以免强烈的腐蚀，有损容貌。对大面积创面，也宜慎用，以防过多的吸收而发生汞中毒。凡见不明原因的高热、乏力、口有金属味等汞中毒症状时，应立即停用。此外，升丹如能陈久使用，越陈越好，则可使药性缓和而减少疼痛。升丹宜用黑瓶装置，以免氧化变质。

腐蚀药与平胬药 腐蚀药又称追蚀法,具有腐蚀组织的作用,掺布患处,能使疮疡中不正常的组织,得以腐蚀枯落。平胬药,具有平复胬肉的作用,能使疮口增生的胬肉收缩平复。

(1) 适应证:凡肿疡在脓成未溃时,或痔疮、瘰疬、赘疣、胬肉等证,或溃疡破溃以后,疮口太小,或疮口僵硬,或胬肉突出,或腐肉不脱等妨碍收口时,都可使用。

(2) 用法:由于腐蚀平胬成方的药物组成有不同,药性作用有强弱,因此,在临床上需视其适应证而分别使用。例如白降丹,适用于溃疡疮口太小,脓腐难去,用捻纸(桑皮纸)或丝棉纸做成裹药,插入疮口,使疮口开大,脓腐易出;如肿疡脓已成而不能穿溃,同时素体虚弱,而不愿接受手术治疗者,亦可用白降丹少许,水调后点放毒顶,代刀破头;他如赘疣点之可以腐蚀枯落;近年来亦有报道应用于皮肤岩、阴茎岩等病,而使岩面平复;另有以米糊作条,用于瘰疬,则能起攻溃拔核的作用。枯痔散:一般用于痔疮,将此药涂敷痔核表面,使之焦枯脱落。三品一条枪:用此药插入患处,能腐蚀漏管,也可以蚀去内痔,攻溃瘰疬。平胬丹:适用于疮口胬肉突出,掺药其上,能使胬肉平复。

(3) 注意点:腐蚀药品一般均含有汞、砒成分,因汞、砒的腐蚀力量比较其他药物为大,在应用时需要谨慎。尤以头部、指、趾等肉薄近骨之处,不宜使用过烈的腐蚀药物,即使需要应用,必须加赋形药减低其药力,以免损伤筋骨。此外,掺布烈性的腐蚀药,以不伤及周围健康组织为原则,待腐蚀目的已达,即应改用其他提脓生肌之药。对汞、砒有过敏性反应的患者,则应禁用。

生肌收口药 具有解毒、收涩、收敛,促进新肉生长的作用,掺布疮面能使疮口加速愈合。疮疡溃后,当脓水将尽,或腐脱新生的时候,若仅依靠机体的再生能力来长肉收口,时间上较为缓慢,因此,生肌收口也是处理溃疡的一种基本疗法。

(1) 适应证:凡溃疡腐肉已脱,脓水将尽之时,可以使用。

(2) 用法:常用的生肌收口药,如生肌散、八宝丹等,不论阴证、阳证,一般都可通用。

(3) 注意点:脓毒未清、腐肉未尽时,若早用生肌收口药,则不仅无益,反增溃烂,延缓治愈,甚至引起迫毒内攻之变;若已成漏管之证,即使用之,勉强收口,仍可复溃,此则需配以手术疗法,方能达到治疗效果;若溃疡肉色灰淡而少红活,新肉生长缓慢,则宜配合内服药补养法和食物营养,内外并施,以助新生;若臁疮日久难敛,则宜改善局部的气血运行。

止血药 具有收涩凝血的作用,掺布于出血之处。外用纱布包扎固定,可以促使创口血液凝固,达到制止出血的目的。

(1) 适应证:适用于溃疡或创伤出血,凡属于小络损伤而出血者,可以使用。

(2) 用法:桃花散,一般适用于溃疡出血。如圣金刀散,一般适用于创伤性出血。其他如参三七粉调成糊状,涂敷局部,也有止血的作用。

(3) 注意点:如遇大出血时,必须配合手术与内治等方法急救,以免因出血不止而引起晕厥。

清热收涩药 具有清热收涩止痒的作用,掺扑于皮肤病糜烂渗液不多的损害面,达到消除红热、干燥、止痒的目的。

(1) 适应证:适用于一切皮肤病急性或亚急性皮炎而渗液不多者,均可使用。

(2) 用法:常用的清热收涩药有青黛散以其清热止痒的作用较强,故一般用于皮肤病大片潮红丘疹而无渗液者；三石散收涩生肌作用较好，故一般用于皮肤病糜烂，稍有渗液而已无红热之时，可直接干扑于损害面或先涂上一层油剂后再扑三石散，外加包扎。

（3）注意点：一般不用于表皮糜烂、渗液较多的皮损处，用后反使渗液不能流出，容易导致自身敏感性皮炎；也不宜用于毛发生长的部位，因药粉不能直接掺扑皮损处，同时粉末与毛发，易致粘结成团。

酊剂 酊剂是将各种不同的药物，浸泡于酒精溶液内，最后倾取其药液，即为酊剂。

（1）适应证：一般用于疮疡未溃及皮肤病等。

（2）用法：红灵酒有活血、消肿、止痛之功，用于冻疮、脱疽未溃之时（如脱疽已溃，疮口上方亦可使用）。10%土槿皮酊、复方土槿皮酊，功能杀虫止痒，适用于鹅掌风、灰指甲、脚湿气等皮肤病。白屑风酊，功能祛风、杀虫、止痒，应用于白屑风。

（3）注意点：一般酊剂带有刺激性，所以凡疮疡破溃后，或皮肤病有糜烂者，均应禁用。同时酊剂应盛于遮光密闭的容器中，充装宜满，并在凉暗处保存。

5）草药 是一种简便的外用药物疗法，药源丰富，使用方便，在各地民间有着很多的经验。

（1）适应证：一切外科疾病之肿疡，具有红肿热痛之阳证；创伤浅表出血；皮肤病的止痒；毒蛇咬伤等均可应用。

（2）用法：蒲公英、地丁草、马齿苋、丝瓜叶、芙蓉花叶、野菊花叶、七叶一枝花等，具有清热解毒消肿之功，适用于阳证肿疡，用时将鲜草药洗净，加食盐少许，捣烂敷患处，每日调换1~2次。旱莲草、白茅花、丝瓜叶等，还具有止血之功，适用于浅表创伤之止血，用时洗净，捣烂后敷出血处加压包扎，白茅花不用捣烂可直接敷用。徐长卿、蛇床子、地肤子、泽漆、羊蹄根等有止痒作用，适用于急慢性皮肤病，用时洗净，凡无渗液者，可煎汤熏洗，有渗液者，捣汁或煎汤冷却后作湿敷。泽漆捣烂后加食盐少许用纱布包后，涂搽白疕皮损处；羊蹄根用醋浸后取汁外搽治牛皮癣；半边莲捣汁内服，药渣外敷伤口周围治毒蛇咬伤等。

（3）注意点：使用鲜草药外敷时，必须洗净，最好再用1:5000高锰酸钾溶液浸泡后，捣烂外敷，敷后，应注意干湿度，干后可用冷开水时时湿润，不致患部干绷不舒。

5.2.2 手术疗法

是运用各种器械和手法操作来进行治疗的方法，它在外科治疗中也占着十分重要的位置。由于证候不同，方法也有多种多样，一般的说，有切开法、烙法、砭镰法、挂线法、结扎法等，分别应用于疮疡、皮肤病、肛门病，在手术操作过程中，必须严格消毒，局部麻醉，并注意出血、刀晕等事项。

1）切开法 切开法就是运用手术刀，进行脓肿切开的一种手术疗法。以使脓液排出，而达到疮疡毒随脓泄，肿消痛止，逐渐向愈的目的。否则可因脓毒内蓄，侵蚀好肉，甚至腐烂筋骨，穿通脏腑，有造成生命危险的可能，并在一定程度上会延长病程，故《证治准绳·疡医》说："若当用针烙而不用，则毒无从而泄，脓瘀蚀其膏膜，烂筋坏骨。"这指出了刀法是外科手术中的重要措施之一。

（1）适应证：一切外疡，不论阴证、阳证，确已成脓者，均可使用。

（2）用法：使用刀法之前，应当辨清脓成的程度、脓在深浅、患部的经络位置等情况，然后决定切开与否，具体运用如下：

① 选择有利时机：即辨清脓成的程度和正确掌握切开排脓的有利时机，当肿疡成脓之

后，且脓肿中央也有透脓之点（即脓腔中央最软的一点）确是到了脓熟阶段，此时予以切开最为适宜。

② 切口位置：应尽量选择在脓肿稍低的部位，可使脓液畅流，不致有袋脓的流弊，即为正确的切口位置。

③ 切开方向：一般疮疡，宜循经直开，刀头向上，免伤血络；乳部宜放射形切开，免伤乳囊；面部脓肿如能沿皮肤的自然纹理切开，较为适宜；手指脓肿，最好从侧方切开，免伤伸屈功能；关节区附近的脓肿切开，切口尽量避免越过关节；若在关节区一般施行横切口，不用纵切口，纵切口在疤痕形成后，能影响关节功能。总之除了特殊情况下，很少采用横断的切法。

④ 切开的深浅：不同的病变部位，进刀深浅必须适度，如脓腔浅的，或者疮疡生在皮肉较薄的头、颈、胁肋、腹、指等部位，必须浅开；如脓腔深的，或者疮疡生在皮肉较厚的臀、臂等部位，可以稍深无妨，总以得脓为度。如疮疡脓深而浅开，则内脓不得外出，血反走泄，或脓浅而深开，则内脓虽出，而好肉受伤。

⑤ 切口大小：应视疮疡的脓肿范围大小，以及病变部位的肌肉厚薄而决定的。凡是脓肿范围大，肌肉丰厚而脓腔较深的，切口宜大；脓肿范围小，肉薄而脓腔较浅的，切口宜小。一般切口不能过大，以免损伤好肉筋络，且愈合后形成疤痕较大；但切口也不能过小，以免脓水难出，拖延治愈日期。

⑥ 操作方法：手术时一般以右手握刀，刀锋向外，拇食两指夹住刀口要进刀的尺寸，其余三指把住刀柄，并把刀柄的末端顶在鱼际上 1/3 处（这样能使进刀有力准确），同时左手拇食两指按捺在所要进刀部位的两侧，进刀时，刀口一般宜向上，在脓点部位向内直刺，深入脓腔即止，如欲创口开大，则可将刀口向上或向下轻轻延伸，反之，将刀直出即可。如采用西医手术刀，可应用小号尖角刀以反挑式之执刀法，进行直刺，如欲创口开大，则可将刀口向上轻轻延伸，总以达到脓流通畅为准。

(3) 注意点：在关节和筋脉的部位，宜谨慎开刀，不要损伤筋脉，致使关节不利；血瘤、岩肿等证，不宜开刀，否则出血不止，造成不良后果；如病人过于体弱，应先内服调补药物，然后开刀，以免晕厥；凡颜面疔疮，尤其在鼻唇部位，应忌早期切开，以免疔毒走散，并发走黄危证。切开后，由脓自流，切忌用力挤压，以免感染扩散，毒邪内攻。在手术操作过程中，必须注意严格消毒，操作切忌粗暴，以免发生意外事故。进刀时刀头要求向上挑取，不宜向下割划，刀头向上易于控制切口大小深浅，不致造成过深过大。

【附】 刀晕防治

刀晕就是在进行手术时突然发生严重的全身性综合征，而不是一种独特的疾病。它表现的症状，轻者每有头晕欲吐，或自觉心慌意乱，心悸不宁。恶寒微汗等现象；重者可以突然面色苍白，神志昏糊，四肢厥冷，大汗淋漓，以及呼吸微弱，脉搏沉细，血压下降等。所以为了勿使病人受到不必要的痛苦和危害，对刀晕的防治非常重要。防治的方法应注意以下几个方面。

(1) 刀晕的预防：

① 在手术前，先做好解释工作，以减少病人的精神紧张和恐惧。

② 若病人体质衰弱，营养不良的，在手术前应先内服调补药物。

③ 不要在患者饥饿、睡眠不足、体力疲劳时进行手术。

④ 在手术时要注意患者的适当体位。

⑤ 在进行手术时,工作要细致,动作要敏捷,不宜操作时间太长或动作粗暴。

(2) 刀晕的处理:

① 在进行手术时,如病人发生刀晕,应立即停止手术,进行急救。

② 刀晕轻症的处理,只要扶持病人,安静平卧,或头位稍低,给服开水,稍待片刻,精神就会恢复。

③ 刀晕重症处理,除上述处理外,必须止痛保暖,同时灸百会、人中,或刺合谷、人中、少商等穴急救。如因牙关紧闭,即用开关散吹鼻,得喷嚏后,则气通窍开,可转危为安。若素体血虚,加以手术时出血过多的刀晕,则应内服补气、补血的药物,或中西医综合治疗。

2) 烙法 烙法是应用针和烙器,在火上加热后,进行手术操作的一种方法。烙法一般分为两种,一种是火针烙法,另一种是铬铁烙法,其适应证与用法均不相同。

火针烙法

是指将针具烧红后刺激患部的治疗方法。分有粗针与细针两种,粗针用以刺脓,细针用以消散。细针应用时将针烧红后对准患部速刺速出,目前对瘰疬之病偶尔用之,至于其他外科疾病则很少应用,故这里仅介绍粗针烙法。

粗针形如细筷,系铁或铜制成,长约6~7寸,针头尖细而圆(如结绒线针),针柄较粗或圆或方。它是借着灼烙的作用,来代替开刀,从而达到脓肿溃破引流,并能防止出血的目的。

(1) 适应证:适用于附骨疽、流痰等肉厚脓深的阴证,脓熟未溃,或虽溃而疮口过小,脓出不畅者,均可使用。

(2) 用法:使用时将针头蘸麻油在炭火或酒精灯上烧红,从脓腔低处向上方斜入烙之,脓即随之流出(需要疮口开大,可在拔针时向上一拖,取斜出方向;需要疮口开小,可在拔针时取直出方向)。一烙不透,可以再烙,烙后可插入药线,使疮口一时不致粘合,便于畅快排脓。至于进针宜深宜浅等,其具体要求均与"切开法"的注意相同。

(3) 注意点:对红肿焮痛的阳毒小疮,用之反增肿痛,如深溃烂;筋骨关节之处,用之恐焦筋灼骨,形成残废;胁肋、腰、腹等部位,不可深刺,否则易伤及内膜;头面为诸阳之会,而且皮肉较薄,也在禁用之例。

烙铁烙法

烙铁古代系用银制,现均改用铁或铜制成,其头如半粒小蚕豆大小,上有一柄,目前以电灼器代替火烙,它主要利用器械烧灼后,非但可以止血,而且又能烫治病根。

(1) 适应证:适用于创伤大络裂断,大量出血,以及赘疣,息肉突出,不易内消等证。

(2) 用法:先在患处作局部浸润麻醉后,用烙器烧赤烙之,如赘疣、息肉等证,可用剪刀齐根剪除后再烙;如大络裂断,可向出血点烧灼。

(3) 注意点:使用之际,勿使病人看见,以免引起精神上的极度紧张,而发生晕厥之变。对血瘤及岩肿等证,禁用烙灼。

3) 砭镰法 砭镰法俗称"飞针",它是用三棱针或刀锋在疮疡患处,浅刺皮肤或粘膜,从而放出少量血液,促使内蕴热毒随血外泄的一种治疗方法。

(1) 适应证:一般适用于急性的阳证,如丹毒、红丝疔等。

(2) 用法:在常规消毒下,然后用三棱针或刀锋直刺皮肤或粘膜,迅速移动击刺,以患部出血为度。

(3) 注意点：对慢性的阴证、虚证禁用。并不可刺得太深，以免伤及经络；刺后可再敷药包扎或外搽吹口药。

4) 挂线法　挂线法是采用普通丝线或药制丝线或纸裹药线或橡皮筋线等来挂断瘘管或窦道的治疗方法。使用之后，利用线的紧力，从而促使气血阻绝，肌肤坏死，达到切开的目的。

(1) 适应证：凡疮疡溃后，脓水不净，虽经内服、外敷等治疗无效而形成瘘管或窦道者或疮口过深，或生于血络丛处，而不宜采用切开手术者，均可使用。

(2) 操作法：先用球头银丝自甲孔探入管道，使银丝从乙孔穿出（按：有时没有乙孔的可在局麻下用硬性探针顶穿，再从顶穿处穿出），然后用丝线做成双套结，将橡皮筋线一根结扎在自乙孔穿出的银丝球头部，再由乙孔回入管道，从甲孔抽出，这样，橡皮筋线与丝线贯穿瘘管管道两口，此时将扎在球头上的丝线与橡皮筋线剪开（丝线暂时保留在管道内，以备橡皮筋线在结扎折断时，用以另引橡皮筋线更换）再在橡皮筋线下先垫以两根丝线，然后收紧橡皮筋线，打一个单结，再将所垫的两根丝线，各自分别在橡皮筋线上打结处予以结缚固定，最后抽出管道内上述保留的丝线，这样挂线的手术，就算完毕。

(3) 注意点：如果瘘管管道较深较长，发现挂线松弛时，则必须加线收紧，以免不能达到切开的目的；且须仔细探查管道，以免形成假道，而不能达到治疗的目的。

5) 结扎法　结扎也是利用线的紧力，通过结扎，促使患部经络阻塞，气血不通，结扎部的病变组织失去营养而致逐渐坏死脱落，从而达到治疗的目的。同时对较大脉络断裂而引起活动性出血，利用本法结扎血管，可以制止出血。

(1) 适应证：一般适用于瘤、赘疣、痔、血栓闭塞性脉管炎等病，以及脉络断裂引起出血之症。

(2) 操作法：凡头大蒂小的赘疣、痔核等证，可在根部以双套结扣住扎紧；凡头小蒂大的痔核，可以缝针贯穿它的根部，再用"8"字式结扎法，两线交叉扎紧，或采用"回"字形结扎；如截除血栓闭塞性脉管炎的趾、指，可预先用丝线缠绕十余转，渐渐紧扎；如大络断裂，可先找到断裂的络头，再用缝针引线贯穿出血底部，然后系紧打结。结扎所使用的线的种类有普通丝线、药制丝线、纸裹药线等，目前一般多采用较粗的普通丝线或医用缝合线。

(3) 注意点：如内痔用缝针穿线，不应穿过患处的肌层，以免化脓；一般扎线应扎紧，否则不能达到完全脱落的目的，扎线未脱，应俟其自然脱落，不宜硬拉，以防出血。对血瘤、岩肿当禁忌使用。

5.2.3 其他疗法

外治法除膏药、油膏、箍围药等药物疗法及手术之外，尚有引流法、垫棉法、药筒拔法、针灸法、熏法、熨法、热烘疗法、滚刺疗法、洗涤法等。这些方法，很难归入上述两法之内，所以另行分述。

1) 引流法　脓肿切开或自行溃破后，在脓腔较深的情况下，需用各种方法引流，保证脓液畅出，腐脱新生，防止毒邪扩散，促使溃疡早日愈合。所以引流法也是外治法中重要措施之一，引流法有药线引流、导管引流、扩创术等。

药线引流

药线俗称纸捻或药捻，它大多是采用桑皮纸，也可应用丝绵纸或拷贝纸等做成。按临床实际需要，将纸裁成阔狭长短适度，搓成大小长短不同之绞形药线备用。药线的类别有外粘药物及内裹药物两类，目前临床上多数应用外粘药物的药线，它的功用，是借着药物及物理作用，插入溃疡疮孔中，引导脓水外流；同时利用药线之绞形，能使坏死组织附着于药线而使之外出；此外，尚能探查疮孔之深浅长短，以及有否死骨之存在。探查有否死骨，也是利用药线绞形之螺纹，如触及粗糙骨质者，则证实疮疡已经损骨无疑。采用药线引流和探查，具有方便，痛苦少，病人能自行更换等优点。目前，将捻制成的药线，经过高压蒸气消毒后应用，使之无菌而更臻完善。

(1) 适应证：凡溃疡疮口过小，脓水不易排出者，或已成瘘管、窦道者，均可使用。

(2) 用法：

① 外粘药物法：分有两种：一种是将搓成的纸线，临用时放在油中或水中润湿，蘸药插入疮口；另一种是预先用白及汁与药和匀，粘附在药线上，候干存贮，随时取用。目前大多采用前法。外粘药物，一般多用含有升丹成分之方剂或黑虎丹等，因它有提脓祛腐的作用，故适用于溃疡疮口过深过小，脓水不易排出者。

② 内裹药物法：是将药物预先放在纸内，裹好搓成纸线备用。内裹药物，一般多用白降丹、枯痔散等，因它有腐蚀化管的作用，故适用于溃疡已成瘘管或窦道者。

(3) 注意点：药线插入疮口中，应留出一小部分在疮口之外，并应将留出的药线末端，向疮口侧方或下方折放，再以膏药或油膏盖贴固定。如脓水已尽，流出淡黄色粘稠液体时，即使脓腔尚深，亦不可再插药线，否则会影响收口的时间。

导管引流

导管用铜制成，长约 10cm 左右，粗细约 0.3cm，中空，一端平而光滑，一端呈斜尖式，在斜尖下方之两侧，各有一孔（以备脓腐阻塞导管腔头部后，仍能起引流的作用），即为管导的形式，消毒备用。关于导管的制法与用法，在《医门补要·卷一拔脓管式说》中叙述甚详，"其管以薄铜卷如象筋粗式，长约二寸余，要中空似细竹，紧焊其缝，一头锉平，一头锉斜尖式，用时要尖头插患孔内，少顷，则脓自管中射出如箭"。这种导管引流，较之药线引流，更能使脓液畅出，而达到脓毒外泄的目的。

(1) 适应证：凡附骨疽、流痰、流注等，脓腔较深，脓液不易畅出者。

(2) 用法：将消毒之导管，轻轻插入疮口，达到底部后，再稍退出一些即可，并视其管腔中已有脓液畅流排出时，即用橡皮膏固定导管，外盖厚层纱布，放置数日（纱布可以每日调换），当脓液减少后，改用药线引流。导管另一种应用方式，当脓腔位于肌肉深部，切开后，脓液不易畅出，将导管插入，引流脓液外出，待脓稍少后，即拔去导管，再用药线引流。总之，这种导管引流，目前，体表脓肿已很少采用，而大多应用于腹腔手术后，如胆道感染、阑尾脓肿等手术后，且导管均改用塑料管或橡皮管（导尿管）以替代铜制导管。

(3) 注意点：导管的放置应放在疮口较低的一端，易使脓液畅流。导管必须固定，以防滑脱或落入疮口内。导管必须注意不要受压，管腔如被腐肉阻塞可松动引流管或轻轻冲洗，以保持引流通畅。

扩创引流

扩创引流是采取手术的方法进行引流，大多应用于脓肿溃破后有袋脓现象，经其他引流，垫棉等法无效的情况下，才采用之。

(1) 适应证：如痈、有头疽，溃疡有袋脓情况者；瘰疬漏管形成；脂瘤继发感染化脓时。

(2) 用法：在消毒局麻下，对脓腔范围较小者，只需用手术刀将疮口上下延伸，如脓腔范围较大者，则用剪刀作十字形扩创。瘰疬之溃疡，除扩创外，并须将空腔之皮肤一并修剪，使疮面全部暴露。有头疽溃疡的袋脓，除作十字形扩创外，切忌将空腔之皮修剪，剪后形成较大之疤痕，影响活动功能。脂瘤继发感染化脓的扩创，须将疮面两侧皮肤稍作修剪，便于棉花之嵌塞，并用刮匙将渣样物质及囊壁，一并刮清。

(3) 注意点：扩创后，须用消毒棉花按疮口之大小，蘸上八二丹或七三丹嵌塞疮口以祛腐，并加压固定，以防止出血，以后可按一般溃疡处理。

2) 垫棉法 垫棉法是用棉花或纱布折叠成块以衬垫疮部的一种辅助疗法，它的作用，是借着加压的力量，能使溃疡的脓液不致下坠而潴留，或使过大的溃疡空腔皮肤与新肉得以粘合而达到愈合的目的。有关垫棉法之记载，在《外科正宗·痈疽内肉不合法第一百四十九》中，明确告诉我们具体的运用，其说："痈疽对口大疮，内外腐肉已尽，结痂时内肉不粘连者，用软棉帛七八层放疮上，以绢扎紧，睡实数次，内外之肉，自然粘连一片，如长生成之肉矣。"徐灵胎批曰："……而脓水从上注下，颇难出尽，故有传囊之患，忽生一法，用药袋一个，放乳头之下，用帛束缚之，使脓不能下注……。"指出了不同的病况，应采取不同部位的垫棉加压，才能获得预期的效果。

(1) 适应证：适用于溃疡脓出不畅有袋脓现象者；或疮孔窦道形成脓水不易排尽者，或溃疡脓腐已尽，新肉已生，而皮肤与肌肉一时不能粘合者。

(2) 用法：有袋脓现象者，使用时将棉花或纱布垫衬在疮口下方空隙处，并用阔带绷住。对窦道深而脓水不易排尽者，用棉垫压迫整个窦道空腔，并用绷带扎紧。溃疡空腔的皮肤与新肉一时不能粘合者，使用时可将棉垫按空腔的范围，稍为放大，满垫在疮口之上，再用阔带绷紧。至于腋部、腘窝部的脓疡，该处易于袋脓或形成空腔，影响疮口愈合或虽愈合而易复溃，故该处的脓疡应早日加用棉垫法，以助疮口早日愈合。总之具体的应用，需根据不同部位，在垫棉后并采用不同的绷带予以加压固定，如项部用四头带，腹壁用多头带，会阴部用丁字带，腋部、腘窝部用三角巾包扎，小范围的用阔橡皮膏加压固定。

(3) 注意点：在急性炎症红肿热痛尚未消退时，不得应用本法，否则有促使炎症扩散之弊；如应用本法，未能获得预期效果之时，则宜采取扩创引流手术，使之脓流通畅而逐渐愈合。

3) 药筒拔法 药筒拔法是采用一定的药物，与竹筒若干同煎，乘热急合疮上，以吸取脓液毒水的方法。它是借着药筒具有宣通气血，拔毒泄热的作用，从而达到脓毒自出，毒尽疮愈的目的。同时还可减少因挤压所致的痛苦，防止因脓毒不得外出，而引起毒反内攻的流弊。本疗法在《外科启玄》中称吸法，迨至《医宗金鉴》则名药筒拔法。

(1) 适应证：一般适用于有头疽坚硬散漫不收，脓毒不得外出者，或毒蛇咬伤，肿势迅速扩散，毒水不出者，以及反复发作的流火等症。

(2) 用法：先用鲜菖蒲、羌活、独活、紫苏、蕲艾、白芷、甘草各 15 g，连须葱 60 g，用清水 10 碗煎数十滚，待药浓熟为度，听用。次用鲜嫩竹数段，每段长 23 cm，径口 4.2 cm，一头留节，刮去青皮留白，厚约 0.3 cm，靠节钻一小孔，以杉木条塞紧，放前药水内煮数十滚(药筒浮起用物压住)，如疮口小可用拔火罐筒。将药水锅放在病人榻前，取筒倒去药水，乘热急对疮口合上，按紧，自然吸住，待片刻药筒已温(约 5～10 min)，拔去杉木塞，其筒自落。

并视其需要和病体强弱,每天可拔1~2筒或3~5筒,如其坚肿不消,或胀势继续扩散,脓毒依然不能外出者,翌日可以再次吸拔,如此连用数天。如应用于流火,患部用新洁而灭消毒,先用砭镰法放血,再用药筒吸拔,待拔吸处血液自然凝固后,用纱布包扎,一般应用于复发性丹毒已形成象皮腿者。目前常因操作不便,以拔火罐的方法代替。

(3) 注意点:必须验其筒内拔出的脓血,若是鲜明红黄稠厚者预后较好;纯是败浆稀水,气秽黑绿者预后较差。此外操作时须避开大血管,以免出血不止。

4) 灸法 灸法是用药物在患处燃烧,借着药力、火力的温暖作用,可以和阳祛寒、活血散瘀、疏通经络、拔引郁毒等,如此则肿疡未成者易于消散,既成者易于溃脓,既溃者易于生肌收口。《景岳全书》说:"痈疽为患,无非气血壅滞,留结不行之所致。凡大结大滞者,最不易散,必欲散之,非借火力不能速也,所以极宜用灸。"说明灸法在外科治疗上的价值。

(1) 适应证:凡肿疡初起坚肿,特别是阴寒毒邪凝滞筋骨,而正气虚弱,难以起发,不能托毒外达者,或溃疡久不愈合,脓水稀薄,肌肉僵化,新肉生长迟缓者;以及风寒湿痹等证,都可应用。

(2) 用法:灸的方法虽多,但主要不外乎两类,一种单纯用艾绒作艾柱着肤施灸,叫做明灸,此法因有灼痛,并容易引起皮肤发生水疱而成灸疮,所以比较少用。一种捣药成饼,或切药成片(如豆豉、附子等作饼,或姜、蒜等切片),上置艾柱,于疮上灸之,它是不直接着皮肤施灸,叫做隔灸。此外,还有用艾绒配伍其他药物,做成药条,隔纸燃灸,叫做雷火神针灸。豆豉饼灸,隔姜、蒜灸等,适用于疮疡初起,毒邪壅滞之证,取其辛香之气,行气散邪。附子饼灸适用于气血俱虚,风邪寒湿凝滞筋骨之证,取其温经散寒,调气行血。雷火神针灸适用于风寒湿侵袭经络痹痛之证,取其香窜经络,祛风除湿。至于灸柱的大小、壮数的多少,须视疮形的大小及疮口的深浅而定,总的原则,务使药力达到病所,以痛者灸至不痛,不痛者灸至觉痛为止。

(3) 注意点:疔疮实热阳证,不宜灸之,以免以火济火;头面为诸阳之会,颈项接近咽喉,灸之恐逼毒入里;手指等皮肉较薄之处,灸之更增疼痛。此外,在灸的同时,根据病情应与内治、外治等法共同施治。

5) 熏法 它是用药物燃烧后,取其烟气上熏,借着药力与热力的作用,使腠理疏通,气血流畅而达到治疗目的的治法。

(1) 适应证:不论肿疡,溃疡都可适用。

(2) 用法:神灯照法功能活血消肿、解毒止痛,适用于痈疽轻证。未成者自消,已成脓自溃,不腐者即腐。桑柴火烘法功能助阳通络、消肿散坚、化腐、生肌、止痛,通用于疮疡坚而不溃、溃而不腐、新肉不生、疼痛不止之证。烟熏法功能杀虫止痒,通用于干燥而无滋水的各种顽固性皮肤病。

(3) 注意点:须要随时听取病人对治疗部位热感程度的反映,不得引起皮肤灼伤;室内烟雾弥漫时,亦要适当调节空气流通。

6) 熨法 熨法是用药物加酒醋炒热,布包熨摩患处,这是一种直接接触于皮肤的温熨疗法。可使腠理疏通,气血流畅而达到治疗的目的。目前常因药物的炒煮不便,而很少应用,但是在临床上单纯的热敷方法还是普遍使用的。

(1) 适应证:凡风寒湿痰凝滞筋骨肌肉等证,以及乳痈初起或回乳,均可应用。

(2) 用法:熨风散药末,取赤皮葱连须240 g,捣烂后与药末和匀,酸醋拌炒极热,布包熨患处,稍冷即换,功能温经祛寒、散风止痛,适用于附骨疽、流痰、皮色不变、筋骨痠痛或风湿性关节炎(风寒湿型)等证。又如以皮硝(芒硝的粗制品)80g,置布袋中,四周缝合,覆于乳房部,再用热水袋,置在布袋上待其融化吸收,功能消肿回乳,适用于乳痈初起或乳痈的回乳。

(3)注意点:一般同"熏法"。此外疝病绞窄时应禁用。

7)浸渍法 浸渍法是用药物煎汤淋洗患部的方法。它能使疮口洁净、祛除毒邪等,从而达到治疗目的。

(1)适应证:凡痈疽疮疡,溃后脓水淋漓或腐肉不脱,以及皮肤病瘙痒、脱屑,内、外痔的肿胀疼痛,均可使用本法。

(2)用法:临床常用的有淋洗、坐浴、浸泡等。如2~10%黄柏溶液或生理盐水有清热

表5-2 外治法简表

病类	病程	治法	方法	阳证	阴证	备注
肿疡	初期	消散	敷药 膏药 掺药 砭镰 艾灸	金黄散,玉露散 太乙膏、千捶膏 红灵丹、阳毒内消散 三棱针刺血 禁忌	回阳玉龙膏 阳和解凝膏 桂麝散、阴毒内消散 禁忌 艾灸、隔蒜、姜灸、附子饼灸,豆豉饼灸	介于阴阳之间者,亦可用冲和膏,若使用膏药引起皮肤过敏,可改用油膏
疡	化脓	排脓	手术 掺药 膏药	切开 白降丹 咬头膏 千捶膏	切开或火针烙法	减少病人痛苦,手术时可注射普鲁卡因局麻
溃疡	溃破	提脓祛腐	拔法 掺药 熏洗	药筒拔法 升丹、九一丹、五五丹等 2~10%黄柏溶液		脓出不畅可加药线引流法
	漏管	扩创腐蚀	挂线加切开 掺药	橡皮筋、药制丝线、纸裹药线挂线或切开法 三品一条枪,白降丹等		
	胬肉	平胬	掺药	平胬丹		其他尚有手术剪去和丝线结扎法
	出血	止血	掺药	桃花散、如圣金刀散		其他尚有压迫、冷凝、结扎、烙法等
	收口期	生肌收口	掺药 膏药 药膏 灸法	生肌散、八宝丹 太乙膏 生肌玉红膏、生肌白玉膏 不用	附子饼灸等	溃疡新肉已生,一时不能与皮肤粘连,或有袋脓,可加用垫棉法

解毒的作用,适用于痈疽疮疡溃后,脓腐不脱,疼痛不止,疮口难敛者。苦参汤有祛风除湿、杀虫止痒的功能,可以洗涤麻风溃疡、松皮癣等病。如香樟木有调和营卫、祛风止痒的功能,可以煎汤沐浴,适用于风疹块。扁平疣外洗的方药有清热解毒之功,单味可用板蓝根30～60g;复方可用鲜马齿苋30g(干者加倍),苍术、蜂房、白芷各9g,细辛6g,蛇床子12g,苦参、陈皮各15g(成都中医研究所方)加水浓煎,将药汁待温洗擦病变处,最好擦破表皮,微微觉痛,效果较好。又如五倍子汤,有消肿止痛和收敛止血的作用,可以煎汤坐浴,适用于痔疮、脱肛等肛门病。鹅掌风浸泡方功能疏通气血杀虫止痒,将药加醋同煎,待温,每天浸泡1～2h,连续7天,治鹅掌风之皲裂有较好的疗效,对灰指甲则部分有效。

(3) 注意点:在浸渍时,冬月应该保暖,夏令宜避风凉,以免感冒加重病变。

(顾伯康)

下篇　各论

1　疮疡

1.1　概论

疮疡是各种致病因素侵袭人体后引起的体表化脓性疾患。包括急性和慢性两大类,是外科范围中最普遍最常见的疾病。祖国医学在长期实践中,对疮疡积累了丰富的理论和治疗经验,已成为中医外科的重点。

1.1.1　病因病理

疮疡大多生于体表,易于诊断,每一种疮疡,都有它的致病因素和发病机理,了解疮疡的病因病理,对治疗有着一定的指导意义。

1) **致病因素**　疮疡的致病因素,有外感(外感六淫邪毒、感受特殊之毒、外来伤害等)和内伤(情志内伤、饮食不节、房室损伤等)两大类,与总论"病因病理"所述大致相同。外邪引起的疮疡发病,其中尤以"热毒"、"火毒"最为常见,风寒暑湿等引起的疮疡,有的在初起阶段,并不都具有热毒、火毒的红热现象,在不能控制的情况下,待至中期,才能显现。因为疮疡发生之后,病理过程是不断发展和变化的,而疮疡的最终表现,大多为火毒、热毒之象,此即前人所说"五气过极,均能化热生火"。因此,在疮疡的治疗过程中,总是常以清热解毒为主。内伤引起的疮疡,大多因虚致病,且属慢性者居多。如肾虚络空,易为风寒痰浊侵袭,而成流痰;肺肾阴亏,虚火上炎,灼津为痰,而成瘰疬。其中由于饮食不节,内伤脾胃导致火毒内生而引起的疮疡,虽然有时正气尚未虚衰,但较之单为外邪所引起者每为严重,如消渴病合并疖、有头疽等。此即所谓从外感受者轻,因脏腑蕴毒而内发者重。这些情况,在临床诊疗时必须加以认识和注意。

2) **发病原理**　无论哪一种致病因素引起的疮疡发生,均能导致局部和全身一系列的病理反应。人体气血,周流一身,循环不息,而"经脉者,所以行血气而营阴阳,濡筋骨利关节者也"。当上述各种致病因素侵入人体后,就会破坏这种生理功能,引起局部气血凝滞、营卫不和、经络阻塞,首先产生肿痛症状。如人体抗病能力低下,或病邪不能及时得到控制,则进一步形成热胜肉腐,肉腐为脓,从而导致脓肿的形成。在内脏的结块、疼痛、化脓,同样是由于脏腑气血凝滞,经络阻塞的结果。

此外,脏腑功能失调,固然可以导致疮疡的发生,而疮疡毒邪炽盛时,也可破坏人体防御功能,并通过经络的传导影响或侵犯内脏,引起一系列的内在病理反应。轻则发热、口渴、便秘、溲赤等症;重则恶心呕吐、烦躁不安、神昏谵语、咳嗽痰血等症。因此,观察有否脏腑的病理反应,也可作为辨别疮疡轻重的一个重要依据。

1.1.2 辨证

疮疡的辨证也是根据阴阳、脏腑、经络、气血、津液等学说,按照四诊八纲的原则来辨的。所不同者,在于疮疡除有全身症状外,更有明显可见的局部症状,所以对局部的辨证是认识疮疡很重要的一个方面。既重视局部辨证,又把它和整体结合起来,这就是疮疡辨证的独特体系。疮疡的辨证概要,一般详见总论4。这里主要是讲辨临床表现的普遍规律,辨疮疡的转化过程,辨特殊体征,辨损骨透膜等各个方面,从而作出诊断和拟订治疗措施。

1) 辨疮疡临床表现的普遍规律 疮疡临床表现的普遍规律,就是人体在病邪侵入后,发生正邪交争的复杂的矛盾斗争过程,从而产生局部症状与全身症状。当然由于疮疡的性质、发生部位、毒邪强度及人体的状态等各方面因素不同,其表现也可能有所差异,但总的仍然是局部症状与全身症状的表现。

(1) 局部症状:当病邪侵入人体后,病邪鸱张、经络阻塞、气血凝滞、阻塞不通、热胜肉腐等,它反应到人体的临床表现上,即产生局部的红、肿、热、痛和功能障碍。但有些急性疮疡,如颈痈、附骨疽、流注等病,在初起时表现为皮色如常、漫肿、热、痛,除由于部分疾病属尚未化热之外,主要由于病位较深,邪热一时不能反映于体表,我们不能误认其为阴证,以及病情轻浅。兹将疮疡的病理过程与临床症状的关系列表如下(表2-1)。

表 1-1 疮疡的病理过程与临床症状的关系

病　理	临　床　症　状
热	红
经络阻塞、气血凝滞	肿
热毒壅盛	热
气血壅滞、阻塞不通、不通则痛	痛
热胜肉腐	溃脓、功能障碍

(2) 全身症状:主要是疮疡的毒邪,由表传里,内侵脏腑,或由里及表引起邪正斗争的临床表现。在各种化脓性感染中,其全身症状基本是一致的,仅在程度上有轻重不一,较重的病例大多伴有全身性反应,如寒战、发热、头昏头痛、骨节痠痛、食欲不振、大便秘结、小便短赤、严重时出现烦躁不安、神昏谵语、脉象洪数或弦数、舌苔黄糙或灰腻、舌质红绛等。当身体反应能力减弱时,尤其是年老体衰之人,全身症状可能并不明显,而实质病情很严重。

2) 疮疡的转化过程 疮疡发生之后,了解疮疡的发展、转化、结局,对于指导医疗实践是十分重要的。病邪造成的损害同人体防御能力之间的斗争,也就是邪正相争,决定着疮疡的发展和结局。疮疡的初期,如果人体抗病能力较强,正能胜邪,可拒邪于外,热壅于表,使邪热不能鸱张,渐而肿势局限、疮疡消散,即形成疮疡初期尚未化脓的消散阶段。反之,如果人体抗病能力较差,正不胜邪,热毒深壅,滞而不散,久则热胜肉腐,肉腐而成脓,导致脓肿形成,即为疮疡的中期(成脓期)阶段。此时若治疗得当,及时切开引流,脓液畅泄、毒从外解,形成溃疡,腐肉逐渐脱落,新肉生长,最后疮口结痂愈合;或者抗病能力尚强,可使脓肿自溃,脓毒外泄,同样使溃疡腐脱新生,疮口结痂愈合,这一过程即为疮疡的后期(溃疡期)。若在疮疡的初、中期,人体气血两虚,抗病能力低下,则不能托毒外达,可致疮形平塌,肿势不能局限,难溃、难腐等;如再未能得到及时的处理,可使邪毒走散,扩散全身,形成"走黄"、"内陷",

频现恶逆之症(其具体症状详见总论4),可以危及生命。疮疡后期,毒从外解,病邪衰退,理应逐渐趋向痊愈,若由于气血大伤,脾胃生化功能不得恢复。加之肾阳亦衰,可致生化乏源,阴阳两竭,同样可使毒邪内陷(虚陷)危及生命。疮疡初期宜消散,以祛邪为主;中期宜托补,以扶正祛邪并进;后期宜补养,以扶正为重(表2-2)。

表 1-2 疮疡的转化过程

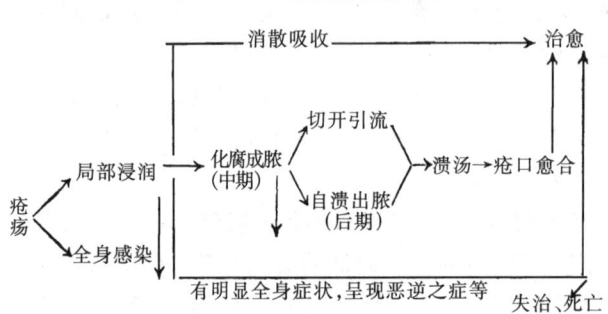

3) 辨疮疡的特殊体征　在疮疡发病过程中,由于病理变化造成的特殊形态,或由于功能障碍产生的特殊体形,对诊断常有一定意义。如颜面疔疮者步态蹒跚,局部突然疮口凹陷皮色暗红,常是"走黄"的先兆;红丝疔必有红丝一条或数条;蛇头疔的损骨,其溃后每多形如蛇头;胸椎流痰,形如"鸡胸"、"驼背";髋关节流痰除两臀肌不对称外,甚至患肢短缩、髋部外凸;膝关节流痰因大小腿肌肉萎缩后的形状如鹤膝;指关节流痰则指肿如蝉腹;髂窝流注使患肢屈曲而难伸。因此辨特殊体征,对疮疡的诊断是有帮助的。

4) 辨疮疡损骨、透膜　除上述三项辨证外,在疮疡中有时还须辨是否损骨胳和透内膜(即胸膜或腹膜)。

(1) 辨损骨:主要指四肢。

肿疡:肿势为胖肿,皮面可有细小红丝或青筋暴露,摸之骨胳可能增粗,多损骨。

脓疡:疮口胬肉外翻,经久不愈,脓出带臭,以纸捻探之有锯齿感,多损骨。

(2) 辨透膜:主要指躯干。

肿疡:肿势漫无边际,扪之绵软,或有捻发感,多为气肿或透膜。

溃疡:脓出似蟹沫,或夹有气泡,在胸壁有时可听到如儿啼声(贴纸试验:取薄纸片贴疮口上,可见纸片随呼吸而微微煽动),在腹部有时可看到有粪便流出,多系透膜,如脐痈。

上述各项辨证除疮疡的局部症状外,同时还当注意到全身的情况,整个发病史,以及季节、环境等各方面因素,彼此相互结合,才能正确地认识疾病。

1.1.3 治疗

疮疡的治疗,分内治和外治两种,内治是指全身治疗,外治是指局部治疗。在治疗过程中,则应该进行综合性的措施,必须内治和外治相结合。但轻浅的疮疡,有时专用外治也能获得痊愈。总之,在临床应用时,必须根据病人的体质情况和不同的致病因素,辨明阳证、阴证,然后决定内治和外治的法则。

1) 内治　疮疡根据其转化的过程,可分为三个不同阶段,即初期、中期(成脓期)、后期(溃后)。初期尚未成脓之际,用消法,使之消散;中期脓成不溃或脓出不畅阶段,用托法,以托毒外出;后期体质虚弱者,用补法,以恢复正气,使疮口早日愈合,这是疮疡内治法的总则。现按疮疡正邪相争和转化过程的三个不同阶段,将常用的内治疗法概述如下。

(1) 初期:宜用消法,以祛邪为主。是用消散祛邪的药物,使初期尚未化脓的肿疡得以消散吸收,这是疮疡初期治法的总则。在应用时,必须针对病因、病情运用不同的方法,例如热毒者清热解毒;血瘀者和营行瘀;气滞者行气;表邪者解表;寒邪凝结者温通;里实者通里;湿阻者理湿等。其中清热解毒者为疮疡最常用的法则,方剂如五味消毒饮、黄连解毒汤、五神汤、犀角地黄汤等。

(2) 中期:宜用托法,以扶正祛邪并重,是用补益气血、透脓托毒的药物,扶助正气,托毒外出,以免毒邪内传。透托法适用于疮疡酿脓尚未成熟,毒盛正不虚者,常用方剂为透脓散,并宜与清热、和营等法配合施用。补托法适用于疮疡中期正虚毒盛,不能托毒外达,疮形平塌,肿势散漫,难溃难腐的虚中夹实症,常用方剂为托里消毒散。

(3) 后期:宜用补法,以扶正为主。是用补虚扶正的药物,使体内气血充足,得以消除各种虚弱现象,恢复人体正气,助养新肉生长,使疮口早日愈合。通常分为益气、养血、滋阴、助阳等四个方面,常用方剂为四君子汤、四物汤、六味地黄丸、附桂八味丸。一般来说,轻浅疮疡后期很少应用补法;如疮疡之大者,脓出较多,而疮口愈合缓慢,大多应用调补气血之剂,如疮疡高热之后,或慢性疮疡见有阴伤者,才用补阴之法,补阳的方法一般很少应用。

以上初、中、后期的各种内治法则,虽各有适应证,但病情变化是错综复杂的,往往需数法合并使用,或以祛邪为主,或以扶正祛邪并重,或用补法。因此,治疗时应根据全身和局部情况,按病情的变化和发展,立法用药。至于具体的常用方剂药物、适应证和注意点,均详见总论5,这里不再叙述。

(4) 支持疗法:目的是改善病人的全身情况和增强抵抗能力,使各种疗法可以通过人体而发挥作用,通常采用的有下列数种:①保正病人有充分的休息和睡眠,必要时用镇静、止痛药物。②加强营养。③高热病人,宜用物理降温法(冷敷、冰袋、酒精擦浴),针刺曲池穴降温,以减少体质的消耗。④高热不能进食的病人,需经静脉输液,供给必要的体液和热量,以加速体内毒邪的排泄,并纠正水、电解质和酸碱紊乱。⑤有贫血、血浆蛋白低或全身性消耗者,应予输血。⑥注射丙种球蛋白、胎盘球蛋白、以提高机体抵抗力。

(2) 外治　是运用药物和手术或配合一定的器械,直接作用于病人体表的病变部位,以达到治疗目的的一种方法。外治疗法的运用,也要进行辨证施治,根据疮疡的初期、中期、后期的发展过程,选用不同的治疗方法和药物。

(1) 初期:宜箍毒消肿。按剂型分有草药、箍围药、油膏、膏药、掺药等。

① 草药:可选用蒲公英、紫花地丁、犁头草、四季青、乌蔹莓、马齿苋、芙蓉花叶、野菊花叶、七叶一枝花等,功能清热解毒消肿,适用于红肿热痛的阳证。用法:将新鲜草药洗净,加食盐少许,捣烂敷患处,每日1~2次。

② 箍围药:阳证,用金黄散、玉露散;阴证,用回阳玉龙散;介于阴阳之间的半阴半阳证用冲和散。基质的选择,一般用凉开水调敷,视病情需要而选择其他基质。用法:将散剂加基质调成糊状后,直接涂敷患处,也可先摊于不吸水的纸上再贴于患处。

③ 油膏:阳证,用金黄膏、玉露膏;阴证,用回阳玉龙膏;半阴半阳证用冲和油膏。用法:将油膏摊于纱布上,涂药宜厚,一般2~3天换1次,如皮肤过敏,不宜再用。

④ 膏药:阳证,用太乙膏、千捶膏。太乙膏为肿疡、溃疡之通用方,但使用时,需随证加用掺药;而千捶膏则可不加掺药,单独用于病变部位。阴证,用阳和解凝膏。用法:用于肿疡的膏药,宜厚型,一般5~7天换1次;用于溃疡的膏药,宜薄型,一般每天换1次。贴用膏药

如出现皮肤过敏现象,即当揭去,不宜再用。

⑤掺药:阳证常用的消散掺药有阳毒内消散、红灵丹;阴证用黑退消、桂麝散、丁桂散。用法:多是将药粉掺在膏药或油膏上敷贴患部,一般数天一换,过于勤换,药力未到,反而影响疗效。敷药后,皮肤出现丘疹、水疱、潮红、渗液、瘙痒时,属过敏现象,则应暂停使用。

(2)中期:当疮疡酿脓成熟时,宜作切开排脓术。切开排脓的目的,可以防止疮疡毒邪扩散、走黄或内陷等并发症的发生,同时减少组织坏死,使脓液顺利地及时排出,既减轻患者的疼痛,又有利疮口的愈合。

(3)后期:脓肿切开或自行穿溃,宜提脓祛腐、生肌收口;但按具体情况处理,分有洗涤、提脓祛腐、腐蚀、生肌收口、垫棉法等。

①洗涤:用于疮口脓水较多时,作洁净疮口之用,阳证,可用草药如野菊花、蒲公英、乌蔹莓等,煎淡汁冷却后,冲洗或揩洗创口;不论阳证、阴证均可应用等渗盐水清洗创口。

②提脓祛腐:用于溃疡脓腐未净的阶段。阳证一般应用含升丹浓度较低的九一丹、八二丹;阴证,一般应用含升丹浓度较高的七三丹、五五丹。对浅表溃疡,可直接掺于疮面上,掺药宜均匀、宜少;对疮口深者,可将药粉粘附在药线上插入疮口中,作引流之用,外用红油膏或太乙膏盖贴,一般脓水多时每日换药2~3次,脓水少时每日换药1次。对汞剂有过敏者当禁用,可改用黑虎丹,同时将外盖药膏改用青黛膏。在无提脓祛腐药的情况下,疮面较大者,也可用大黄或黄柏煎汤,或等渗盐水等作湿敷。

③腐蚀:用于溃疡疮口太小或疮口僵硬,或腐肉不脱,或疮面胬肉突出等。常用的腐蚀药如白降丹、千金散,适用于溃疡疮口太小,脓腐难去,用桑皮纸或丝棉纸做成裹药药线,插入疮口,使疮口扩大,脓腐易出。其中白降丹另以米糊条子,用于瘰疬则能起攻溃拔核的作用。平胬丹,适用于疮面胬肉突出,药掺其上,一般能使胬肉平复。用法和提脓祛腐药一样,可直接掺、涂,或做成药条插入,用于去腐或平胬者,每天一换,用于蚀管可数天一换,均外盖红油膏或太乙膏。腐蚀类药物大多含砒、汞,腐蚀性强,故用时需要谨慎,尤以头部、指、趾等肉薄近骨或近大血脉之处,不宜使用过烈的腐蚀药物,即使需要,必须加赋形药减轻其药力,以免损伤筋骨、血络。此外,掺布烈性的腐蚀药,以不伤及周围的健康组织为原则;待腐蚀目的已达,即应改用其他提脓祛腐生肌收口之药,对汞、砒有过敏反应者,则应禁用。

④生肌收口:用于溃疡疮口腐肉已脱,脓水将尽的时候。生肌收口药,常用的如八宝丹、生肌散,不论阳证、阴证都可应用。可直接掺在疮面上,再贴太乙膏或白玉膏。也可将生肌类药物调成油膏应用。不论用药粉或油膏,均宜薄而均匀,药粉过多易堆积成痂盖,药膏过厚易生胬肉,不易生肌收口。一般每天或数天换1次。当脓腐未尽时,不用本类掺药,过早用之,反增溃烂,延长疗程。

⑤垫棉法:用于溃疡脓出不畅,有袋脓现象者;或溃疡新肉已生,而皮肤与肌肉一时不能粘合者。用于袋脓者,将棉垫或纱布垫衬在疮口下方空隙处,并用阔绷带扎紧;用于溃疡空腔的皮肤与新肉一时不能粘合者,将棉垫按空腔的范围,稍为放大,垫在疮口之上,再用阔绷带扎紧,使用此法不能取效时,则应采取清创手术。

(4)固定与局部休息,能明显减轻疼痛。颜面部和颌颈部感染时,应尽量少说话,进流汁饮食,避免咀嚼;感染发生于四肢时,可将患肢抬高,固定于功能位置。

此外,尚有其他疗法,诸如针刺、耳针、挑治等,除分述于有关各病外,在针灸学中将有专门介绍,故不重复。

在疮疡的治疗中，除上述内治法、外治法之外，护理工作也是整个治疗过程中重要的一环，对病人的精神、饮食、起居、换药四个方面，尤应注意。同时，在治疗中还要注意了解病人的思想情况，充分调动其积极因素，医生与病人密切配合，共同战胜疾病，争取早日痊愈。

（顾伯康）

1.2 疖

疖是一种生于皮肤浅表的急性化脓性疾患，随处可生，发于暑天者，又称"暑疖"或"热疖"。《外科理例·疮名有三》说："疖者，初生突起，浮赤无根脚，肿见于皮肤，止阔一、二寸，有少疼痛，数日后微软，薄皮剥起，始出青水，后自破脓出。"说明本病有色红、灼热、疼痛、突起根浅、肿势限局、范围多在3～6cm左右、出脓即愈的特点。初起可分有头、无头两种，有头者称"石疖"，无头者谓"软疖"。一般症状轻而易治。所以通俗说："疖无大小，出脓就好。"但亦可因治疗或护理不当而形成"蝼蛄疖"（俗名"蟮拱头"）。或呈反复发作，日久不瘥的称谓"疖病"，则治疗不易。虽其性质都属于疖的范围，但前者属疖之常，后者属疖之变，并因证治不同，故分别叙述。

1.2.1 暑疖

本病易发于夏秋季节，故名暑疖，又叫热疖，若生于其他季节者称为疖。多发于头面，小儿易患之，产妇亦常见此病。

【病因病理】

一般多由夏秋季节，气候炎热或在强烈的日光下曝晒，感受暑毒而成；或因天气闷热，汗泄不畅，遂使热不能外泄，暑湿热蕴蒸肌肤，引起痱子，复经搔抓，破伤染毒而生。此外，凡体质衰弱者，由于皮毛不固，易致外邪侵袭，更易发生本病。

【辨证】

初起局部皮肤潮红，次日发生肿痛，根脚很浅，范围局限，多在3cm左右。有头疖先有黄白色脓头，随后疼痛增剧，自行破溃，流出黄白色脓液，肿痛即逐渐减轻。无头疖结块无头，红肿疼痛，肿势高突，3～5天成脓，切开脓出黄稠，若迁延1周以上，切开则脓水稍薄，或夹血水，再经2～3天收口。暑毒轻者一般无全身症状。暑毒重者，可遍体发生，少则几个，多则数十个，或有簇生在一起，状如满天星布（俗称珠疖），破流脓水成片，局部可有潮红胀痛，并可出现全身不适、寒热头痛、心烦胸闷、口苦咽干、便秘溲赤、苔黄脉数等症状。

生在面部的疖，若初起用力挤压或碰伤则往往转成"疔疮"重证；若患在头顶皮肉较薄之处，如脓成不予早泄或切口太小，引流不畅，以致头皮窜空，可转变成"蝼蛄疖"；生在大腿部和小腿部的有头疖，由于挤压或碰伤，可转变成"发"。

【鉴别诊断】

(1) 痈　数目单个不常发生在头面，局部顶高色赤，表皮紧张光亮，肿势范围较大，有明显全身症状。

(2) 颜面疔疮　发于颜面，初起有粟粒脓头，根脚较深，肿势散漫，出脓日期较晚而有脓栓，初起大多数即有全身症状。

(3) 有头疽　红肿范围多超过9cm以上，有多个粟米状脓头，溃后状如蜂窝，病程较长。

【治疗】

1) 内治

(1) 宜清暑化湿解毒,用清暑汤加味。

加减法:热毒盛者,加黄连、黄芩、生山栀;小溲短赤者,加茯苓、生苡仁;大便秘结者,加生大黄。

(2) 成药验方

① 银花、鲜藿佩(各)、菊花、生甘草,煎汤代茶;或鲜车前草洗净捣汁内服;或鲜野菊30g,或鲜蒲公英60g,或鲜马齿苋60g煎汤代茶。

② 清解片,成人每次5片,每日2~3次吞服;儿童减半;婴儿服1/3。

③ 六应丸或六神丸,成人每次10烂,每日3次吞服;儿童减半;婴儿服1/3。

2) 外治

(1) 初期:用千捶膏盖贴;或金黄散、玉露散,用金银花露或菊花露或丝瓜叶打汁调成糊状,敷于患处;或三黄洗剂外搽。珠疖宜青黛散麻油调敷;或新鲜的蒲公英、紫地丁、芙蓉叶、马齿苋、丝瓜叶、乌蔹莓等选用1~2种捣烂外敷,每日2~3次。

(2) 成脓:切开排脓。

(3) 溃后:用九一丹掺太乙膏盖贴,每日换2~3次。

(4) 并发湿疮者,用青黛散麻油调敷。

(5) 转成疔疮及蝼蛄疖者,按"颜面疔"、"蝼蛄疖"治疗。

【护理与预防】

(1) 注意个人卫生,勤洗澡、勤理发、勤修指甲、勤换衣服,衣服宜宽畅。

(2) 不要自行挤压,防止碰伤,以免引起其他并发症。

(3) 箍围敷药干燥时,宜随时湿润。

(4) 多饮清凉饮料,如金银花露、地骨皮露,或绿豆米仁汤等。

(5) 平时少吃辛辣炙煿助火之物;高温车间,要做好防暑降温工作。

(6) 有消渴病及体质衰弱者,应及时治疗全身性疾病,以增强体质。

1.2.2 蝼蛄疖

蝼蛄疖俗名蟮拱头,多生于小儿头皮上,未破如曲蟮拱头;破后形似蝼蛄串穴,乃以形状命名。

【病因病理】

本病多由暑疖治疗不当,疮口太小,脓流不畅,引起脓毒潴留所致;或因护理不慎,搔抓碰伤,以致脓毒旁窜而成;加之头顶皮肉较薄,容易互相蔓延,腐蚀肌肉,头皮窜空,且与体虚有关。

【辨证】

临证上可分两个类型:一种是疮形肿势虽小,但根脚坚硬,溃破虽出脓水而坚硬不退,疮口愈合后,过一时期还会复发,往往一处未愈,他处又生;另一种疮大如梅李,相联3~5枚,溃破脓出,其口不敛,日久头皮串空,如蝼蛄串穴之状。不论何型,局部皮厚且硬的较重,皮薄成空壳的较轻。若无适当治疗,往往迁延日久,如以探针或药线探之,可触到粗糙之骨擦音,是因颅骨损伤,甚至有朽骨脱出后,才能收口。

【治疗】

1) 内治　一般不需内治。如体虚者宜健脾养阴,两仪膏每日15~30g,开水冲服;或以山药粉 9g,和入大米内煮粥吃,并加牛肉汁佐餐;若舌光少苔,胃阴耗伤者,以养阴益胃,用霍山石斛 3g,煎汤代茶。

2) 外治

(1) 扩创手术:将相互窜通的空壳作十字形剪开,如遇出血,可用垫棉法,以压迫止血。

(2) 用太乙膏掺九一丹外贴,每日换 2~3 次。脓尽改用生肌散收口。

(3) 有死骨者,待松动时可用镊子钳出。

1.2.3 疖病

本病是指多个疖在一定部位或散在身体各处反复发作的疾患,其特点是此愈彼起,日久不愈,治疗往往不能控制其再发。若生于项后发际部的称"发际疮";生于臀部的叫"坐板疮"。任何季节都可发生,多见于青壮年。

【病因病理】

多由内郁湿火,外感风邪,蕴阻于皮肤所致;或因患消渴、习惯性便秘等慢性病以致阴虚内热者,或脾虚便溏者,易于染毒而成。

【辨证】

好发于项后、背部、臀部等处,或在一定部位,几个到数十个,反复发作,缠绵经年不愈。也有在身体各处散发,一处将愈,他处又起,或间隔周余、月余再发。

由湿火风邪相搏而成者,多发于项后、背、臀等处,常在原发病灶附近,继续延生,缠绵不休,如星状罗布,几个到数十个不等。或全身各部散发,伴有大便干结、小溲黄赤、苔薄黄腻、脉象滑数等症状。

由阴虚内热染毒所生者,散发全身各处,疖肿较大,易转变为有头疽,常有口渴唇燥、苔薄舌红、脉象细数等症状。

【鉴别诊断】

(1) 暑疖:多在夏秋季节发生,以小儿、初产妇占多数。

(2) 囊肿性粉刺:初为坚实丘疹,可挤出白色粉样物质。反复挤压形成大小不等的结节。

(3) 沥青皮炎:有接触沥青和日光照射史,夏秋季节发病严重,以暴露部位多见,皮损以丘疹或黑头粉刺样损害为主,或有硬结、脓疱。

【治疗】

1) 内治

(1) 宜祛风清热利湿,用防风通圣散加减。

加减法:阴虚内热者,加生地、玄参、天麦冬(各);脾虚便溏者,加党参、白术、黄芪;如有消渴病或肾病等患者,应针对原发疾病的具体情况,进行辨证施治。

(2) 成药验方:三黄丸每日 9g,分 2 次吞;或清解片,每次 5 片,每日 2 次;或蒲公英 30g、大青叶 30g、车前子 15g、生甘草 3g,煎服;或六应丸或六神丸,每次 10 粒,每日 3 次,婴幼儿减量。

2) 外治 用千捶膏外贴,或三黄洗剂外搽。

3) 针刺

(1) 主穴:在督脉经上,第六胸椎棘突处。

(2) 针法:令病人端坐,抱肘低头,在穴位处用 0.1cm 圆针沿皮下进针,深至 1.5~

2寸,留针20min。

(3) 配穴:后合谷穴:在第1、2掌骨连线之缘。

(4) 针法:用毫针快速进针,得气后将针退至皮下,然后将针倾斜呈15°,沿第2掌骨前缘约达掌指关节处,得气后留针10~15min。

(5) 疗程:每周1~2次,2~3周为1个疗程。

【护理与预防】

(1) 忌食辛辣、鱼腥发物。少食甜腻饮食。

(2) 经常保持局部皮肤清洁,患在头部的宜勤理发,背臀部的宜勤洗澡、勤换衣。并在病灶周围用75%酒精搽擦。

(3) 外用药物尽量少用油膏类药物敷贴。

1.3 疔疮

疔疮是发病迅速而危险性较大的疾病。此证随处可生,但多发于颜面和手足等处。如果处理不当,发于颜面的疔疮,更容易走黄,而导致生命危险;发于手足的,则可以损筋伤骨,影响功能。

疔的范围很广,名称很多,原因亦殊。《素问·生气通天论》中说:"膏粱之变,足生大丁(丁与疔同)。"这是"疔"字的最早记载,不过此"疔"字是代表着体表的一切疮疡,非现在所谓的"疔疮"。华佗《中藏经·卷三·论五疔状候第四十》始将面部疮疡定名为疔,并以白、赤、黄、黑、青五种颜色命名,对病因、病理、预后方面均有阐明。如说:"五疔者皆由喜怒忧思,冲寒冒热,恣饮醇酒,多嗜甘肥,毒鱼酢浆,色欲过度之所为也,蓄其毒邪,浸渍脏腑,久不摅散,始变为疔。"并指出它的危险性说:"五疔之候,最为巨疾。"《外科精义·辨丁肿十三种形色禁忌》中说:"丁肿初发时,突起如丁盖,故谓之疔。"从此以后,疔疮便成为外疡中一个专用病名。《医宗金鉴·发无定处·疔疮》中说:"盖疔者,如丁钉之状,其形小,其根深,随处可生。由恣食厚味,或中蛇蛊之毒,或中疫死牛、马、猪、羊之毒,或受四时不正疫气,致生是证。"简要说明了疔的特点和各种发病原因。现在按照发病部位和性质的不同,分为颜面部疔疮、手足部疔疮、红丝疔、烂疔、疫疔等五种,分别论述。

1.3.1 颜面部疔疮

本病是指发生在颜面部的急性化脓性疾病。其特征:疮形如粟,坚硬根深,如钉丁之状。头面乃诸阳之首,火毒蕴结,故反应剧烈,且发病迅速,如不及时治疗,或处理不当,毒邪易于扩散,往往有引起"走黄"的危险。多发于额前、颧、颊、鼻、颏、口唇等部位,部位不同,则名称各异。中医文献中把生于眉心的,叫眉心疔;生于两眉棱的,叫眉棱疔;生在眼胞的,叫眼胞疔;生在颧部的,叫颧疔;生在颊车的,叫颊疔;生在鼻部的,叫鼻疔;生在迎香穴的叫迎香疔;生在人中的,叫人中疔;生在口角的,叫锁口疔;生在唇部的,叫唇疔;生在颏部的,叫承浆疔;生在下颌角的叫地角疔等等。总之,病名虽异,但其病因、辨证施治基本相同,故均归本病叙述,统名为颜面部疔疮。

【病因病理】

《疡医大全》说:"有唇上生疔者或口角旁或上下唇,不论大小,大约皆脾胃火毒也。"故本病主要因火热之毒为病,其毒或因恣食膏粱厚味,醇酒辛辣炙煿,脏腑蕴热,火毒结聚所致;或由感受火热之气,或因昆虫咬伤,或因抓破皮肤等,复经感染毒邪,蕴蒸肌肤,以致气血凝滞而成。

【辨证】

(1) 初期:开始在颜面部的某处皮肤上有一粟米样脓头,或痒或麻,以后逐渐红肿热痛,肿块范围虽只 3~6cm 左右,但多根深坚硬,形如钉丁之状。说明病灶较深,重者有恶寒发热等全身症状。

(2) 中期:约 5~7 天间,肿势逐渐增大,四周浸润明显,疼痛加剧,脓头破溃。伴有发热口渴、便干溲赤,苔薄腻或黄腻,脉象弦滑数等症状,说明脏腑蕴热、火毒炽盛。

(3) 后期:约 7~10 天间,肿势局限,顶高根软溃脓,脓栓(疔根)随脓外出,肿消痛止,身热减退,一般 10~14 天,即可痊愈,此时不必内服中药。凡颜面部疔疮,特别生在鼻翼,上唇部的疔疮,可因处理不当,妄加挤压,不慎碰伤,过早切开等。而引起顶陷色黑无脓,四周皮肤暗红,肿势扩散,失去护场,以致头面耳项俱肿。伴有壮热烦躁、神昏谵语、肋痛气急、苔黄糙、舌质红绛、脉象洪数等症状,乃疔毒有越出局限范围之象,是为"走黄"。少数病例在中期也可走黄。若疔毒走窜入络,出现恶寒发热,在躯干或四肢均有明显之痛处者,则是并发"流注";若毒邪内传脏腑,可引起内脏器官的转移性脓肿;若毒邪流窜附着于四肢长管骨,骨胳胖肿,可形成"附骨疽"。

【鉴别诊断】

(1) 疖:虽亦好发于颜面,但红肿范围不超过 3~6cm,无明显根脚;一般无全身症状。

(2) 有头疽:虽初起亦有一粟米样疮头,但逐渐形成多头和蜂窝状,红肿范围往往超过 9cm 以上。多发于项背部肌肉丰厚之处,发展较慢,病程较长。

(3) 疫疔:初起在皮肤上有一小红色斑丘疹,迅即周围肿胀,作痒不痛,中央呈暗红色或黑色坏死,而坏死周围有成群的灰绿色小水疱,疱形如脐凹,很象种的牛痘,并有严重的全身症状。

【治疗】

1) 内治

(1) 宜清热解毒:用五味消毒饮、黄连解毒汤加减。

加减法:恶寒发热,加蟾酥丸 3 粒(吞);毒盛肿甚,加黄连、大青叶;壮热口渴,加竹叶、生石膏;大便秘结,加生大黄(后下)、元明粉;不易出脓,加皂角刺;并发走黄或流注、附骨疽,参照有关各证治疗。

(2) 成药验方:清解片 15 片,分 3 次吞服;儿童减半;婴儿服 1/3。或六应丸、六神丸,成人每次 10 粒,每日 3 次吞服;儿童减半;婴儿服 1/3。

2) 外治

(1) 初期:宜箍毒消毒,用玉露散或千捶膏敷贴。

(2) 中期:宜提脓祛腐,用九一丹、八二丹并药制苍耳子虫放于疮顶部,再用玉露膏或千捶膏敷贴。如脓出不爽,并用药线引流。如脓已成熟,中央已有波动感时,亦可作切开排脓。

(3) 后期:脓尽新生,宜生肌收口,用生肌散,以太乙膏或红油膏盖贴。

【护理】

(1) 有全身症状的,宜卧床休息。

(2) 忌内服发散药。

(3) 忌灸法、早期切开及针挑。

（4）忌挤脓；防止跌跤、碰伤患部。

（5）忌食烟酒、辛辣、鱼肉等。

（6）忌房事和忿怒。

1.3.2 手足部疔疮

本病是发生在手足部的急性化脓性疾患。它的发病率，以手部多于足部。因为在劳动时，手部极易受到损伤和染毒，若不及时治疗，容易引起损筋伤骨，影响手的功能。因为部位和形态预后的不同，而名称各异。如生在指头顶端的，叫蛇头疔；生在指甲旁的，叫蛇眼疔；生在指甲后的，叫蛇背疔；生在手指螺纹的，叫螺疔；生在手指骨节间的，叫蛀节疔；指头有黄疱明亮者挑破去其恶水即愈，叫水蛇头；一指通肿的叫泥鳅疔；生于指中节前肿如鱼肚的叫鱼肚疔或蛇腹疔；生在五指趾丫处的，叫手足丫疔；生在手掌中心的，叫托盘疔，生在足底中心的，叫足底疔，生在涌泉穴又叫涌泉疔等等。总之，病名虽异，而其病因、症状、治疗大致相同，故统名手足部疔疮。今将临床常见的蛇眼疔、蛇头疔、蛇肚疔、托盘疔、足底疔等，因其预后不同分述如下。

1.3.2.1 蛇眼疔

疔毒生于指甲两旁，形如蛇眼，称蛇眼疔，见于《外科大成》，又叫虾眼疔，俗名沿爪疔。清以前的文献叫"代指"。如《证治准绳·疡医》说："代指者，先肿焮热痛，色不黯，缘爪甲边结脓；剧者，爪皆脱落，但得一物冷药汁渍渍之，佳。爪者筋之余，筋赖血养，血热甚注于指端，故指肿热，结聚成脓，甚则爪甲脱落。"

【病因病理】

多由外伤感染所致。如针尖、竹、木、鱼骨、修甲等刺伤，昆虫咬伤等，从而感染毒邪阻于皮肉之间所成。

【辨证】

初起时多局限于指甲一侧边缘的近端处，有轻微的红肿疼痛，一般2～3天即成脓。如不及时治疗，可蔓延到对侧而形成指甲周围炎；若脓液侵入指甲下，可形成指甲下脓肿，则指甲背面上可透现出黄色或灰白色的脓液积聚阴影，造成指甲溃空或有胬肉突出，延长疗程。需剪去部分指甲或拔除指甲方愈。

【治疗】

1）内治　一般不需内治，严重者参照颜面部疔疮处理。

2）外治

（1）初起：外敷金黄膏或用10%黄柏溶液湿敷。

（2）成脓：宜沿甲旁0.2cm处挑开引流；甲下积脓应切除部分指甲；重者，指甲溃空，需要拔除整个指甲。外用红油膏、九一丹。

（3）溃后：有胬肉高突，伤口难愈者，修剪胬肉，用平胬丹或枯矾粉，脓尽时用白玉膏、

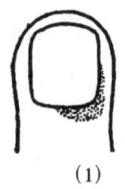 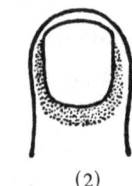 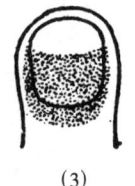
(1)　　　　(2)　　　　(3)

图 1-1　蛇眼疔

(1)起于一侧　(2)影响对侧　(3)影响指甲下

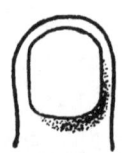 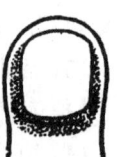

图 1-2　蛇眼疔切开排脓

生肌散。

1.3.2.2 蛇头疔 疔毒发于手指末端,肿胀形如蛇头者,叫蛇头疔;生于手指螺纹处的,又称螺疔。明·《证治准绳·疡医》又叫"天蛇毒"。《外科正宗》中说:天蛇毒一名蛇头疔,乃心火旺动攻注而成,其患指大若蛇头,赤肿焮痛,甚者疼及连心,寒热交作,或肿痛延上。"对该病的症状描述甚详。患于手指末节的疔疮,容易合并指骨坏死,损伤骨骼。

【病因病理】

多因外伤染毒,以致经络阻隔,气血凝滞,火毒郁结而成。

【辨证】

(1) 初期:指端感觉麻痒,继而刺痛,焮热肿胀,色红不明显,随后肿势逐渐扩大。

(2) 中期:肿势更为扩大,手指末节呈蛇头状肿胀。酿脓时有剧烈的跳痛,患肢下垂时疼痛更甚,局部触痛明显,约10天左右成脓,常因剧痛影响食欲和睡眠。常伴有恶寒、发热、头痛、全身不适等症状。

辨别有脓无脓,除依据上述一般化脓日期及利用触诊外,并可采用透光验脓法:医师以左手遮着患指,同时以右手把手电筒放到被检查的手指下面,利用光线照射来帮助诊断。如有脓时,手指上面可有深黑色的阴影;如尚未化脓,则清晰鲜红。

(3) 后期:一般脓出黄稠,逐渐肿退痛止,趋向痊愈。若溃脓迟缓,在两周后穿溃者,且溃后脓水臭秽,经久不尽,余肿不消,多是损骨的征象,必待死骨取出后,方能愈合。

【治疗】

1) 内治 宜清热解毒,处理同颜面部疔疮。

2) 外治

(1) 初期:用玉露膏或金黄膏外敷;或用鲜猪胆一枚套入患指,每日1次。

(2) 中期:宜切开排脓。切口不可在指掌面正中,以免术后形成瘢痕,影响手指的活动和触觉。应在指掌侧面作一纵形切口,必要时应贯穿指端直至对侧(图1-3),切开后用药线蘸八二丹或九一丹插入疮口,外敷金黄膏。

(3) 后期:脓尽用生肌散、白玉膏外敷。

(4) 合并指骨坏死者,溃烂肿胀,久不收口,可用2~10%黄柏溶液浸泡患指,每次10~20min,每日1~2次,再按中期用药。如有死骨存在,用镊子钳出部分碎骨片或整节指骨,即能收口。

【护理】

应忌持重和剧烈活动。

1.3.2.3 蛇肚疔 疔疮生于指腹部,肿胀如蛇肚者,叫蛇肚疔。常可损坏筋膜,影响手

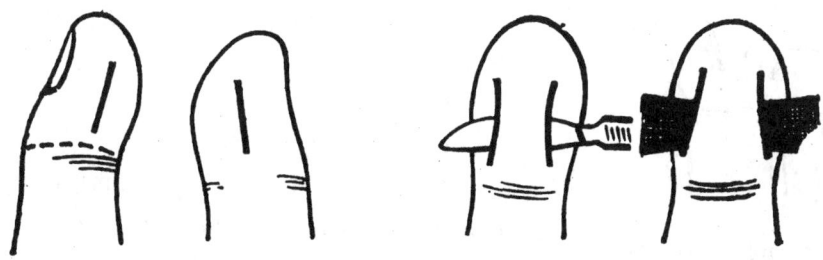

图1-3 蛇头疔切开排脓

指的屈伸功能。《外科证治全书》中叫蛇腹疔、泥鳅痈,"泥鳅痈,一指通肿,色紫,形如泥鳅,焮热,痛连肘臂。"又说:"蛇腹疔生于指中节前面,形如鱼肚,色赤疼痛。"本病多见于外伤感染,常致筋脉损伤,影响手指的屈伸功能。

【病因病理】

多由脏腑火毒凝结或外伤染毒,以致气血凝滞而成。

【辨证】

整个患指红肿,呈圆柱状,形似小红萝卜,皮肤色红而光亮,关节轻度屈曲,不能伸展,任何伸指动作都会引起剧烈疼痛。并逐渐加重,约7～10天成脓。因指腹侧皮肤坚厚,不易测出波动感,也难自溃。溃后脓出黄稠,症状逐渐减轻。约两周左右愈合。若损伤筋脉,则愈合缓慢,并影响手部活动功能。

【治疗】

1) 内治 同颜面部疔疮。

2) 外治

(1) 初起:用金黄膏或玉露膏外敷。

(2) 成脓:宜切开排脓。切口应在手指侧面,其切口长度不得超越上下指关节面。

(3) 溃后:用红油膏八二丹药线引流;脓尽改用红油膏生肌散。

【护理】

(1) 忌持重和剧烈活动,应以三角巾悬吊。

(2) 愈合后,影响伸屈者,注意手指关节的功能锻炼,以帮助早日恢复功能。

1.3.2.4 托盘疔 疔发生于手掌心劳宫穴处,肿形如托盘之状,叫托盘疔;又因发于掌心,故又名掌心毒或手心毒。《证治准绳·疡医》说:"手心结毒焮赤肿痛,俗名病穿掌,又名穿窟天蛇。"

【病因病理】

多因手少阴心经、手厥阴心包经火毒炽盛所致;或由外伤染毒,气血凝滞,郁而化热而成。

【辨证】

整个手掌肿胀高突,失去正常的掌心凹陷或稍凸出,手背肿势通常更为明显,甚至延及手臂。疼痛剧烈,伴有恶寒发热、头痛、纳呆、苔薄黄、脉滑数等症状。

约2周左右成脓,因手掌皮肤坚韧,虽内已化脓,不易向外透出。很可能向周围蔓延损作筋骨或并发疔疮走黄。

【治疗】

1) 内治 同颜面部疔疮

2) 外治 同蛇肚疔。手术切开排脓,应依掌横纹切开,切口应足够大,保持引流通畅。但必须注意,不要因手背肿胀较手掌为甚,而误认为脓腔在手背部而妄行切开。

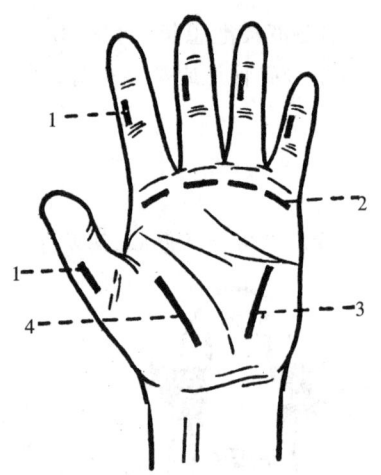

图1-4 蛇肚疔与托盘疔的切开排脓
(1) 手指部的切口。
(2)(3)(4) 手掌部的切口。

【护理】

(1) 同蛇肚疔。

(2) 宜手背向上,手掌向下,使脓毒易于流出。

1.3.2.5 足底疔　疔毒发于足底部者叫足底疔,生在涌泉穴处者,又叫涌泉疔。文献中又叫涌泉疽。如《证治准绳·疡医》说:"足心发毒肿痛,亦名涌泉疽,俗名病穿板。"

【病因病理】

多由湿热下注,毒邪蕴结,气血凝滞而成。

【辨证】

初起时足底部疼痛,不能着地,按之坚硬。3~5天有搏动性疼痛。修去老皮后,可见到白头。重者肿势蔓延到足背,痛连小腿,不能活动。伴有恶寒、发热、头痛、纳呆、苔黄腻、脉滑数等全身症状。偶可并发红丝疔。溃后流出黄稠脓液,肿消痛止,全身症状也随之退去。

【治疗】

1) 内治　宜清热解毒利湿,方以五神汤合萆薢渗湿汤加减。

2) 外治　同托盘疔,并发红丝疔者参照红丝疔。

1.3.3 红丝疔

本病多发于四肢,因有细红丝一条,迅速向上走窜,故名"红丝疔",粗的红丝一条《肘后方》名"膈病",俗称红筋胀。

【病因病理】

内有火毒凝聚,外有手足部生疔、足湿气糜烂或皮肤破损,感染毒邪,以致毒流经脉,向上走窜而继发。故《外科正宗·疔疮论》说:"红丝疔起于手掌节间,初起形似小疮,渐发红丝上攻手膊……"明确指出了红丝疔的发病过程。

【辨证】

该病多先在手足生疔部位或皮肤破损之处,有红肿热痛的症状;继则在前臂或小腿内侧皮肤上有红丝一条,迅速向躯干方向走窜,上肢可停于肘部或腋部,下肢可停于腘窝或胯间,或更向上蔓延。肘、腋或腘窝、腹股沟部常有臀核作痛。轻者红丝较细,无全身症状;重者红丝较粗,并伴有恶寒、发热、头痛、食欲不振、周身无力、苔黄、脉数等全身症状。红丝较细的,1~2天可愈;若红丝较粗,病情较重,其中有的可结块,一处未愈,他处又起,有的二三处相互串连。病变在浅部的,结块多而皮色较红;病变在深部的,皮色暗红,或不见"红丝"。但患肢出现条索状肿块和压痛,如不消退而化脓,则结块肿胀疼痛,化脓在发病后7~10天左右,溃后一般收口较易,若二三处串连贯通,则收口较慢。若伴有高热神昏、胸痛咳血等证,是为"走黄"之征象。

【治疗】

1) 内治　宜清热解毒为主,可参照"颜面部疔疮"。

(2) 外治

(1) 先处理原发病,若红丝细的宜用砭镰法,局部

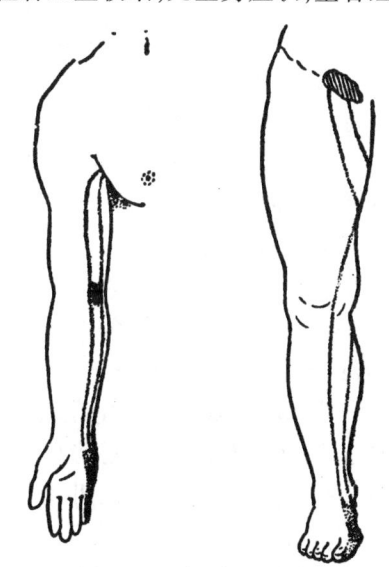

图 1-5　手足部红丝疔

皮肤消毒后,以刀针沿红丝行走途径,寸寸挑断,或在红丝尽头挑断,并用拇指和食指轻捏针孔周围皮肤,微令出血,挑断处均盖贴太乙膏掺红灵丹。

(2) 成脓:切开引流。

(3) 溃后:用八二丹或九一丹药线引流,外敷红油膏;如二三处相互串连贯通的,可用绷带缠缚患部,或将串连贯通处彻底切开,以加速疮口愈合,脓尽改用生肌散、白玉膏。

1.3.4 烂疔

烂疔是发生于皮肉间容易腐烂,而其病势又急的疾病,来势暴急,易并发走黄,可危及生命。中医文献中称之谓烂疔,俗名水疔、卸肉疔、脱靴疔等。但与一般疔疮不同。《千金方·疔肿》说:"烂疔,其状色稍黑有白斑,疮中溃溃有脓水流出,疮形大小如匙面。"简要的指出了烂疔的特点。《疡科纲要·论疮疡之水》中说:"别有足部之疡,积湿蕴热,忽发红肿,形势坚巨,浮红光亮,按之随指陷下,一时不能即起,此证湿火若盛,化腐最易,即是阳发大毒,俗名水疔……臂臑手背,亦间有之。"又《论外疡清热之剂》中说:"足背亦有所谓水疔者,初则红肿蔓延,大热大痛,不一二日,而腐化甚巨。"说明本病好发于足部,但臂、臑、手背等处也偶或有之。具有起病急骤,局部焮热肿胀疼痛,皮色暗红,然后稍黑或有白斑,迅速腐烂,范围甚大,疮形略带凹形(如匙面),溃后流出脓液,稀薄如水等特点。

患者多为农民和战士,发病前且有手足创伤和接触泥土、脏物等病史。潜伏期一般2~3天。

【病因病理】

本病大都由于皮肉破损,接触潮湿泥土、脏衣、脏物等,感染毒气,加之湿热火毒内蕴,以致毒聚肌肤,气血凝滞而成。由于湿热火毒炽盛,热胜则肉腐,故容易腐烂。毒邪入营,则易造成"走黄"重证。

【辨证】

(1) 局部症状:《千金方》说:"烂疔,其状色稍黑有白斑,疮中溃溃有脓水流出,疮形大小如匙面。"这里很明显地说明本病患处皮肤颜色稍黑,疮面凹形如碟,容易腐烂,范围较大,以及轻按患处可闻有捻发音等特征。初起患肢有沉重和包扎过紧感觉,继则逐渐出现"胀裂样"疼痛,疮口的周围皮肤高度水肿,紧张光亮,按之陷下,一时不能即起,迅速蔓延成片,状如丹毒,但皮肤颜色呈暗红色。1~2天后,肿胀疼痛剧烈,皮肤上可出现许多含有暗红色分泌液的小水疱,积聚形成数个大水疱,伤口远侧皮肤温度降低或寒冷,此时皮肉大部分已腐烂,四周皮损转为紫黑色,有浅黄色死肌,疮面略带凹形,轻按患处可有捻发音;重按患处,有浅棕色混浊的稀薄脓液自创口流出,混以气泡,并有恶臭气味。此后腐肉大片脱落,疮面虽大,但多能渐渐收口而愈。

(2) 全身症状:初起即有高热(40~41℃)、烦躁、头痛、呕吐、面色苍白。多数病例在高热一昼夜后,虽体温略降,但仍有烦渴引饮、食欲不振、大便秘结、小便短赤、苔黄腻而干、舌质红绛、脉洪滑数等症状。

本病若患处四周水肿消失,腐肉与正常皮肉分界明显,并在分界处流出脓液转稠,身热渐退者,为转机之象;若肿势蔓延,腐烂不止,持续高热、神志昏迷、谵语、黄疸、苔黄焦糙、脉细而数,为合并走黄之征,可危及生命。

【鉴别诊断】

(1) 丹毒:常有反复发作史,局部皮色鲜红,边缘清楚,高出周围皮肤,压之能褪色,一般无水疱;即或有水疱亦较小,刺破后流出黄水,肉色鲜红,无坏死现象。

(2) 发:其红肿以中以最明显,四周较淡,溃烂后患处无捻发音,全身症状较轻。

【治疗】

1) 内治

(1) 宜凉血解毒、清热利湿,用犀角地黄汤合黄连解毒汤三妙丸加减。

加减法:神昏谵语,加犀角0.9g(另磨粉浓煎冲服)或安宫牛黄丸2粒,分2次化服,或紫雪丹4.5g或紫雪散4.5g,分3次吞服;便秘,加生大黄(后下)。

(2) 宜中西医结合治疗。

2) 外治

(1) 初起:用玉露膏外敷;如皮色紫黑,加掺蟾酥合剂。

(2) 腐肉与正常皮肉分界明显,改掺5~10%蟾酥合剂或五五丹。

(3) 腐肉脱落,掺生肌散,红油膏盖贴。

3) 手术

(1) 如肿势局限,呈一片黑色,匙形疮面,按之有轻微波动感和捻发音时,此内有积脓,应作多个纵形切口引流术,术后外敷药物同上述。

(2) 一经诊断立即迅速手术,在不用止血带下进行多处纵深切开,直切到颜色正常、能够出血的健康组织为止,并切除一切坏死或濒于坏死和已变色的组织和肌肉群,彻底清除异物、碎骨片,用大量双氧水冲洗创口,创口完全敞开,用双氧水或高锰酸钾溶液纱布松填或用上述初起时的药物。

【护理与预防】

(1) 隔离伤病员。

(2) 用过的敷料,应该焚毁,换药用具应彻底灭菌。

(3) 神志不清的病人,宜用鼻饲法。

(4) 早期施行彻底清创手术,切除一切坏死和血液供应不良的组织,清除异物,消灭死腔;污染严重的创口,清创后用双氧水纱布松填,不予缝合。

(5) 增进创伤部位血循环,及时纠正休克,注意保暖,避免包扎过紧,上止血带时间不可太长。

(6) 注射多价气性坏疽抗毒血清,有严重污染的肌肉创伤,受伤后即注射抗产气荚膜杆菌血清10 000u,抗腐败弧菌血清5 000u及抗毒性水肿杆菌血清15 000u,伤后超过24h者,预防注射量应增加3倍,注射前做皮内过敏试验(方法同破伤风抗毒血清)。

(7) 应加强宣教,尽量避免赤足劳动,以预防本病的发生。

1.3.5 疫疔

本病因接触疫畜染毒而生疔,称为疫疔。又因疮形如脐凹陷,中医文献中称"鱼脐疔"。如《诸病源候论·疔疮病诸候·鱼脐疔疮候》中说:"此疮头黑深,破之黄水出,四畔浮浆起。狭长似鱼脐,故谓之鱼脐疔疮。"《疡医大全·卷三十四·疔疮门主论》引胡公弼曰:"鱼脐疔如鱼之肚脐,多生肐膊肚,小腿肚上。"因其是一种特殊的急性传染病,与一般疔疮不同。故名"疫疔"。

疫疔多见于畜牧业、屠宰或皮毛制革等工作者,如牧民、屠场和制革工人或兽医等,有传染性。多在接触后1~3天发病。

【病因病理】

《证治准绳·疔疮》中说:"疔疮者,……或感疫死牛、马、猪、羊之毒……皆生疔疮。"即指明了本病的发生原因。疫疔是由于感染疫毒,阻于皮肤之间,以致气血凝滞、毒邪蕴结而成。

【辨证】

好发于头面、颈项、手、臂等暴露部位。

(1) 初起:在皮肤上有一小红色斑丘疹,多瘙痒而不疼痛,形如蚊迹蚤斑,伴有轻微发热。

(2) 中期:第2天斑丘疹顶部变成水疱,内有淡黄色液体,周围肿胀焮热,第3~4天,水疱很快干燥,形成暗红色或黑色坏死,并在坏死的周围,有成群的灰绿色小水疱,疮形如脐凹,很象牛痘,同时局部肿势散漫增剧,软绵无根,并有臀核肿大。伴有明显的发热、全身不适、头痛骨楚、苔黄脉数等症状。

(3) 后期:10~14天后,若中央腐肉与正常皮肉开始分离,或流出少量脓水,四周肿势日趋限局,身热渐退者,是为顺证,但腐肉脱落较缓慢,疮口愈合亦迟,一般3~4周可以愈合。若局部肿势继续发展,伴有壮热神昏、痰鸣喘急、身冷脉细者,是为合并走黄之征。

【鉴别诊断】

(1) 颜面疔疮:疮形如粟、高突,红肿热痛,坚硬根深。

(2) 丹毒:皮色鲜红,边缘清楚,焮热疼痛,发展期无疱形脐凹,常有反复发作史。

【治疗】

1) 内治 初、中期参照"颜面部疔疮",另服外科蟾酥丸6粒,分2次吞服。后期若并发走黄,按"疔疮走黄"治疗。

2) 外治

(1) 初期:宜消肿解毒,用玉露膏掺蟾酥合剂,或升丹外敷。

(2) 后期:腐肉未脱,改掺10%蟾酥合剂或五五丹。腐脱新生掺生肌散。

【护理与预防】

(1) 隔离患者,病人所用敷料均应烧毁,所用器械必须严格消毒。

(2) 加强屠宰管理,及早发现病畜,予以隔离或杀死。死畜须加深掩埋或烧毁。

(3) 发现疫疔患者接触过的牛、马、猪、羊的毛和猪鬃,进行蒸气消毒,皮革可用盐酸及食盐水浸泡消毒。

(4) 制造皮革和羊毛的工人,在工作时应该用橡皮手套、口罩及围巾保护。

1.4 痈

痈是一种发生于皮肉之间的急性化脓性疾患。在中医文献中,"痈"的含义是气血为毒邪壅塞而不通的意思。临床上有"内痈"与"外痈"之分。内痈生于脏腑,外痈则发在体表,两者虽同属痈证范围,但在辨证施治上多有不同,故内痈不在这里叙述,本节只叙述外痈。

其特点是局部光软无头,红肿热痛(少数初起皮色不变,肿胀疼痛),结块范围多在6~9cm左右,发病迅速,易肿、易脓、易溃、易敛,或有恶寒、发热、口渴等全身症状,一般不会损伤筋骨,也不会造成陷证。

本病早在《内经》中就有记载,如《灵枢·痈疽篇》中说:"痈者,其皮上薄以泽,此其候也。""……热胜则肉腐,肉腐则为脓,然不能陷于骨髓,骨髓不为焦枯,五藏不为伤,故命曰痈。"元·齐德之著《外科精义·辨痈疽疔肿证候法》中说："六腑积热,腾出于外,肌肉之间,其发暴甚,肿皮光软,侵展广大者痈也。"明·汪机编辑《外科理例·疮名有三》说："痈者,初生红肿突起,阔三、四寸,发热恶寒,烦渴或不热,抽掣疼痛,四、五日后按之微软。"明·《景岳全书·外科钤·论证》说："痈者,热壅于外,阳毒之气也,其肿高,其色赤,其痛甚,其皮薄而泽,其脓易化,其口易敛,其来速者,其愈亦速。"以上文献扼要地指出了本病的命名、病因、症状和转归。

由于发病部位的不同,而有许多名称,如生于体表肌肤间的叫一般痈;如生于颈部的叫颈痈;生于腋下的叫腋痈;生于脐部的叫脐痈;生于胯腹部的叫胯腹痈;生于委中穴的叫委中毒。这些痈证除具有一般痈的共性之外,尚各有其特征,故分别论述。其他如乳痈、肛痈、囊痈等在病因和治疗上与一般痈证不同,而且在转归方面也有差别,故分别在乳房疾病、肛肠病和男性前阴疾病中叙述。

【病因病理】

多由于外感六淫,及过食膏粱厚味,内郁湿热火毒,或外来伤害,感受毒气等,引起邪毒壅聚,致使营卫不和,经络阻塞,气血凝滞而成。人体血液之流行,固然属于心之所主,但是气之运行,对血液流行有制约和推进的作用。由于上述各种原因,均可导致气机运行失常,也会影响血行通畅,从而邪热阻于皮肉之间,聚而成形,发为痈肿。故《内经》说:"营气不从,逆于肉理,乃生痈肿。"这扼要地说明了痈的发病原理。

【辨证】

（1）初期:初起在患处皮肉之间突然肿胀不适,光软无头,很快结块,表皮㷒红、灼热疼痛。日后逐渐扩大,变成高肿坚硬。此证轻者无全身不适,经治疗后肿硬变软而消散;重者可有恶寒发热、头痛泛恶、舌苔黄腻、脉象洪数等症状。

（2）成脓:成脓期药在7天左右。即使体质较差,气虚不易托毒外出成脓,但亦不会超过2周。当化脓时局部肿势高突,疼痛加剧,痛如鸡啄,全身则有发热持续不退等现象。若局部按之中软应指者,为脓已成。

（3）溃后:流出脓液,多数为稠厚黄白色,亦有夹杂赤紫色血块的。若溃后排脓通畅;则局部肿消痛止,全身症状也随之消失,再经10天左右收口而愈。若溃后脓出而疮口四周仍坚硬,或脓水稀薄,疮面新肉不生,应考虑是否疮口过小,流脓不畅,或体质虚弱等原因,影响新肉生长,以致不能收口。

【治疗】

1）内治 痈是气血为毒邪壅滞而成,故治疗原则应以祛除毒邪,流通气血为主,并宜根据病程的阶段,所患的部位,分别处理。

若初起尚未化脓的,应究其病因,清除其源,服药消散。至化脓阶段,如成脓迟缓,应投药促其成脓。溃后精神充沛,则只用外治即可;如气血受耗,则宜加补益之品。

（1）初期:宜疏风清热,行瘀活血为主,用仙方活命饮。如热毒较盛者,宜清热解毒,如加减消毒散。若上部之病由风温、风热而发者,宜散风清热,用牛蒡解肌汤或银翘散;中部之病由气郁、火郁而成者,宜清肝解郁,用柴胡清肝汤;下部之病由湿火、湿热所致者,宜清热利湿,用五神汤或萆薢化毒汤。

（2）成脓:若成脓迟缓的,宜透脓,用透脓散。

（3）溃后:脓泄过多,宜补益气血,血虚者用四物汤;气虚者用四君子汤;气血两虚者用八珍汤。

另外,亦可内服六应丸,成人每次 10 粒,每日 3 次;儿童减半;6 岁以下服成人量的 1/3。或银黄片,成人每次 4 片,每日 2 次。

2) 外治

(1) 初期:宜清热消肿,用金黄散、玉露散外敷,或用千捶膏、太乙膏,掺红灵丹或阳毒内消散外贴。

(2) 成脓:宜切开排脓。

(3) 溃后:初宜提脓祛腐,用八二丹或九一丹,并用药线引流。

脓尽宜生肌收敛,以生肌散掺入疮口中,并用太乙膏或生肌玉红膏盖贴。若脓流不畅,如疮口过小,脓腔过大,宜采取扩创手术;如疮口呈袋形,有蓄脓之象,可先用垫棉法,如无效,再用扩创术。

【护理】

(1) 外敷膏药宜紧贴患部,箍围药宜注意干湿度,掺药粉宜散布均匀。

(2) 疮口周围皮肤应经常保持清洁,以免并发湿疮。

(3) 高热时应卧床休息,并多饮开水。

(4) 患在上肢者宜以三角巾悬吊;在下肢者宜抬高患肢,并减少行动。

1.4.1 颈痈

颈痈是发生在颈部两侧的急性化脓性疾病。俗名"痰毒",《医宗金鉴》中称"夹喉痈"。《疡科心得集》对该病论述较详,如"颈痈生于颈之两旁,多因风温痰热而发,盖风温外袭,必鼓动其肝木,而相火亦因之俱动,相火上逆,脾中痰热随之。颈为少阳络脉循行之地,其循经之邪至此而结,故发痈也。"

本病的特点:多见于儿童,初起时局部皮色不变、肿胀、灼热、疼痛,肿块边界清楚,具有明显的风温外感证状。

【病因病理】

本病多由外感风温、风热,挟痰蕴结于少阳阳明之络所致;或因肝胃火毒上攻,挟痰凝结而成;亦有因乳蛾、口疳、龋齿或头面疮疖等感染毒邪而诱发。

【辨证】

本病虽多生于颈旁两侧,但颌下、耳后或颏下亦可发生。初起患部结块,形如鸡卵,皮色不变、肿胀、灼热、疼痛,活动度不大;约经 7~10 天,如不消散,即欲成脓,此时结块处皮色转红,肿势高突,疼痛加剧,痛如鸡啄,按之中软而有波动感;溃后脓出黄白稠厚,肿退痛减,约 10 天左右愈合。本病多伴有轻重不同的全身症状,如恶寒、发热、头痛、口干、便秘、尿赤,苔多黄腻,脉多滑数等,化脓时则全身症状加剧,在溃脓之后大多消失。部分病例,当急性炎症控制后,往往形成慢性迁延性炎症,可致肿块坚硬,日久才能消散。如不能控制而化脓,则化脓时间一般在 3 周左右。

【鉴别诊断】

(1) 痄腮:多发于腮部,常双侧发生,色白濡肿,痠胀少痛,都不化脓,1 周左右消退,并有传染性。

(2) 臖核:虽亦多由头面、口腔等部疾病引起,但结核肿形较小,推之活动,一般无全身症状。

【治疗】

1) 内治 初起宜散风清热,化痰消肿,用牛蒡解肌汤或银翘散加减。热盛加黄芩、生山栀、生石膏;便秘加瓜蒌仁、莱菔子、枳实;脓成加炙山甲、皂角刺;肿块坚硬加丹参、赤芍、皂角刺,减去荆芥、牛蒡、薄荷。

2) 外治

(1) 初起:可用鲜蒲公英、或鲜紫花地丁、或鲜野菊花叶捣烂外敷,或用金黄膏外敷。

(2) 成脓:宜切开排脓。

(3) 溃后:用九一丹或八二丹药线引流,外盖金黄膏或红油膏;脓尽改用生肌散、白玉膏。

1.4.2 腋痈

痈生于腋窝内者名"腋痈",又名"夹肢痈",俗称"夹痈"。文献中把生于肘部内侧的痈称"肘痈",其病因、证治和本病相同,故从略。

【病因病理】

本病多由上肢皮肤破损染毒,或有疮疡等感染病灶,毒邪循经流窜所致;或因肝脾血热兼忿怒气郁而成。

【辨证】

初起多暴肿,皮色不变、灼热疼痛,同时上肢活动不利,多伴有恶寒发热、纳呆、苔薄、脉滑数等症状。若疼痛日增,寒热不退,势在酿脓,则消散的可能性很小。经 10～14 天肿块中间变软,皮色转红,按之波动明显时,此为内脓已成。溃后一般脓出稠厚,肿消痛止,容易收敛;若溃后脓流不尽,肿势不退,多因切口太小;或因任其自溃,疮口不大;或因切口位置偏高,引起袋脓,以致引流不畅,影响愈合。治疗不当则迁延时日,难以收口。

【鉴别诊断】

腋疽:初起结块推之可动,疼痛不甚,化脓时间约需 3 个月,溃后脓水稀薄,并夹有败絮样物质,收口缓慢。一般无明显全身症状。若发于左腋,小儿患者可因在肩髃接种卡介苗引起。

【治疗】

1) 内治

(1) 初起:清肝解郁、消肿化毒,用柴胡清肝汤加减。

(2) 成脓:加炙山甲、皂角刺。

2) 外治 参照一般痈。惟脓成切开手术,刀法宜取循经直开,低位引流。疮口将敛时需外盖棉垫,紧压疮口,可加速愈合。

1.4.3 脐痈

脐痈是生于脐部的急性化脓性疾患。《外科大成》说:"脐痈,生于脐,大如瓜,突如瘤,属任脉与胃经。"《疮疡经验全书》指出:"若不速治,即内溃,脐内出脓,四围坚硬出血水者即难治。"《疡医大全》中引胡公弼曰:"毒发于脐,甚至脐中出粪。"《疡科心得集·辨腹痈脐痈脐漏论》中则有"小儿脐中撒尿"的记载。由此可见,本病溃后能较快收口愈合者,乃属痈证范围。溃后久不收敛,甚至内溃透膜形成脐漏或肠漏,则往往需要手术治疗才能根治。

【病因病理】

本病多由心脾湿热,火毒流入小肠,结于脐中,以致血凝毒滞而成;亦有先患脐中出水,复因搔痒染毒所致。

【辨证】

部分患者有脐孔湿疮病史,经搔抓染毒后引起脐部微痛微肿,渐渐高突若铃,或肿大如瓜,皮色或红或白,触之痛剧,在酿脓时可伴有全身症状,溃后脓出稠厚而无臭味者容易收口愈合。发病前脐孔有的排出粘液,有的排出尿液,一旦化脓,溃后脓出臭秽,有的夹有粪汁,可致久不收口,脐孔部胬肉高突,脐孔正中下方有条索状硬结,此属透膜成漏。

【治疗】

1)内治 宜清火解毒,用黄连解毒汤合四苓散加减。形成"脐漏"伴面黄肢软乏力者,宜补养脾胃为主,方用四君子汤加减。

2)外治

(1)初起:金黄膏外敷。

(2)溃后,用红油膏或青黛膏加九一丹外敷,脓尽改用白玉膏、生肌散。成漏可在疮口中插入白降丹,化脓提管。

(3)手术治疗:可采取瘘管切除术及修补术。

1.5 丹毒

皮肤突然发红,色如涂丹的一种急性感染性疾病,称为丹毒。《诸病源候论》中说:"丹者,人身忽然焮赤,如丹涂之状,故谓之丹。或发手足,或发腹上,如手掌大,皆风热恶毒所为。重者,亦有疽之类。""小儿得之最忌"。其特点是:病起突然,恶寒发热,局部皮肤忽然变赤,色如丹涂脂染,焮热肿胀,迅速扩大,发无定处,数日内可逐渐痊愈。

本病由于发病部位不同,而有许多名称,如发于头面部的叫"抱头火丹";发于胸腹腰胯的叫"内发丹毒";发于下肢的叫"流火";新生儿丹毒则名"赤游丹"。一般好发于小腿及头面部。

【病因病理】

由于火邪侵犯,血分有热,郁于肌肤而发。如《圣济总录》说:"热毒之气,暴发于皮肤间,不得外泄,则蓄热为丹毒。"或由于皮肤粘膜破伤(如鼻腔粘膜破碎、皮肤擦破、脚湿气糜烂、毒虫咬伤、臁疮等)毒邪乘隙侵入而成。发于头面者挟有风热;发于胸腹者挟有肝火;发于下肢者挟有湿热。新生儿丹毒,多由内热火毒所致。

【辨证】

本病初起往往先有怕冷高热、头痛、骨节疼楚、胃纳不香、便秘溲赤、苔薄白或薄黄、舌质红、脉洪数或滑数等全身症状。继则皮肤先为小片红斑,迅速蔓延成鲜红色一片,稍高出皮肤表面,边界清楚,按压时红色稍退,放手后立即恢复。严重的红肿处可伴发瘀点、紫癜、或大小不等的水疱。有时一面发展,一面消退。如在红斑向四周扩散的同时,中央处可由鲜红转暗红或棕黄色,经过5~6天后,发生脱屑,逐渐痊愈。偶有结毒化脓或皮肤坏死。患处附近的臖核可发生肿痛。若见壮热烦躁、神昏谵语、恶心呕吐者,是为毒邪内攻之险证。

本病因发生的部位不同,尚各具有一定的特征。

(1)发生在头面部的,如由鼻部破损引起者,先发于鼻额,次肿于目,而使两目肿胀不能开视;如由耳部破损引起者,先肿于耳之上下前后,次肿及头角;如由头皮破损引起者,先肿于头额,次肿及脑后。

(2) 发生在腿胫部的,多由趾间皮肤破损引起,先肿于小腿,亦可延及大腿,愈后容易复发,常因反复发作,形成大脚风(象皮腿)。

另外,新生儿丹毒往往游走不定,多有皮肤坏死,伴高热、烦躁、呕吐等严重的全身症状,有生命危险。

总之,本病由四肢走向胸腹,或颜面攻向胸腹者多逆。若新生儿患赤游丹,老年人患抱头火丹,因体质娇嫩衰弱,毒邪易于内攻,比较严重。

【鉴别诊断】

(1) 发:局部暗红肿胀疼痛,中间明显,周围较淡,边界不清楚,有持续性胀痛,化脓时跳痛,大多坏死溃烂,全身症状没有丹毒严重。

(2) 接触性皮炎:有明显过敏物质接触史,皮损以肿胀、水疱、丘疹为主,焮热,瘙痒,一般无明显全身症状。

【治疗】

1) 内治

(1) 总宜凉血清热解毒化瘀为原则。发于头面者,用普济消毒饮加减;发于胸腹腰胯者,用龙胆泻肝汤或化斑解毒汤加减;发于下肢者,用萆薢渗湿汤合五神汤加减;新生儿丹毒或毒邪内攻者,用犀角地黄汤合黄连解毒汤加减。

(2) 成药验方:一般下肢丹毒可用苍术、黄柏各9g,板蓝根30g,煎汤,每日1剂;形成大脚风者,用苍术、防己、泽泻各60g,升麻30g,共研细末,水泛为丸。每次9g,每日2次。饭前用开水吞服,可常服。

2) 外治

(1) 用金黄散或玉露散冷开水调敷;或用鲜野菊花叶,鲜蒲公英,鲜地丁草等,捣烂湿敷。

(2) 大脚风患者,可用鲜乌桕叶、鲜樟树叶、松针各60g,生姜30g,切碎煎汤,每晚熏洗1次。

3) 砭镰　患部消毒后,用七星针或三棱针叩刺患部皮肤,放血泄毒,亦可配合拔火罐,适用于流火,往往可减少复发,但抱头火丹及赤游丹禁用。

【护理与预防】

(1) 患者应卧床休息。多饮开水,床边隔离。发于小腿的,宜抬高患肢30°～40°。

(2) 有皮肤粘膜破碎,应及时治疗,以免感染毒邪。

(3) 有脚湿气者,必须治疗彻底,以预防流火复发。

(4) 患者所用器械、敷料,必须严格消毒,以防传染。

(5) 注意体育锻炼,提高身体抵抗力。

1.6　发

"痈之大者"名发,说明其病变范围较痈为大。本病的特点是在皮肤疏松的部位突然红肿蔓延成片,灼热疼痛,红肿以中心最为明显,而四周较淡,边缘不清,有的3～5天皮肤湿烂,随即变成色褐腐溃,或中软而不溃,伴有明显的全身症状。

发病在古代文献中,常和有头疽共同命名,如《外科精义》论五发疽之说:"夫五发者,谓痈疽生于脑、背、眉、鬓、鬓是也。"实质上因有头疽病变范围更大而合并发病。在夏秋季节,发生在大腿或小腿部的有头疖,常因挤压碰伤而合并发病者,亦属不少。此外,有些痈之大者,属发的范围,应命名为发,但文献中仍称作痈者亦有之,如锁喉痈、臀痈等。为使疾病性质的归类清楚,将常见的"发"病,如生于结喉处的锁喉痈;生于臀部的臀痈;生于手背部的手发背;生于小腿部的腓腨发;生于足背部的足发背等,均归在本节分列叙述。至于发生在乳房部的乳发则在乳病章中另行分述。

1.6.1 锁喉痈

本病是生于颈前正中结喉部位,因红肿绕喉,故《疡科心得集》称锁喉痈,《医宗金鉴》称"结喉痈",是以其发生部位定名,《内经·痈疽篇》称"猛疽",以其毒势猛烈可畏之意。病情较颈痈严重,俗名"盘颈痰毒"。虽名为痈,其实是"发"。此病儿童患者为多。

【病因病理】

多因风温毒邪客于肺胃,积热上蕴,挟痰凝结而成;或因痧痘之后,体虚余毒未清,挟痰热结聚所生;或因体弱,口唇齿龈生疳、咽喉糜烂感染邪毒继发。

【辨证】

初起结喉处红肿绕喉,根脚散漫,坚硬灼热疼痛,来势猛烈。经 2~3 天后,肿势可延及两颈,甚至上延腮颊,下至胸前。可因肿连咽喉、舌下,并发喉风、重舌以致汤水难下。全身伴有壮热口渴、头痛项强、大便燥结、小便短赤、舌苔黄腻、舌质红绛、脉象弦滑数或洪数。甚至气喘痰壅,发生痉厥。若肿势渐趋限局,按之中软者,为成脓之象,若按之中软应指者,为脓已成熟。

经治疗后,本病转归以根脚渐收,肿势高起,渐趋限局,容易溃脓的,则为顺证;若根脚不收,漫肿平塌,色转暗红,难以溃脓的,则为逆证。溃后脓出黄稠,热退肿消者轻;脓出稀薄,疮口有空壳,或内溃脓从咽喉部穿出,全身虚弱者重,收口亦慢。

【治疗】

1) 内治

(1) 初起:宜散风清热、化痰解毒,用普济消毒饮加减。

加减法:壮热口渴,加鲜生地、天花粉、生石膏;便秘,加枳实、生大黄(后下)、元明粉;气喘痰壅,加鲜竹沥 60g(炖温冲服)、天竺黄、莱菔子;痉厥,加安宫牛黄丸 1 粒(化服)或紫雪丹 0.9g,或紫雪散 1.5g,日服 2~3 次;成脓加皂角刺。

(2) 溃后:舌光质红,口干少液,胃纳不香,宜清养胃阴,用益胃汤加减。

2) 外治

(1) 初起:宜箍围束毒,用玉露散或双柏散以金银花露或菊花露调敷患处。

(2) 成脓:早期切开排脓,刀法宜循经直开。

(3) 溃后:参照"痈"。

【护理】

(1) 箍围药宜注意湿度,使药力易于透达。

(2) 高热时应卧床休息,气喘痰壅时取半卧位。

(3) 初期,成脓期,宜半流质饮食。

1.6.2 臀痈

本病是生于臀部肌肉丰厚之处范围较大者,谓之臀痈。由于肌肉注射引起的,俗名"针毒结块",也称臀痈。《医宗金鉴·臀痈》说:"此证属膀胱经湿热凝结而成,生于臀肉厚处,肿、溃、敛俱迟慢。"《外科秘录·臀痈》说："本经多血少气,而臀上元气之难周到者也,故不痛则已,一生痈则肉必大痛疼,以气少不及运动耳。"说明本病较一般痈位置深、范围大、来势急、易腐溃、收敛慢。虽名曰痈,实属"发"的范围。

【病因病理】

本病急性者多由湿热火毒蕴结,或注射感染毒邪而成;亦可从局部疮疖发展而来。慢性者多由湿痰凝结,营气不从,逆于肉理所致;或注射药液吸收不良所引起。

【辨证】

急性者在臀部一侧红肿热痛,患肢步行困难,红肿以中心最为明显,而四周较淡,边缘不清,病变区逐渐扩大而有硬结,数天后皮肤湿烂,随即变成黑色腐溃,或中软不溃;溃后一般脓出黄稠,但有的伴有大块腐肉脱落,以致疮口深坠而形成空腔,收口甚慢。本病初起即有恶寒发热、头痛、骨节酸痛、胃纳不佳、苔黄、脉数等全身症状,待脓出腐肉脱落后,才逐渐减退。部分慢性者,患部红热不显,而硬块坚巨,有疼痛与压痛,患肢步行不便,进展较为缓慢,全身症状也不明显,一般经过治疗后,多半能自行消退。

【鉴别诊断】

(1) 有头疽:初起有粟粒脓头,痒痛并作,肿胀扩大,腐烂时形如蜂窝。

(2) 流注:漫肿疼痛,皮色如常,不局限在臀部一处,有此处未愈,他处又起的现象。

【治疗】

1) 内治　宜清热解毒、和营化湿,用黄连解毒汤合仙方活命饮加减。

加减法:脓腐不易外出,加皂角刺、穿山甲;局部红热不显,加重去瘀活血药如桃仁、红花、泽兰,减去黄芩、黄连、生山栀。

不论急性、慢性,若溃后大块腐肉脱落,疮口较深,而形成空腔,收口缓慢者,宜调补气血,用八珍汤加减。

2) 外治

(1) 未溃:红热明显的用玉露膏;红热不显的用金黄膏或冲和膏。

(2) 成脓:宜切开排脓;有腐烂色褐坏死与健康组织分界明显时,可以切开。

(3) 溃后:先用八二丹红油膏盖贴,脓腔深的加用药线引流;腐脱新生,渗出黄稠滋水时改用生肌散,生肌白玉膏盖贴。如疮口有空腔而不易愈合,可加用垫棉法加压固定。

1.6.3　腓腨发

毒邪聚于腿部而致病,因部位不同,而有不同名称。在足三里者叫三里发;在小腿肚者叫腓腨发。病因证治相同,故合并论述。

【病因病理】

多由湿热下注与气血凝结而成;或因劳伤筋脉、外伤瘀血感染毒邪所致。

【辨证】

初起局部胀痛不舒,影响活动,继而皮肤焮红,边界不清,中间略紫,高肿疼痛。伴有怕冷发热、纳呆、便干、溲赤、苔黄腻、脉滑数等全身症状。一周左右局部跳痛如锥刺,按之波动,为内脓已成。溃破脓水黄白,夹有血水,全身症状即随之减轻或消失。在夏秋之间,常因有头疖或虫咬、抓破后,并发本病者,其患处有一绿豆大溃孔,中有脓点,四周大片红肿灼热,经治后红热消退,脓栓脱落逐渐愈合,很少发生大片坏死。

【治疗】

1) 内治

(1) 初起：宜清热解毒、和营利湿,用五神汤合萆薢渗湿汤加减。

(2) 成脓：清热利湿、和营托毒。上方加皂角刺、炙山甲;去紫地丁、山栀。

(3) 溃后：一般不需内服。体虚者补益气血,方用八珍汤加减。

2. 外治

(1) 初起：敷金黄膏或玉露膏消肿。

(2) 成脓：宜循经直开。

(3) 溃后：红油膏九一丹加药线引流;

(4) 脓净：用白玉膏、生肌散收口。

1.6.4 手发背

毒邪聚于手背而发者,叫手发背。《证治准绳·疡医》说："两手背发痈疽,初生如水刺,无头脑,顽然满手背肿满,后聚毒成疮,深入至骨,而为发手背。"对本病的症状描述较确切。

【病因病理】

多由风火湿热结聚,气血壅结所致;或因外伤染毒而起。

【辨证】

初起漫肿,边界不清,胀痛不舒,或有怕冷、发热、苔黄、脉数等全身症状。7～10天后,化脓时,中间肿胀高突,色红紫,灼热,疼痛如鸡啄,全身症状加重。若按之有波动感者,则内脓已成。溃破时皮肤湿烂,脓水色白或黄,或夹有血水。全身症状也随之减轻。如2～3周肿势不趋限局,溃出脓液稀薄,则可有损筋伤骨之虑。

【鉴别诊断】

托盘疔　其肿亦可波及整个手背,但红热触痛以掌中部分明显,脓成时波动亦在掌中。

【治疗】

1) 内治

(1) 初起：宜清热解毒和营,用五味消毒饮合仙方活命饮加减。

(2) 成脓：加皂角刺、山甲。

(3) 溃后：一般不需内治,如损筋伤骨,脓水稀薄则宜调补气血,用八珍汤。

2) 外治

(1) 初起：敷金黄膏或玉露膏。

(2) 成脓：切开排脓。

(3) 溃后：敷红油膏八二丹加药线引流;脓净,改白玉膏、生肌散收口。

1.6.5 足发背

毒邪发于足背者,称足发背。《疡医大全》认为本病比手发背病重,如说："脚发背生于足背筋骨之间,乃足三阴三阳之所司也,比之手发背为尤重,皆缘湿热相搏,血滞于至阴之交或赤足行走沾染毒涎,抑或撞破误触污秽而成。总之外染者轻,内邪留滞者重。"且对本病之成因论述亦详。

【病因病理】

多由湿热下注气血凝结所致;或因撞破外伤感染毒邪,气血瘀滞而成。

【辨证】

初起足背红肿灼热疼痛,肿势弥漫,边界不清,影响活动,一般5～7天迅速增大化脓,伴有寒战高热、纳呆,甚至泛恶,苔薄黄腻、脉象滑数等全身症状。溃破后脓液稀薄,夹有血水,皮肤湿烂。全身症状也随之减轻。总之,感染表浅,溃速者为轻;感染较深,溃迟者为重。而且足部因赤足撞破外伤比手部机会较多。

【治疗】

1)内治

(1)初起:宜清热解毒、和营利湿,用五神汤合萆薢渗湿汤加减。

(2)成脓:加角刺、炙甲片。

(3)溃后:一般不必内服。

2)外治 参照"手发背"。

1.7 有头疽

有头疽是发生于肌肤间的急性化脓性疾患。《外科理例·疮名有三》中说:"疽者,初生白粒如粟米,便觉痒痛,……此疽始发之兆……便觉微赤肿痛。三、四日后,根脚赤晕展开,浑身壮热微渴,疮上亦热……疽顶白粒如椒者数十,间有大如莲子蜂房者,指捻有脓不流……"这指出了本病的特点是局部初起皮肤上即有粟粒样脓头,焮热红肿胀痛,易向深部及周围扩散,脓头亦相继增多,溃烂之后,状如莲蓬、蜂窝。由于脓液一时不易畅流排泄,而向周围蔓延扩展变大,所以范围常超过9cm,甚至大逾30cm。凡在皮肤较厚的坚韧之处都可发生,但一般多发于项后、背部,而且以成年后、中年和老年的患者为多。

有头疽的病名,由于发生的部位不同而名称各异。如生于脑后(项后)部的叫"脑疽";生于背部的叫"发背疽";生于胸部膻中穴的叫"膻中疽";生于少腹部的叫"少腹疽"。尽管名称很多,发生部位不同,但是,它的病因、症状和治法,基本上是一致的,故合并论述。

一般说来,发于项后、背部者,常不易透脓,内陷变症较为多见,故病情较重;发于四肢者,容易透脓,内陷变症少见,故病情较轻。

【病因病理】

(1)外因:由于感受风温湿热之毒,以致气血运行失常,毒邪凝聚肌肉之内而成本病。

(2)内因:由于情志内伤,气郁化火;或由劳伤精气,以致肾气亏损,火邪炽盛;或由平素恣食膏粱厚味,以致脾胃运化失常,湿热火毒内生。以上三者均能导致脏腑蕴毒而发本病。

总之,本病的病因病理,是外感风温、湿热,内有脏腑蕴毒,凝聚肌表,以致营卫不和,气血凝滞,经络阻隔所致。当体虚之际,容易发生,故消渴患者常易伴发本病。又如阴虚之体,每因水亏火炽,而使热毒蕴结更甚;气血虚弱之体,每因毒滞难化,不能透毒外出,以致病情往往加剧。可见患者正气之盛衰,热毒的轻重,与本病的转归,顺和逆,陷与不陷,有着重要的关系。

【辨证】

(1)初期:患部起一肿块,上有粟粒状脓头,肿块渐向周围扩大,脓头增多,色红灼热,高肿疼痛。伴有寒热头痛、食欲不振、舌苔薄白或黄、脉象滑数。

(2)溃脓期:疮面渐渐腐烂,形似蜂窝,肿块范围常超过10cm,此时高热口渴、便秘溲赤。如脓液逐渐畅泄,腐肉脱落,则病情停止发展,全身症状也随之减轻或消失。

(3)收口期:脓腐渐尽,新肉开始生长,逐渐愈合。

整个病程约1个月左右,病变初期在第1周,溃脓期在第2~3周,收口期在第4周。故

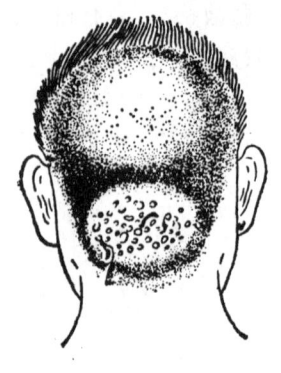

图 1-6 后项部有头疽

《疡科心得集》说："对疽、发背必以候数为期,七日成形,二候成脓,三候脱腐,四候生肌。"

若阴虚之体火毒炽甚者,局部疮形平塌,根盘散漫,疮色紫滞,不易化脓腐脱,溃出脓水稀少或带血水,疼痛剧烈。伴有高热、唇燥口干、食欲不振、大便秘结、小便短赤、舌质红、苔黄、脉细数,多见于老年瘦弱之人。如阴液恢复,火毒渐化,则溃脓期和收口期与一般相仿。

若气血两虚不能透毒外出者,局部疮形平塌散漫,疮色晦黯,化脓迟缓,腐肉难脱,脓水清稀色带灰绿,闷肿胀痛,疮口易成空壳。伴有发热、精神不振、面色苍白、脉数无力、舌质淡红、苔白腻,多见于老年肥胖者。如气血恢复,毒邪外泄,则溃脓期和收口期与一般相仿。

本病过程中若兼见神昏谵语、气息急促等严重全身症状的为合并内陷。内陷多见于脑疽、发背的患者,尤以脑疽更为多见。

【治疗】

1) 内治

(1) 初期、溃脓期:宜和营托毒、清热利湿,用仙方活命饮加减。大便秘结加生大黄、枳实;小便短赤加车前子、萆薢;热毒炽盛加黄连、板蓝根;阴虚火毒炽甚者,用竹叶黄芪汤加减;气血两虚不能透毒外出者,用托里消毒散加减。

(2) 收口期:气血两虚,疮口愈合迟缓的,宜调补气血,用十全大补汤。

此外,消渴病并发有头疽者,应积极治疗原发病,才能有效地控制感染。合并内陷者,参照内陷的治疗。

2) 外治

(1) 初期:用金黄膏加千捶膏外敷。

(2) 溃脓期:用八二丹、金黄膏外敷;如脓水稀薄灰绿,改用七三丹。若腐肉阻塞,脓液积蓄难出而有波动时,可作十字形切开引流术。

(3) 收口期:用白玉膏加生肌散外敷。若疮口有胬肉高突,用平胬丹、白玉膏;或剪除胬肉,再用生肌收口药;若疮口有空腔,皮肤与新肉一时不能粘合,可用垫棉法;如无效时,则应采取手术扩创。

1.8 发颐

发颐,一名"汗毒"。因病变发生于颐颔之间,故名发颐。它是一种热性病后余毒所引起的化脓性疾患,病势较为严重,有时可出现逆证。

【病因病理】

多由伤寒或温病后汗出不畅,以致余邪热毒未能外达,结聚于少阳、阳明之络,与气血凝滞而成。

【辨证】

(1) 初期:在颐颔之间的一侧发生疼痛及有紧张感,轻微肿大,肿如结核,开口稍感困难,继则肿胀逐渐显著,并延向耳之前后,如压迫局部,在第二白齿相对的颊粘膜上腮腺开口处有粘稠分泌物溢出。

(2) 成脓：疼痛加剧，呈跳痛性，压痛剧烈，皮色发红，肿胀更甚，可波及同侧眼睑、颊部、颈部等处。局部可触及波动感，同时颊粘膜上的腮腺开口处能挤出脓性分泌物。

(3) 溃后：若不及时切开，脓肿可在颐颌部或口腔粘膜或外耳道溃破，脓出臭秽。

本病初期有轻度发热，发展严重可伴高热、口渴纳呆、大便秘结、舌苔黄腻、脉象弦数。如患者极度衰弱或失于调治，或因过投寒凉克伐之品，可有肿延咽喉、痰涌气塞、汤水难下、神识昏糊等毒邪内陷之症。

【鉴别诊断】

痄腮：发于颐颌之间，但多为双侧罹患。皮色不变，软肿，不会化脓，多见于儿童，且有传染性。

【治疗】

1) 内治

1) 初期：宜清热解毒，用普济消毒饮加减。

(2) 成脓：宜托毒透脓，上方加皂角刺、炙山甲，去牛蒡子、炙僵蚕。

(3) 内陷神昏：宜清营解毒、化痰泄热、养阴生津，用清营汤合安宫牛黄丸加减。

2) 外治

(1) 初期：用金黄膏或玉露膏外敷。

(2) 成脓：切开排脓。

(3) 溃后：先用八二丹药线引流，外敷金黄膏；脓净改用生肌散、红油膏。口腔粘膜出脓的，先用等渗盐水漱口，次用青吹口散，每日搽药4～5次。

1.9 流注

流注是发于肌肉深部的多发性脓肿。其特征是漫肿疼痛、皮色如常，好发于四肢、躯干肌肉丰厚的深处；并有此处未愈，它处又起的现象。

本病除头面、前后二阴、腕、踝等远侧端比较少见外，其余任何部位均可发生。依据发病情况不同，又有许多名称，发于夏秋之间的名"暑湿流注"；由于疔、疖后引起的名"余毒流注"；产后瘀露停滞或跌打损伤而引起的名"瘀血流注"；仅发于髂窝部的名"髂窝流注"。这些不同名称的流注，因其性质、证治基本相仿，故不再分述。

流注一证，中医文献早有记载，明·《仙传外科集验方》中说："流注起于伤寒，伤寒表未尽，余毒流于四肢经络，涩瘀所滞，而后为流注也。"但该书把附骨疽和流痰等疾病也包括入流注，有"多附骨易生"的记载。《外科正宗》对流注的命名、病因、证治均有较详细的论述，如："夫流注者，流者，行也。乃气血之壮，自无停息之机。注者，住也。因气血之衰，是有凝滞之患。其形漫肿无头，皮色不变，毋论穴道，随处可生。"清·《疡科心得集》叙述更为明确："因于风寒客热或暑湿交蒸，内不得入于脏腑，外不能越于皮毛，行于营卫之间，阻于肌肉之内，或发于周身数处而为流注。"说明病变在于肌肉，并不附骨而生。

【病因病理】

本病总因正气不充，邪气壅滞而成。由于人体抵抗力减弱，再因原发病灶如患疔疮、疖、痈、跌打损伤、切口感染、产后瘀露停滞等，失于诊治，或挤压、碰撞、致毒气走散，扩入营血；或因感受暑湿，客于营卫，流注全身各处，邪毒结滞不散，都能使经络阻隔，气血凝滞，即导致流注的形成。常见于血流缓慢的低位部分，如腰部、大腿后部、髂窝部、臀部等处。正如《医宗金鉴》所说:"盖人之气血,每日周身流行,自无停息,或因湿痰,或因瘀血,或因风湿,或因伤寒汗后余毒……致令气血不行,故名流注。"总之,只有在人体正气不足,正不胜邪的情况下,才容易导致本病的发生。

【辨证】

(1) 初起:开始时在四肢近端或躯干部有一处或数处肌肉疼痛、漫肿、皮色不变、微热,约2～3天后,肿胀焮热疼痛明显,可触及肿块。伴有寒战高热、周身关节疼痛、头痛头胀、食欲不振;发于夏秋兼感暑湿的,伴有胸闷、渴不多饮、苔白腻、脉滑数等;因疔、疖等引起的,伴有口渴喜饮、舌苔黄腻、脉象洪数等;因产后瘀露停滞、跌打损伤而引起的,则多发于小腿及大腿等处,苔薄腻或舌部伴有瘀点瘀斑,脉象濡涩。

(2) 成脓:肿块增大,疼痛加剧,约2周左右肿块中央微红而软,按之有波动感,兼见高热不退、时时汗出,胸腹可布白㾦,口渴欲饮,苔黄腻,脉洪数。

(3) 溃后:溃后流出黄稠或白粘脓水,肿硬疼痛渐消,身热减退,食欲增加,经2周左右,脓尽疮口愈合。

发于髂窝部的,除上述病因外。也可由会阴、肛门、外阴、下肢的破损或疮疖等引起。病变仅在髂窝部的一侧,初起患侧大腿突然拘挛不适,步履呈跛行,2～3天后大腿即向上收缩,不能伸直,妨碍行走,但膝关节仍能伸屈,倘用手将患肢拉直时,则可引起剧烈疼痛,此时可使腹部向前突起,脊柱似弓状,疼痛也可牵及腰部。约7～10天,在髂窝部可触到一长圆形肿块,成脓约1个月,但皮色如常,疮口愈合一般20天左右。愈后患侧大腿仍然屈曲,不能伸直行动,往往要经过1～2个月,才能恢复正常。

本病在溃脓后,往往有此处未愈,他处又起的现象,此时则发热不退,身体消瘦,面色苍白,脉象虚数,乃属正虚邪恋。若兼见神昏谵语、胸胁疼痛、咳喘痰血等症,是为毒传脏腑引起内脏器官的转移性脓肿。

【鉴别诊断】

下列疾病主要与髂窝流注鉴别,其他肌肉流注则容易诊断。

(1) 环跳疽:疼痛有髋关节部,可致臀部外突,大腿略向外旋,患肢不能伸直和弯曲(髂窝流注是屈而难伸)。甚则漫肿上延腰胯,下及大腿。必要时可作髋关节穿刺以作鉴别。

(2) 历节风:患病关节大都红肿热痛,呈游走性,有反复发作史,不会化脓溃破,如患在髋关节部,其大腿收缩屈曲度较轻。

(3) 髋关节流痰:起病缓慢,有结核病史,患肢伸而难屈,局部及全身症状均不明显,化脓约在得病后6～12个月以上。

【治疗】

1) 内治

(1) 初起:宜清热解毒、活血通络,用黄连解毒汤合五神汤加减,发于夏秋之间感受暑湿的加鲜藿香、佩兰、六一散、大豆卷、醒消丸;由疔、疖等引起的加鲜生地、丹皮;因产后瘀露停滞或跌打损伤引起的加丹参、桃仁、红花,适当减少清热解毒的药物;发于髂窝部的加苍术、苡仁;神昏谵语加安宫牛黄丸或紫雪丹;胸胁疼痛或咳喘痰血加象贝、天花粉、茅根、芦根。

(2) 成脓:上方加当归、皂角刺、炙山甲。

(3) 溃后:一般不需内服,如有续发现象的,仍按前法各期处理,均勿即用补剂。但确系气血两虚,可用益气养阴、和胃化浊之法。另外:应加强营养,必要时中西医结合治疗。

2) 外治

(1) 初起:肿而无块的,用金黄膏或玉露膏外敷;肿而有块的,加掺红灵丹贴之。

(2) 成脓:宜切开引流。

(3) 溃后:先用八二丹药线引流,脓尽改用生肌散,均以红油膏或太乙膏盖贴。

髂窝流注:愈后功能障碍时,患者应作适当的伸屈功能锻炼。或用橡皮膏牵引。

1.10 无头疽

无头疽是属于一种初起无头,发于骨胳及关节间的脓疡。它具有漫肿、皮色不变、疼痛彻骨、难消、难溃、难敛的特点。若发于骨胳的,多在四肢长管骨,易伤筋骨,生于关节的,最易造成畸形。本节选择临床常见的无头疽,如发于骨胳的附骨疽,发于关节的环跳疽,分别叙述。至于生在胁肋的胁肋疽;生在腋中的腋疽;生在股间的股阴疽,今按其性质分别归入流痰、瘰疬之中。

在中医文献中,流痰、流注等疾病亦大多包括于无头疽之内,今因其属性不同,治疗有异,已另行论述。关于好发于四肢末端,可因皮肉坏死,以致趾(指)骨节脱落的脱疽;发于乳房深部的乳疽等。虽然俱名为疽,但是病的性质与无头疽不同,参见有关内容。

1.10.1 附骨疽

附骨疽是一种病邪深沉,附着于骨的化脓性疾病。《千金方》说:"以其无破,附骨成脓,故名附骨疽。"其特征是好发于儿童,多发于四肢长骨,局部胖肿,附筋着骨,推之不移,疼痛彻骨,溃后脓水淋漓,不易收口。可成窦道,损伤筋骨。

在中医文献中,根据发病部位的不同,尚有不少名称,如生在大腿外侧的叫附骨疽;生在大腿内侧的叫咬骨疽;生在手足腿膊等处,溃破后出腐骨的叫多骨疽。病名虽异,而其病变多发在四肢长骨。病因、证治大致相仿,故均归本节论述,并统名附骨疽。

【病因病理】

(1) 由于疔疮、疖肿等发病后,治疗护理不当;或麻疹、猩红热、伤寒等病后,使患儿肝肾不足,气血两虚,以致全身或局部骨胳的抵抗力大为降低,余毒湿热内盛,深窜入里,留于筋骨,或留存在皮肤粘膜面或其他部位的邪毒,乘机繁殖,经血循环侵入骨胳,使经脉被阻,气血不和,血凝毒聚而成本病。

(2) 由于外来伤害,尤其是开放性骨折,局部骨胳损伤,复因感染邪毒,在人体受伤后,全身和局部抵抗力大为降低,同时瘀血化热,邪热蕴蒸,凝滞筋骨为患。

【辨证】

本病主要指病后余毒,血行感染所致的病变。好发于儿童,尤以 10 岁以下的男孩更为多见。多发于长骨的干骺端。发病部位以胫骨为最多,其次为股骨、肱骨和桡骨。

起病急骤,先有全身不适,寒战,高热达 39～40℃。口干溲赤,苔黄腻,脉滑数。

(1) 初起:患肢疼痛彻骨,1～2 天内即不能活动,继则皮肤微红微热,胖肿骨胀。如患在大腿部时,红肿则不易出现,病变的骨端具有深压痛和叩击痛,可作为本病早期诊断的重要依据。

(2) 成脓:约在得病后 3～4 周,身热持续不退,色红胖肿,骨胀明显。

(3) 溃后:脓出初稠后薄,淋漓不尽,不易收口,而成窦道。此时患部可摸到骨胳粗大,高低不平,以药线或探针探之,常可触到粗糙死骨,此时即转为慢性。而后往往反复发作,大多数病例具有一个或多个不易愈合的窦道,窦道周围常并发湿疮、脓疱以及色素沉着,疮口凹陷,死骨可能是一大块,也可能是多数小块,小的能自行排出,大的不可能自出,以后必待死骨脱出,才能愈合。本病病变不在关节,故患肢的活动功能一般影响不大。

【鉴别诊断】

(1)历节风:常波及多个关节,关节肿痛呈游走性,压痛在关节本身,全身症状不如附骨疽严重,有的有反复发作史。

(2)骨肉瘤:大多数发于10~25岁的青少年。股骨下端、胫骨上端和肱骨上端,局部开始阵痛,以后疼痛如钻子钻孔样不能忍受,尤以夜间为甚,发热不如附骨疽严重。

(3)环跳疽:其疼痛在关节处而不在骨端,关节功能障碍,如有可疑时,须做关节穿刺和X线检查。

【治疗】

治疗中应注意全身状况,根据病情需要可给予少量多次输血、补液,加强营养。

对附骨疽早期诊断和及时治疗是十分重要的,否则可迁延为慢性,而造成肢体残废,宜中西医结合治疗。

1)内治

(1)初起:宜清热化湿、行瘀通络,用黄连解毒汤合五神汤加减。有损伤史的加桃仁、红花;神志不清的加鲜生地、水牛角屑、紫雪丹和牛黄。

(2)成脓:宜清热化湿、和营托毒,用上方加炙山甲、皂角刺。

(3)溃后:气血两虚者,调补气血、清热化湿,用十全大补汤、托里消毒散加减。体质不虚者,小金片每次4片,每日2次。同时兼服清热消炎片,每次8片,每日3次。疮口愈合后,尚需继续服用清热消炎片、四季青片、抗炎灵片等。可以每隔1周交替调换,以免产生抗药性,连续应用半年以上,可减少或防止其复发。

2)外治

(1)初起:用金黄膏或玉露膏外敷。患肢用夹板固定,以减少疼痛和防止病理性骨折。

(2)成脓:宜早期切开引流。

(3)溃后:用七三丹或八二丹药线引流,红油膏或冲和膏盖贴。如触及死骨松动者,可用镊子钳出。形成窦道者,用千金散或五五丹药线以腐蚀使疮口扩大后再改用八二丹药线、太乙膏或红油膏盖贴。亦可作手术清创,脓尽改用白玉膏、生肌散。此外,慢性期如无死骨存在,脓液转为粘稠液体时,则应及时停用药线,即使疮口尚深,也不必再用药线,否则不易收口,若有空腔或疮口较深时,可用垫棉法压迫,促使疮口愈口。

3)手术　窦道经久不愈,死骨又大又多,不能自动排出,可作死骨摘除术或蝶形手术。

1.10.2 环跳疽

疽毒发于髋部环跳穴者,谓之环跳疽。《外科大成》说:"生环跳穴,漫肿隐痛,尺脉沉紧,腿不能伸,"其特征是好发于儿童,男多于女,局部漫肿疼痛,影响关节屈伸活动,全身症状严重,溃脓难以收敛,易于造成残废。中医文献中把生于膝部的叫"疵疽";生于足踝部的叫"足踝疽";生于肩部的叫"肩中疽"(又叫"过肩疽"、"疵疽");生于肘部的叫"肘疽";生于腕部的叫"兑疽"。病名虽不同,但均属关节间的急性化脓性疾病,其病因、证治、基本与环跳疽相类似,可以相互参阅,故其他各关节间的疽病从略。

【病因病理】

基本同附骨疽,也可由附近外伤染毒或由附骨疽直接蔓延到关节,而引起本病的发生。

【辨证】

(1) 初起:全身有恶寒高热、头痛、苔黄腻、脉滑数等症状。髋部筋骨隐痛,皮色不变,活动受限;继则疼痛加剧,不能屈伸,可致臀部外突,大腿略向外翻。

(2) 成脓:皮肤焮热,皮色微红,疼痛剧烈,关节屈曲,漫肿上延腰胯,下及大腿。持续高热,按之有波动感者,为内已成脓,化脓期约在得病后的1~3个月之间。

(3) 溃后:溃后出脓初黄稠、后稀薄,因已损骨,不易愈合。可使关节畸形、僵硬,不能活动,或造成脱位、关节强直,而致残废。

【鉴别诊断】

(1) 附骨疽:多发生在长骨,其压痛点局限在骨骺端,不影响关节活动,愈后多不造成残废。

(2) 历节风:关节多红、肿、热、痛,呈游走性,不会化脓破溃,常有反复发作史。

(3) 髂窝流注:患肢不能伸直,大腿略向内翻,愈后不会造成残废。

(4) 髋关节流痰:初起局部和全身症状均不明显,化脓期约在得病后半年至1年,溃后脓液中有败絮样物质。

【治疗】

内治、外治基本同附骨疽。在初起时即宜局部夹板固定或皮肤牵引,以减少疼痛并可防止畸形。

1.11 走黄与内陷

走黄与内陷为疮疡阳证疾患的过程中,毒邪走散,内传脏腑的危险证候。凡生疮疡若火毒炽盛,或正气不足均可引起走黄和内陷。如疔疮火毒炽盛,早期失于治疗未能及时控制毒势,走散入营内攻脏腑,称之为走黄。如生疽毒或除疔疮以外的其他疮疡,因正不胜邪,毒不外泄,反陷入里,客于营血,内传脏腑,称之谓内陷。一般来说,由疔疮并发的全身性化脓性感染,则称谓走黄,来势暴急,多为正盛邪实。走黄之名,始见于《疮疡经验全书》。由疽毒并发的全身性化脓性感染,则称谓内陷,并由于发生在疽病的不同阶段,又分为火陷、干陷、虚陷三个证型,来势较缓,除邪盛之外,尚有正虚的一面。内陷之名,见于《温热经纬》,其说:"病在卫分,……以邪从气分下行为顺,邪入营分内陷为逆也。"是指病邪由表入里,由浅入深。而后,《疡科心得集》由此引申,运用于疽病,称之谓"其中犹有三陷变局,谓火陷、干陷、虚陷也,火陷者,气不能引血外腐成脓,火毒反陷入营,渐致神迷,发痉发厥。干陷者,脓腐未透,营卫已伤,根盘紫滞,头顶干枯,渐致神识不爽,有内闭外脱之象。虚陷者,脓腐虽脱,新肉不生,状如镜面,光白板亮,脾气不复,恶谷日减,形神俱削,渐有腹痛便泄寒热。"对3种陷证的发生阶段,症状描述甚详。目前"内陷"变证,不独运用于疽病,凡其他疮疡,毒不外泄,反陷入里,亦称为内陷。由于走黄、内陷在证治上有所区别,故分述于下。

1.11.1 走黄

本病是疔毒走散,毒入血分,内攻脏腑的一种急性危重证候。《疮疡经验全书》说:"疔疮初生时红软温和,忽然顶陷黑,谓之'癀走',此症危矣。(癀走即走黄)"又《外科正宗》说:"凡见是疮,便加艾灸,殊不知头乃诸阳之首,……再加艾灸,火益其势,逼毒内攻,反为倒陷,走黄之症作矣。"此后各种外科书籍中也都有记载。关于"走黄"两字的解释,诸说不一,有的说"黄即毒也","走黄"即毒走散也;有的说:"黄即横,散也"。综上所述,尽管各家对"走黄"的字义解释不一,而各家对"走黄"实质的理解,还是一致的。

【病因病理】

由于生疔之后,因早期失治,未能及时控制毒势;或因挤压碰伤,或因过早切开,造成毒邪扩散;或误食辛热之药及酒肉鱼腥等物,或加艾灸,更增火毒。以上各种原因,都能促使火毒鸱张,以致机体的防御功能破坏,疔毒走散,毒入血分,内攻脏腑,而成走黄之症。

【辨证】

在原发病灶处忽然疮顶陷黑无脓,肿势软漫,迅速向周围扩散,皮色暗红;并伴有寒战高热、头痛、烦躁不安、苔多黄糙、舌质红绛、脉多洪数;或伴有恶心呕吐、口渴喜饮、便秘腹胀或腹泻;或伴有肢体拘急、骨节肌肉疼痛,或并发附骨疽、流注等;或伴有身发瘀斑、风疹块、黄疸等;甚至伴有神志昏迷、呓语谵妄、咳嗽气喘、胁痛痰红、发痉发厥等。以上各症每可相兼出现,因疔毒走散之后,并不只是限于心包一经,而其他脏腑亦可累及,故《疡科心得集》说:"外症虽有一定之形,而毒气之流行,亦无定位。故毒入于心则昏迷,入于肝则痉厥,入于脾则腹疼胀,入于肺则喘嗽,入于肾则目暗、手足冷,入于六腑亦皆各有变象。兼症多端,七恶叠见。"

【治疗】

1) 内治

(1) 宜凉血清热解毒,用五味消毒饮、黄连解毒汤、犀角地黄汤三方合并加减。

加减法:神识昏糊,加紫雪丹或安宫牛黄丸;咳吐痰血,加贝母、天花粉、藕节炭、鲜茅根;咳喘加鲜竹沥;大便溏泄,加黄芩炭、银花炭;大便秘结,苔黄腻,脉数有力,加生大黄(后下)、玄明粉;呕吐口渴,加竹叶、生石膏;阴液损伤,加鲜石斛、玄参、麦冬;痉厥,加羚羊角、钩藤、龙齿、茯神;黄疸,加生大黄(后下)、茵陈。

(2) 宜中西医结合治疗。

2) 外治

(1) 肿胀明显的中心部用金黄膏、八二丹盖贴,四周用金黄散或玉露散冷开水调敷,并时时用冷开水湿润之。

(2) 其他参照原发疔疮外治法。

1.11.2 内陷

凡生疮疡,毒不外泄。反陷入里,即称为内陷。在疮疡范围内,除疔疮毒邪走散称为"走黄"外,其他疮疡引起者大多称为内陷。临床上以有头疽并发本证者较为多见,有头疽的内陷证,可发生于初期、溃脓期及收口期的病程不同阶段。因其内陷的病因与特点的不同,故又分为火陷、干陷、虚陷等三种类型。

【病因病理】

内陷证发生的根本原因,在于正气内虚,火毒炽盛,加之治疗失时或不当,以致正不胜邪,反陷入里,客于营血,内犯脏腑,而成本证。

(1) 火陷证:多由于阴液不足,火毒炽盛,复因挤压疮口,或治疗不当,或治疗失时等影响,以致正不胜邪,毒邪内陷入营。

(2) 干陷证:多由气血两亏,正不胜邪,不能酿化为脓,托毒外出,以致正愈虚,毒愈盛,从而形成内闭外脱。

(3) 虚陷证:毒邪虽已衰退,而气血大伤,脾气不复,肾阳亦衰,循至生化乏源,阴阳两竭。

【辨证】

三陷证的发生与否,和机体的强弱、病邪的轻重有关,两者之间尤以正虚起主导作用。因此,临床上多见于老年人,或过去有消渴证的患者。

(1) 火陷证:多见于疽证1~2候。局部疮顶不高,根盘散漫,疮色紫滞,疮口干枯无脓,灼热剧痛。全身出现壮热口渴、便秘溲赤、烦躁不安、神昏谵语,或胁肋偶有隐痛,苔黄腻或黄糙,舌质红绛,脉洪数或弦数等。

(2) 干陷证:多见于疽证2~3候,局部脓腐不透,疮口中央糜烂,脓少而薄,疮色晦黯,肿势平塌,散漫不聚,闷胀疼痛或微痛。全身出现发热或恶寒、神疲、少食、自汗、胁痛、神昏谵语、气息粗促、苔黄腻、舌质淡红、脉虚数;或体温反而不高,肢冷,大便溏薄,小便频数,苔灰腻质淡,脉沉细等。

(3) 虚陷证:多见于疽症四候。局部肿势已退,疮口腐肉亦尽,而脓水灰薄,或偶带绿色,新肉不生,状如镜面,光白板亮,不知疼痛。全身出现虚热不退、形神萎顿、饮食日减,或有腹痛便泄、自汗肢冷、气息低促,苔薄白或无苔,舌质淡红,脉沉细或虚大无力等。旋即陷入昏迷厥脱,此属脾肾阳衰;若见舌光如镜、口舌生糜、舌质红绛、脉细数等,此属阴伤胃败。

以上三种陷证的预后,一般说来均属危重,死亡率较高。但其中以火陷的邪盛热极证,预后较佳;干陷的正虚邪盛证,预后较次;虚陷的阴阳两竭证,预后最差。

【治疗】

内陷证变化多端,应该根据病情的变化,邪正的盛衰,以确定治疗,必须灵活应用扶正达邪与祛邪安正辨证统一的治疗法则。正如《疡科心得集》说:"三陷变局,……变化多端,各宜随症治之。"并宜中西医结合治疗,积极抢救。

1) 内治

(1) 火陷:宜凉血清热解毒,养阴清心开窍,用清营汤合黄连解毒汤、安宫牛黄丸、紫雪丹加减。

(2) 干陷:宜补养气血、托毒透邪,佐以清心安神。用托里消毒散、安宫牛黄丸加减。

(3) 虚陷:脾肾阳衰者,宜温补脾肾,用附子理中汤加减,自汗肢冷加肉桂;昏迷厥脱加别直参、龙骨、牡蛎;阴伤胃败者,宜生津养胃,用益胃汤加减。

2) 外治 参照有头疽。

【预防】

疖、疔,尤其颜面疔疮切忌挤压、碰伤或过早切开排脓。

【护理】

除一般按重病护理,如每隔4小时测体温、脉搏、血压等,绝对卧床休息,昏迷时按照昏迷常规处理外,还应当注意:

(1) 壮热恶寒无汗者,勿袒露胸腹和当风受凉。

(2) 壮热不恶寒、头昏烦躁、气急脉数者,头部可用冰袋。

(3) 壮热汗多口渴、渴喜冷饮,可给芭蕉根汁或菊花叶汁加凉开水冲饮,或给以西瓜汁,总之,应大量饮水。

(4) 饮食宜忌荤腥发物及甜腻之品,视病情酌给素流质、素半流质或素普食。

(5) 局部换药应强调不能挤脓,务使创伤得到休息。有原发病灶的肢体予以固定。

1.12 瘰疬

本病是多数发生于颈部的慢性感染疾患。因其结核累累如贯珠之状,故名瘰疬。俗称"疬子颈"或"老鼠疮"。其特点:多见于儿童或青年,好发于颈部及耳后,起病缓慢,初起时结核如豆,皮色不变,不觉疼痛,以后逐渐增大窜生,成脓时皮色转为暗红,溃后脓水清稀,夹有败絮状物质,往往此愈彼溃,形成窦道。

瘰疬之名,首见于《灵枢·寒热篇》,以后历代文献多有记载,而且名称甚多,有以经络部位命名的,如生于项前的属阳明经,名痰疬;生于颈项两侧的属少阳经,名气疬;有以病因命名的,如风毒、热毒;有以形态命名的,若累累如贯珠的名瘰疬;三五堆叠的名重瘰疬等等。总之,病名虽多,但按其性质可分为慢性、急性两类:急性的多因外感风温而发,是属风热痰毒范畴,证治与颈痈相仿,故不再叙述;慢性的多因气郁虚劳所致,为目前临证上所称的瘰疬,本节论述之。

【病因病理】

(1) 由于情志不畅,肝气郁结,气滞伤脾,脾失健运,痰热内生,结于颈项,而成此症。病之后期,肝郁化火,下烁肾阴,热胜肉腐成脓,或脓水淋漓,耗伤气血,有时可转入虚损。

(2) 先由肺肾阴亏,以致阴亏火旺,肺津不能输布,灼津为痰,痰火凝结,也能形成本病。

总之,本病先由肝气郁结,脾失健运,痰热内生,或肺肾阴亏,痰火凝结等,以致结聚成核而为病。

【辨证】

本病好发于颈项及耳前、耳后的一侧或两侧,也有延及颔下、锁骨上凹、腋部等部位的。

(1) 初期:结块肿大如豆粒,一个或数个不等;皮色不变,按之坚实;推之能动,不热不痛。

(2) 中期:结块逐渐增大,与表皮粘连,有的数个互相融合成块,推之不能活动。如果液化成脓时,则表皮转成暗红色而微热,按触有轻微波动感。

(3) 后期:液化成脓的结块经切开或自行溃破后,脓水清稀,夹有败絮样物质,疮口呈潜行性空腔,疮面肉色灰白,四周皮肤紫暗,可以形成窦道。如果脓水转厚,肉芽转成鲜红色,表示即将愈合。

本病初起一般无全身不适,或有精神抑郁、胸胁胀痛、腹胀纳呆等气滞脾失健运之证。中期液化成脓时,可有轻微发热、食欲不佳等;后期溃破,日久不愈,肝肾亏损,气血虚弱,可有潮热、咳嗽、盗汗或面色苍白、头晕、精神疲乏等虚象。若先由肺肾阴亏所致的,则在初起时就有上述虚象表现。

总之,本病结核如延之数年,仍按之能动,且既不破溃,也不长大的,其病较轻;如初起即累累数枚,坚肿不移,并粘连在一起的,则其病较重。预后一般良好,但每因体虚而复发,尤以产后更为多见。此外,部分患者,有的结核未消,有的已液化成脓,有的结核溃破,可三者同时出现。本病必要时可取活体组织检查,帮助明确诊断。

【鉴别诊断】

(1) 臀核:可由头面、口腔等部疮疖或破损引起,一般多为单个结块肿大,起发迅速,压之疼痛,很少化脓。

(2) 失荣:口腔、鼻咽、喉部的恶性肿瘤,可转移至颈部。多见于中、老年,初起肿块即坚硬如石,高低不平,推之固定不动,常伴有头痛、鼻血。破溃后,疮面如石榴样,血水淋漓。

(3) 恶性淋巴瘤:男性青年多见,虽以颈部结块肿大为多,早期肿大,结块质中等硬,各自分开,活动度大(游离),与瘰疬相似,但后期即互相粘连,肿块较瘰疬大而坚硬,带有弹性(如硬橡皮样)。此外,全身的淋巴结(腋窝、腹股沟部、纵隔等)肿大以及肝脾肿大、严重贫血。早期可有不明原因的周期性发热或不规则发热。可取活体组织检查以明确诊断。

【治疗】

1) 内治

(1) 初期:疏肝养血、健脾化痰,用逍遥散合二陈汤加减。

(2) 中期:疏肝养血、健脾化痰、托毒透脓,上方加生黄芪、皂角刺、炙山甲,溃后去柴胡。

(3) 后期:滋肾补肺,用六味地黄丸加减。

此外,体质不虚衰者,不论初期或破溃后,均可服芩部丹,每次 5 片,每日 3 次;小金片,每次 4 片,每日 2 次;或内消瘰疬丸,每次 4.5g,每日 2 次;或芋艿丸,每次 6g,每日 2 次;或夏枯草膏 9~15g,开水冲服。如有虚象时,可加用调补气血之品,如党参 9g、黄芪 9g、当归 9g、大生地 15g、红枣 10 枚,水煎服。或抱石莲 30g、夏枯草 24g,水煎服。亦可用石吊兰 45g,水煎服。

2) 外治

(1) 初期:局部肿块处可敷冲和膏或阳和解凝膏加黑退消盖贴。

(2) 中期:可敷上述药物;液化成脓时,可考虑切开排脓。

(3) 后期:已溃者,用七三丹或八二丹掺于药棉纳入溃口,外敷红油膏;如肉芽红活,则用生肌散、白玉膏;如有空腔或窦道时,可用千金散药线以去腐生肌,亦可手术将坏死组织刮除。

3) 其他疗法

(1) 针刺:直接刺入肿大的结块,配肝俞、膈俞,每日 1 次,中等刺激。对已化脓的不宜应用。

(2) 挑刺:先在肩胛下方,脊柱两旁找寻结核点(略高于皮肤,色红指压不退色的即为结核点)进行挑治;也可在肩井、肺俞及其附近进行挑治。

(3) "O"号疗法:适用于未化脓之时。以细银针横向贯穿结块,可通电加温,也可不加温,5 天 1 次,5 次为 1 个疗程。

(4) 拔核疗法:本病日久不能内消,肿核较小而浅表,体质尚好者,可用白降丹少许掺于太乙膏上,盖贴于结核处,每 3 天 1 次,结核小的 7 天左右脱落,大的 10 天左右可将结核拔去,待结核脱落后,可用生肌散、白玉膏。因所用药物有很大的刺激性,故使用时必须严格掌握。对瘰疬较大而深在的,或与周围组织粘连的,或年老体弱的,均不宜使用本法。

1.13 流痰

流痰是发生于骨与关节的疾病,可在病变附近或较远的空隙处形成脓肿,破溃后脓液稀薄如痰,所以命名为"流痰"。后期可以出现虚劳现象,因此又称"骨痨"。

本病的特点是:好发于骨与关节,起病很慢,化脓亦迟,溃后不易收口。因发病在骨与关节,故多数损伤筋骨,轻则形成残疾;重则危及生命。

本病好发于儿童与青少年。发病部位以脊椎为最多,其次为下肢、上肢。

流痰一症,在中医文献中清代前大多混淆在阴疽(无头疽)、流注及鹤膝风等疾病中论述。清·《疡科心得集》才开始把它区别开来,如说:"附骨痰者,亦生于大腿之侧骨上,为纯阴无阳之证。小儿三岁五岁之时,先天不足,三阴亏损,又或因有所伤,致使气不得升,血不得行,凝滞经络,隐隐彻痛,遂发此疡。"并指出症状的特点是:"脓水清稀,或有豆腐花块随之而出,肿仍不消,元气日衰,身体缩小,而显鸡胸鳖背之象。唇舌干焦,二便枯秘,或脾败便泄,饮食少纳,渐成童痨而毙。"以后《马培之外科医案》及《医门补要》等书亦续有阐述。

关于本病的病名,文献中尚有许多名称,如发生在背脊的叫龟背痰;在腰椎两旁的叫肾俞虚痰;在环跳部的叫附骨痰;在膝部的叫鹤膝痰;在足踝部的叫穿拐痰等。但无论生在何处,其病因、症状和治法,基本上是一致的,统称为流痰。

【病因病理】

本病的致病原因,多为先天不足,骨胳柔嫩,或有所损伤,致使气血失和,风寒痰浊凝聚,留于骨胳,才发本病。流痰的形成,与肾脏的亏虚有着密切的关系。因为肾主骨,肾强则骨易合而骨质坚强,外邪不易侵犯,反之则生长有障碍而骨质疏松,外邪才有隙可乘。总之,流痰的形成,先天不足,肾亏胳空是病之本;而痰浊凝聚,风寒侵袭,或有所损伤,则是病之标。在整个病程中,其始为寒,其久为热;既有其先天不足,肾亏胳空之虚,又有其气血不和,痰浊凝聚之实;当其化脓之时,不仅寒化为热,阴转为阳,而且肾阴不足的情况更逐渐显露;此后阴愈亏,火愈旺,所以在病之中、后期,常出现阴虚火旺的证候。由于病久脓水淋漓不断,脓是气血所化,故又可出现气血两虚的症状。

【辨证】

(1) 初期:初起时骨内虽有病变,而外形并不明显,既不红热,又不肿胀,仅觉患处隐隐痠痛;继则关节活动障碍,动则疼痛加剧,但全身情况尚无明显变化。

(2) 中期:日积月累,在原发或继发部位渐渐肿起,身热朝轻暮重,此为寒化为热,进入酿脓阶段。如脓已成熟,则患处出现透红,按之应指。

(3) 后期:破溃之后,疮内时流稀脓,或夹有败絮样物质;久则疮口凹陷,周围皮色紫暗,形成漏管,不易收口。如病变在四肢者,则肌肉日渐萎缩;病变在颈椎、胸椎、腰椎者,则四肢强直不遂,或瘫痪不用,甚至二便失禁。若病久元气不支,而身体日渐消瘦,精神萎顿、面色无华、形体畏寒、心悸、失眠、自汗、舌淡红、苔薄白、脉细或虚大者,此属气血两亏。如午后潮热、夜间盗汗、口燥咽干、食欲减退,或咳嗽痰血、舌红少苔、脉象细数者,此属阴虚火旺。到此阶段,则渐成骨痨,预后较差;倘脾胃未败,亦有治愈可能。凡病变在大关节者,治愈率较低;若在小关节者,则治愈率较高。

除了上述辨证方法外,又可根据出现以下的特殊症状,以诊断各部的病变。

颈椎部:患者以手托下颌,而呈颈缩俯形之态,其脓肿多出现于颈部。

胸椎部:脊骨外突,行路时常以两手支持腰胁,其脓肿多出现于肾俞附近。

腰椎部:脊骨突出不明显,腰部挺直如板状,小儿若患此症,在俯卧时如将两腿向后拉高,则腰部不呈正常前凸曲线,相反地保持僵直状态与大腿一齐抬起,其脓肿大多出现于少腹、胯间或大腿内侧。

髋关节部：患肢关节不能伸直或弯曲，两臀部肌肉不对称，患肢先长后短，稍有跛行，患处不痛，痛仅在膝部。其脓肿可出现于原发病变附近，或大腿外侧较远之处。

肘、膝、腕、踝部：受累关节肿大，上臂和前臂肌萎缩，关节呈梭形状屈伸不利，脓肿出现在原发病变附近。

指关节部：以中指的掌指关节较多，指关节肿大形如蝉肚，脓肿穿破在原发病变附近。

【鉴别诊断】

(1) 附骨疽：大多发生于长骨干骺端，起病较快，开始就有高热，病变处呈胖肿，疼痛也比较剧烈。

(2) 流注：发于肌肉，无固定部位，随处可生，大多为多发性，起病较快，疼痛较轻，成脓较快，溃后亦容易收口。

(3) 历节风：本病虽亦生于关节，日久也可出现肌肉萎缩，关节变形，但初起即有寒热、汗出，肢节窜痛无定处，且有多发性关节炎病史。

(4) 骨肉瘤：多见于青少年10~25岁，病灶多在肩关节下方或膝关节上方，初起隐隐痠痛，皮色渐变紫黑，坚硬如石，推之不移，紧贴于骨，掣痛难忍，终不化脓。

【治疗】

本病由于病程长，除积极进行治疗外，并应注意休息和增加营养。

1) 内治　本病为阴症、虚证。故初期治法，宜滋益肝肾为主，以温通经络、散寒化痰为辅，若已化脓，宜用补托；溃后则宜培补。

(1) 初期：益肾温经、散寒化痰，用阳和汤加味。

(2) 中期：扶正托毒，用透脓散加味。

(3) 后期：气血两虚者，调补气血，用人参养营汤。腰背痠痛，下肢瘫痪，加川断、狗脊、菟丝子、怀牛膝、鹿角粉。如阴虚火旺者，养阴除蒸，用清骨散加减。自汗不止加黄芪、浮小麦、煅牡蛎、龙骨、丹皮；咳嗽痰血加南沙参、麦冬、百合、川贝母、丹皮。

此外，本病各期无明显虚象时，可用鹿角粉3g，小金片4片，或虎挣散0.3g，每日2次。

2) 外治

(1) 初期：用阳和解凝膏加黑退消外敷。

(2) 中期：脓成可穿刺抽脓，或切开引流。

(3) 溃后：先用五五丹药线提脓祛腐，外敷红油膏；形成窦道，疮口过小，脓出不畅，可用千金散附在药线上，插入窦道引流；脓尽可用生肌散收口。

3) 手术　根据不同情况，可采用病灶清除术或关节融合术等。

【护理】

对于胸椎、腰椎、髋关节流痰的病人，宜卧木板床；对肘、膝、腕、踝部流痰，给予适当固定以限制活动。凡局部和全身症状严重而未能控制时，必须绝对卧床休息。

(马绍尧　顾伯康)

2 乳房疾病

2.1 概论

发生在乳房部位的多种疾病,统称为乳房疾病。是外科中的常见病。由于女子生理特点不同,其发病率高于男子。因其发病种类较多,故《妇科玉尺》中说:"妇女之疾,关系最钜者,则莫如乳。"

关于乳房疾病,早在汉代就有记载,如《中藏经》中的"乳癖"。以后历代文献都有发展,如晋·《肘后备急方》、《刘涓子鬼遗方》中的"乳痈"、"发乳";隋·《诸病源候论》中的"乳疽"、"乳漏";宋·《妇人大全良方》中的"乳岩";明·《外科理例》中的"乳痨";《疮疡经验全书》中的"乳疬";清·《疡医大全》中的"乳衄"等。且多有各种疾病的病因、症状、治法的记载。综合上述,可以看出前人对乳房疾病的认识和发展概况,对后世诊治乳房疾病,具有一定指导意义。本章除乳岩在岩章中论述外,如乳痈、乳漏、乳痨、乳癖等均在本章中讨论。

【乳房与脏腑、经络的关系】

乳房位于胸前第三和第六肋骨水平之间。分乳房、乳晕、乳头、乳络等四个部分。乳房与经络的关系,如:足阳明胃经行贯乳中;足太阴脾经,络胃上膈,布于胸中;足厥阴肝经上膈,布胸胁绕乳头而行;足少阴肾经,上贯肝膈而与乳联。冲任两脉起于胞中,任脉循腹里,上关元至胸中;冲脉夹脐上行,至胸中而散。故后世医家指出:"男子乳头属肝,乳房属肾;女子乳头属肝,乳房属胃"。所以乳房疾病与肝、胃两经有密切关系,但与肾经、冲任两脉也有联系。

《疡医大全》引胡公弼说:"妇人乳有十二穰"。"穰"即"乳络"、"乳管",实则分 15～20 个乳腺腺叶。每个腺具有单独的"乳管",呈放射状聚向乳头,分娩后藉以分泌乳汁。乳汁的来源与月经的关系,如《女科经论》引程若水说:"妇人经水与乳,俱由脾胃所生。经脉别论云,食气入胃,其清纯津液之气,归于心,入于脉,变赤而为血,血有余,则注于冲任而为经水……冲为血海,任主胞胎,若男子媾精,阴阳和合而成孕,则其血皆移荫于胎矣。胎既产,则胃中清纯津液之气,归于肺,朝于脉,流入乳房,变白为乳。"总之,乳汁由脾胃水谷之精华所化生,脾胃气壮,乳汁多而浓;血衰则少而淡。冲任为气血之海,上行为乳,下行为经,妇女哺乳期则经止。乳汁的分泌与控制和肝木之气有关,因肝主疏泄,若肝气不舒,疏泄不利,则可发生病变。

【病因病理】

乳房疾病的发生,主要由于肝气郁结,或胃热壅滞,或肝肾不足,或痰瘀凝结,或乳汁蓄积,或外邪侵袭等,皆可影响肝肾、脾胃的生理功能而产生病变。如《外证医案汇编》说:"乳症,皆云肝脾郁结,则为癖核;胃气壅滞,则为痈疽。"

从临床上来看,感染性乳房疾病,多由乳头破碎、感染毒邪,或嗜食厚味、脾胃积热;或情志内伤、肝气不舒,以致乳汁郁滞,排泄障碍,久而化热,热腐而成脓肿。肿瘤性乳房疾病,则因忧思郁怒,肝脾受损,气滞痰凝而成"乳中结核"。

乳房疾病多与肝胃两经有关。临床辨证除局部观察病变外,尚须结合全身症状,从而辨证求因,审因论治。现将辨证要点归纳分述如下:

(1) 肝郁胃热:由于肝气不舒,失于条达;胃经积热,经络阻塞,气血瘀滞,日久化热,致局部红肿热痛,成脓时则剧痛。伴有恶寒发热、口渴欲饮、小便短赤、舌苔白或黄、脉弦数。如乳痈、乳发等多与肝郁胃热有关。

(2) 肝气郁结:情绪郁闷忧思,致肝气不舒而失条达,气不舒则气滞血瘀;肝郁而致脾失健运,则痰浊内生,气滞痰瘀互结而成肿核,形如桃李,质地坚实或坚硬,表面光滑,推之可动或固定不移。伴有胸闷不舒、心烦易怒、月经不调、舌苔薄白、脉弦滑等。如乳癖、乳岩均与肝气郁结有关。

(3) 肝肾不足:由于先天不足或后天失调,生育过多,以致肝肾亏损,冲任失调,精血不足,水不涵木,易致肝火上升,火灼津为痰,痰瘀互结聚而成核。其核生长与发展,常与发育、月经、妊娠等有关。胀痛常在经前加重。伴有头晕、耳鸣、腰痠肢软、月经不调、舌苔薄白、脉弦细数症状。如乳疠等疾病,多与肝肾不足有关。

(4) 阴虚痰凝:由于肺肾阴虚,致阴虚火旺,肺津不布,灼津为痰,痰火循经结于乳房,其肿块皮色不变,微微作痛,化脓迟缓,脓水清稀。常伴有午后潮热、夜寐盗汗、形瘦食少、舌质红苔薄白、脉细数等症状。如乳痨与肺肾阴虚有关。

【乳房肿块检查法】

及时正确地进行乳房检查,对早期发现乳岩及其他乳房疾患有着重要意义。在肿瘤普查时所推广的自己检查法,简单易行,广大妇女都可以掌握,应当推广。具体检查法是:左手叉腰,用自己的右手触诊左侧乳房,然后再用右手叉腰,左手触诊右侧乳房。如有发现或疑似肿块,应立即到当地医疗单位就诊,以进一步确定肿块性质,便可以早期发现乳岩。乳房的检查方法主要是望诊和触诊,但后者是主要的。

(1) 望诊:让病员坐正,解开上衣,将两侧乳房完全显露,以作详细比较。注意乳房体积的变化,有无增大或缩小;乳头的位置有无内缩或抬高;乳房皮肤有无结节、凹陷或橘皮状、湿疹样改变等。如果有凹陷可让病人两臂高举过头,或用手抬高整个乳房,则凹陷部分更为明显。

(2) 触诊:坐位与卧位相结合,根据需要选择。应先检查健侧乳房,再检查患侧,以便对比。正确的检查方法是四指并拢,用指腹平放乳上轻柔按摩,切勿用手指去抓捏,否则会将捏起的腺体组织错误地认为是乳腺肿块。其顺序是先按整个乳房,然后按照一定次序按摩乳房的四个象限:上内、上外、下内、下外象限,继而按摩乳晕部分,注意有无血液从乳头溢出,如见到乳头溢血,可能是乳岩、乳衄,最后按摩腋窝、锁骨下及锁骨上区域。

触诊时应注意的几个问题:①发现乳房内肿块时,应注意肿块的位置、大小、坚硬度、疼痛、表面情况及活动度;②肿物是否与皮肤粘连,可用手指轻轻提起肿物附近的皮肤,以确定有无粘连;③要熟悉正常与异常的乳房,对乳房情况不太熟悉的医生,有时把乳房正常的腺体误认为肿块;④检查乳房时间选择,最好在经后7～10天,是乳房生理最平稳时期,有病变容易发现;⑤确定一个肿块的性质,需要结合年龄、病史或其他检查方法。触诊的正确性取决于经验、手感、正确的检查方法等。

【腋窝及锁骨下淋巴结检查方法】

对腋窝淋巴结应有次序的进行检查,医生从前面用左手伸入患者右腋窝;或用右手伸入左腋窝,然后让患者将上臂靠近胸壁,前臂松弛放在检查者的手臂上,这就使腋窝完全松弛,可清楚的摸腋窝、胸肌的肿大淋巴结。至于腋后淋巴结(肩胛下)和锁骨上淋巴结的检查,应站在患者背后为宜。

【治疗】

1) 乳房疾病的治疗,离不开一"气"字。《外证医案汇编》指出:"治乳症,不出一气字定之矣。脾胃土气壅,则为痈;肝胆木气郁,则为疽;正气虚,则为岩;气虚不摄,为漏;气散不收,为悬;痰气凝结,为癖、为核、为痞。气阻络脉,乳汁不行,或气滞血少,涩而不行。若治乳从一气字著笔,无论虚实新久,温凉攻补,各方之中,夹理气疏络之品,使其乳络舒通。气为血之帅,气行则血行……自然壅者易通,郁者易达,结者易散,坚者易软。"《外科正宗》在乳痈、乳岩治法中说:"初起发热恶寒,头眩体倦,六脉浮数,邪在表,宜散之。发热无寒,恶心呕吐,口干作渴,胸膈不利者,宜清之。忧郁伤肝,思虑伤脾,结肿坚硬微痛者,宜疏肝行气。已成焮肿发热,疼痛有时,已欲作脓者,宜托里消毒。脓已成而胀痛者,宜急开之。脾胃虚弱,宜更兼补托。溃而不敛,脓水清稀,肿痛不消,疼不止,宜大补气血。结核不知疼痛,久而渐大,破后惟流污水,宜养血清肝。"可见前人对乳房疾病的辨证论治较为详细,至今仍有一定指导意义,可作临床借鉴。现将常用治法分述如下:

(1) 疏表解毒法:适用于乳痈初期,局部肿痛,伴有恶寒发热,舌苔薄白、脉浮数等。由于邪气阻滞经络,营卫不和,治宜疏表清热解毒,选用瓜蒌牛蒡汤、银翘散等。

(2) 清热解毒法:适用于热毒炽盛,肉腐成脓阶段,局部红肿高突、灼热疼痛,伴有壮热口渴、尿赤便秘、舌苔黄、脉弦数等。治宜清热解毒,以抑热毒之势,可选用内疏黄连汤、橘叶散等。

(3) 托里透脓法:适用于体质虚弱、脓成难溃,或溃后脓水清稀。症如疮形平塌,漫肿不收,日久不易破溃,隐隐作痛;或溃后脓水清稀,久不收口,唇舌淡红,脉沉细无力等。为气血两虚,不能托毒外出,治宜补益托毒,使之毒聚透脓,或生肌收口。选用托里透脓汤、托里消毒散等。

(4) 解郁化痰法:适用于肝气不舒,情志不畅,失其疏泄,气机不利,运化失司,痰气互结而致"乳中结核"类的乳房疾病,伴有胸闷不舒、乳房胀痛、舌苔白腻、脉弦滑等。治宜疏肝解郁、化痰软坚,选用开郁散、逍遥散合小金丹等。

(5) 补益扶正法:适用于乳癌、乳痨破溃后,面色无华,气短乏力,食欲不振,唇舌淡红,脉细无力;或潮热盗汗,头晕耳鸣,舌质红,脉细数;或形寒肢冷,大便溏薄,苔白质淡,脉沉迟等症状。或感染性乳房疾病破溃后,脓出毒泄而气血两虚者,难于生肌收口的,均可酌情使用补益扶正法,所谓"虚者补之"。气血虚者,可用香贝养荣汤、归脾汤等;肝肾不足者,可选用右归饮、二仙汤、六味地黄丸等。

2) 外治

敷贴:感染性乳房病,初起宜清热解毒,活血消肿为主,用金黄散、玉露散、双柏散等,水、蜜调后外敷,每日1～2次。或用金黄膏、玉露膏外敷。溃破后提毒祛腐,选用八二丹、九一丹药捻;脓尽腐脱,肉芽新鲜,改用生肌散、生肌玉红膏等。

肿瘤性乳房疾病,宜温经和阳,化痰通络,消肿止痛。选用阳和解凝膏掺黑退消、桂射散等。

3) 手术　对感染性乳房疾病,脓肿形成,宜及时切开排脓。肿瘤性乳房疾病,经积极药物治疗无明显好转时,亦可施行手术。对凝有恶变以及恶性肿瘤,应早期采取手术治疗,以免耽误病机。

2.2 乳头破碎

乳头和乳晕部分发生大小不等的皲裂,称为乳头破碎。《疡科心得集》名乳头风。多发于哺乳期妇女,是引起乳痈、乳发的重要原因之一。其特点是:多发生在乳头、乳晕部位,皮肤破裂,喂奶时痛如刀割,往往愈后复发,部分患者至停止哺乳后才能痊愈。

【病因病理】

患者素体阳盛,复因恚怒,致肝火不得疏泄,与阳明湿热相结而成。另外与下列因素有关:产妇乳汁不足,或乳头内缩,吮吸过度,加之初产妇乳头皮肤柔嫩,以致乳头破碎;或因乳汁过多,流溢皮肤,浸淫湿烂所致。

【辨证】

乳头及乳晕部皮肤破裂,分泌脂水,结黄色痂,发生燥裂性疼痛,尤以小儿吮乳时痛如刀割,其痛难忍。如结痂后乳窍阻塞;或乳妇怕痛拒儿吸乳,致乳汁排泄不畅,可继发乳痈。若乳头破裂,乳晕周围皮肤干燥皲裂,奇痒难受,愈后仍易复发。舌苔白或黄,脉弦数。

【鉴别诊断】

乳疳:生于非哺乳期妇女。初起乳头破碎、糜烂脱皮,经年不愈,乳头光而无皮,甚至乳头腐脱其半,形如破莲蓬样。虽名乳疳,实是乳头部岩症,即西医所称的乳头湿疹样癌。

【治疗】

1) 内治　轻者不必内服中药,肝火湿热盛者,治宜清肝火利湿热,可用龙胆泻肝汤治之。

2) 外治　一般选用润肤止痒、生肌燥湿等药物,如黄连膏、青黛散油膏,或蛋黄油等涂敷患处。

【护理】

用玻璃罩橡皮乳头,放在乳头上哺乳,可减轻疼痛,防止发生乳痈;亦可患侧乳房暂不哺乳,但要定期按摩乳房,挤去乳汁,待乳头破碎愈合后再行哺乳。

2.3 乳痈

本病是发生于乳房部的一种急性化脓性疾病。多见于哺乳期妇女,以初产妇多见,好发于产后 3~4 周,是乳房疾病中的常见病。

乳痈之病名最早见于晋·《肘后方》。隋·《诸病源候论》中提出了乳痈的后遗症"乳漏"。由于发病时期和致病因素的不同,明·《寿世保元》中提出"外吹"、"内吹"之名。前者是哺乳期乳痈;后者指怀孕期乳痈。乳房深部或乳房后位的脓肿称为乳疽。如《医宗金鉴》中说:"此证……俱生于乳房,红肿热痛者为痈,十四日脓成。若坚硬木痛者为疽,月余成脓。"《外科理例》中不但主张乳痈成脓后宜早期切开,而且还认识到成脓不切开有传囊之变。如说:"夫乳者,有囊囊,有脓不针,则遍患诸囊矣。"《疡医大全》指出:"妇人乳有十二穰"。这与现代所说乳腺管有 15~20 个相近似。总之,前人对乳房的解剖有一定的认识;在病因、症治方面也有较丰富的理论和实践经验。

【病因病理】

本病发生原因《外科冯氏锦囊秘录精义》中论述较详,其说:"乳子之母,不知调养,怒忿所逆,郁闷所遏,厚味炙煿所酿,以致厥阴之气不行,故窍不得通,而汁不得出,阳明之血热沸腾,故热胜而化脓。亦有所乳之子,膈有滞痰,口气焮热,含乳而睡,热气所吹,遂生结核。于初起时,便须忍痛,揉呕令通,自可消散,失此不治,必成痈疖。"扼要地说明乳痈的发病原因。现将病因病理分述如下:

(1) 乳汁淤积:乳头破碎、乳头畸形和内陷,哺乳时疼痛,影响充分哺乳;或乳汁多而少饮;或小儿口中热毒之气;或因毒邪外袭,均可使乳汁淤滞,乳络不畅,乳管阻塞,败乳蓄积,化热而成痈肿。

(2) 肝郁胃热:情志不畅,肝气不舒;产后饮食不节,胃中积热。根据经脉循行分布,乳头属足厥阴肝经,主疏泄,能调节乳汁分泌;乳房属足阳明胃经;乳汁为气血所化,源出于胃,实为水谷之精华。若肝气不舒,厥阴之气不行而失于疏泄,胃热壅滞,与阳明之热蕴结,以致经络阻塞,气血瘀滞而成乳痈。

【辨证】

(1) 初起:乳房肿胀疼痛,皮肤微红或不红,肿块或有或无,乳汁分泌不畅,伴有恶寒发热、头痛、胸闷不舒、舌苔薄黄或黄腻、脉象弦数等。

(2) 成脓:肿块逐渐增大,皮色焮红,疼痛加重,壮热不退,口渴喜饮,舌苔黄,脉弦数,已有化脓趋势。若壮热,疼痛十余天不见减轻、硬块中央变软,按之有波动感时,是属成脓阶段;患于乳房深部(乳房后位)的乳痈,常需穿刺确诊。若脓液穿入乳管,有时脓液可从乳窍中流出。

(3) 溃后:破溃出脓后,一般热退,肿消痛减,逐渐愈合。若溃破后,脓出不畅,肿痛不减,身热不退,属脓液波及其他乳络,而成"传囊"之变。亦有破溃后,乳汁从疮口溢出,形成乳漏,愈合较慢。

【治疗】

1) 内治

初起:疏肝清热、通乳消肿为主,用瓜蒌牛蒡汤加减。

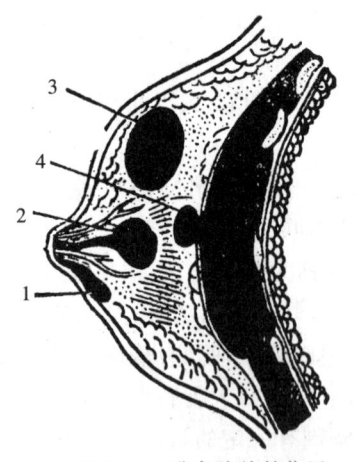

图 2-1 乳房脓肿的位置

(1)乳晕下脓肿 (2)潴留在乳管内的脓肿
(3)乳房内脓肿 (4)乳房后脓肿

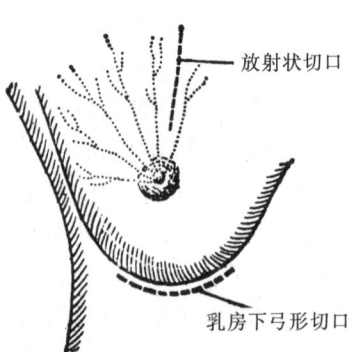

图 2-2 乳房脓肿引流切口

加减法:通乳加穿山甲、王不留行、漏芦、木通;气郁加橘叶、川楝子;恶露未尽加归尾、益母草、川芎;热重加石膏、黄芩;肿痛者加乳没、赤芍;回乳加焦山楂、焦麦芽。

(2) 成脓:宜清热解毒,托里透脓为主,用透脓散加味。

(3) 溃后:溃后热退身凉,肿痛逐渐消退,宜排脓托毒,用四妙汤加味;若溃后身热不退,肿痛不减,为余毒未尽,而成"传囊"之变,宜参照初起、成脓期治法。

若乳痈经治后,局部肿硬不消微痛,不发热,脉弦缓,舌苔薄白,为使用寒凉药物太过,致气血凝结,治宜疏肝理气,温阳消肿。方用四逆散加鹿角、穿山甲。温则血得行,络脉畅通,肿硬消散。

2) 外治

(1) 初起:

① 乳房按摩:局部肿痛、乳汁不通、瘀乳明显,可行乳房按摩,使郁滞乳汁得以疏通。先在患侧乳房涂上少许润滑油,患者自己或术者,用五指由乳房四周轻轻向乳头方向按摩,但不宜用力挤压或旋转按压,而是沿着乳络方向施以正压,把瘀滞的乳汁,逐步推出。在按摩的同时可以轻揪乳头数次,以扩张乳头部的乳络。若在按摩前先做热敷,其效更好。

② 外敷药:金黄散,玉露散或双柏散,用水或鲜菊花叶、鲜蒲公英等捣汁调敷患处;也可用50%芒硝溶液湿敷,每日3~4次;或用仙人掌去刺捣烂外敷。

③ 针刺疗法:取肩井、膻中、足三里强刺激,留针15min,每日1次;发热者加曲池。

(2) 成脓

① 脓肿形成,宜切开引流,应循乳络方向作放射状切口,以免损伤乳络、乳晕、乳头。

② 脓肿小而浅者,可用针管穿刺抽脓后,外敷金黄散或金黄膏;或用火针放脓,一般用三棱针烧红,在波动明显距乳晕较远低垂部位刺入脓腔,稍加转动,将针拔出,待脓出后,疮口内插入提毒祛腐药捻。

(3) 溃后:八二丹或九一丹药捻,外敷金黄膏;脓尽改用生肌散、生肌玉红膏。

3) 其他

(1) 若乳汁从疮口流出,可用垫棉法束紧,避免乳汁流入脓腔,促进愈合。

(2) 停止哺乳,可用吸乳器吸出乳汁,用胸罩或三角巾托起乳房,以减少其活动和疼痛。

【预防】

(1) 产后可用橘核30g,水煎服,一般2~3剂,可防止乳汁郁滞而发生乳痈。

(2) 妊娠后期,常用温水洗乳头;乳头内陷者,洗后轻柔按摩牵拉;或用75%酒精经常擦洗乳头。

(3) 养成定时哺乳习惯,注意乳头清洁。产妇乳汁过多,哺乳后尚未排尽时,可用吸乳器或用手挤压按摩,使乳汁排出,防止淤积。

(4) 如有乳头擦伤、皲裂,或身体其他部位有化脓性感染时,应及时治疗。

2.4 乳发

发生在乳房部肌肤之间,容易腐烂坏死的化脓性感染称为乳发。其特点是:病变范围较乳痈大,局部焮红漫肿疼痛,很快皮肉腐烂,症情较重,甚至可致热毒内攻。

本病最早见于《刘涓子鬼遗方》,称为发乳。由于病变范围较大,故名乳发。如《外科真诠》中说："乳肿最大者名曰乳发。"

【病因病理】

多因火毒外侵，以及肝胃两经湿热蕴结乳房而成。乳痈火毒炽盛者亦可并发本病。

【辨证】

(1) 初起：发病迅速，开始乳房部皮肤焮红漫肿，疼痛较重，毛孔深陷，恶寒发热，苔黄，脉数等。

(2) 成脓：2～3天后皮肤湿烂，继而发黑溃腐，疼痛加重，壮热口渴，舌苔黄腻，脉象弦数。

(3) 溃后：经恰当治疗后，腐肉渐脱，身热渐退而疮口逐渐愈合。若正虚邪盛，毒邪内攻，症见高热神昏，舌苔黄，脉数等，为火毒攻心。

【治疗】

1) 内治

《外科大成》说"发为乳房焮赤俱肿，势大如痈，未成形者消之，已成形者托之，内有脓者针之，以免遍溃；诸囊为害，防损囊膈，致难收敛。"可见本病的治疗必须及时，以控制其扩散。

(1) 初起：宜泻火解毒，佐以利湿，龙胆泻肝汤加减。

(2) 成脓：宜泻火解毒，佐以透托，上方加山甲、皂角刺。

火毒内攻：宜清热解毒、凉血开窍，方用犀角地黄汤合黄连解毒汤、安宫牛黄丸等。

2) 外治　可参照乳痈的处理方法。

2.5 乳痨

乳痨是乳房部的结核性疾病。因其病变后期常有虚痨表现，故名乳痨。溃后脓液稀薄如痰，所以又名乳痰。其特点是：病程进展缓慢，初起乳房内有一个或数个结块如梅李，边界不清，皮肉相连。本病临床少见，约占所有乳房疾病的1%。多发于20～40岁的已婚、生育妇女。

乳痨病名最早见于明《外科理例》中说："妇乳内肿一块如鸡子大，劳则作痛，久而不消，服托里药不应，此乳痨症也。"《外科大成》论症更为详细，其说："乳房结核，初如梅子，数月不疗，渐大如鸡子，串延胸胁，破流稀脓白汁而内实相通，外见阴虚等症。"不但叙述了局部症状，而且还指出了阴虚的全身情况。《医宗金鉴》还指出："形势虽小，不可轻忽，若耽延日久不消，轻成乳痨，重成乳岩。"其实不是轻与重的问题，而是早期乳房结核的肿块，不易与乳岩鉴别，至后期瘘管或溃疡形成，诊断并不困难。

【病因病理】

多因体质素虚，肺肾阴亏，阴虚则火旺，火灼津为痰，痰水凝结成核；或肝郁化火，耗损阴液，痰凝气郁所致。

【辨证】

(1) 初起：乳中一个或数个结块，大小不等，边界不清，硬而不坚，推之可动，皮色不变，不痛或微痛，舌苔薄白，脉象弦滑。

(2) 成脓：结块渐大，皮肉相连，皮色不红或微红，肿块变软，形成脓肿，常可延及胸胁、腋下，舌苔白或黄，脉数等。

(3) 溃后:脓肿溃破后,形成一个或数个溃疡,出败絮样稀薄脓液,或日久形成乳漏。身体瘦弱,伴有潮热盗汗、食欲减退、舌质红而少苔、脉象细数等。即前人谓"疮痨"之症。

【治疗】

1) 内治　《外科大成》中说:"初起宜……萎贝散消之;已成者用瓜萎散调之,兼八珍汤加姜、炒香附、夏枯草、蒲公英补之;已成者必见阴虚等证,兼用六味地黄丸料,以培其本。"可见对本病的治疗方法,论述较详,对临床治疗有一定指导价值。

(1) 初起:为肺肾阴虚,肝郁痰凝,治宜疏肝解郁,滋阴化痰,用开郁散合消疬丸加减。

(2) 成脓:脓已成而不破溃,治宜托里透脓,透脓散加味。

(3) 溃后:阴虚者,养阴清热,用六味地黄汤合清骨散加减;气血虚者,宜调补气血,香贝养荣汤加减。不论已溃未溃,均可兼服小金丹或芩部丹(黄芩、百部、丹参)。

2) 外治

(1) 初起:用阳和解凝膏掺桂麝散敷贴。

(2) 成脓:波动明显宜切开排脓。

(3) 溃后:八二丹药线引流,红油膏盖贴;腐脱肉鲜,改用生肌散、生肌玉红膏。形成瘘管,用白降丹或红升丹药捻条插入,脓尽后改用生肌散。

2.6　乳癖

乳房部位出现形状大小不一的硬结肿块,称为乳癖。本病是乳房部常见的肿瘤性疾病。由于乳房部自觉症状不明显,肿块不易被发现,故名乳癖。《诸病源候论》谓:"癖者,癖侧在于两胁之间,有时而痛是也。"《医宗必读》进一步指出:"癖者,僻也,内结于隐僻,外不可见也。"其特点是:乳中结核,形如鸡卵,表面光滑,推之移动,一般多为单发。好发于20～25岁的青年妇女,其发病率约占乳房肿块的10%。

本病名称最早见于汉·《中藏经》。清·《疡科心得集》对该病的症状描述较为具体,其说:"乳中结核,形如丸卵,不疼痛,不发寒热,皮色不变,其核随喜怒为消长,此名乳癖。"《外科真诠》指出有岩变可能,谓:"宜节饮食,息恼怒,庶免乳岩之变。"实为经验之谈。

【病因病理】

本病多因情志内伤,肝郁痰凝,痰瘀互结乳房所致。如《疡医大全·乳痞门主论》说:"乳癖……多由思虑伤脾,怒恼伤肝,郁结而成也。"或因冲任失调,气滞痰凝所致。

【辨证】

好发于乳房的外上方,一般多为单发,也有多个在一侧或两侧乳房出现,呈卵圆形,小的如樱桃,大的如梅李、鸡卵,表面光滑,质地坚实,皮核不相亲,推之活动,边界清楚,皮色如常,多无痛感,也不溃破,可能数年无变化;但也有在妊娠期迅速增大,有岩变可能。

【治疗】

1) 内治　本病主要成因是肝郁痰凝,治宜疏肝理气、化痰散结,用开郁散加减;冲任失调者加用二仙汤。小金丹也可使用。

2) 外治　宜温阳活血,化痰软坚,阳和解凝膏加黑退消贴敷,7天换1次。

2.7 乳腺增生病

乳腺增生病是乳房部一种非炎症性疾病。其特点是：乳房肿块，经前肿痛加重，经后减轻。好发于 30～40 岁妇女，是较为常见的疾病。

本病是现代医学病名，属于祖国医学的"乳癖"范围。据《疡科心得集》所论述："乳中结核，形如丸卵，不疼痛，不发寒热，皮色不变，其核随喜怒而消长，此名乳癖。"其中"乳中结核，形如丸卵"的描述，与现代医学的乳腺纤维瘤相似，为了不致与前者相混，故把它分开论述。

【病因病理】

本病多由于郁怒伤肝，肝郁气滞；思虑伤脾，脾失健运，痰湿内蕴，以致肝脾两伤，痰气互结，瘀滞而成块。或因肝肾不足，冲任失调，阳虚痰湿内结所致。

【辨证】

双侧乳房内发生大小不一的肿块，常同时或相继出现。其形态不规则，或圆或扁，分散于乳房，或局限于一处、肿块与周围组织分界不清，不与皮肤粘连，推之移动，在月经前 3～4 天疼痛加重，肿块增大，经后疼痛减轻或消失，肿物变小，有时乳头溢出黄绿色、棕色的血性液体。属于肝郁痰凝者，伴有心烦易怒、失眠梦多、情绪急躁、乳房胀痛、舌苔薄白、脉象弦滑。属于冲任失调者，伴有月经不调、腰酸乏力、经水少而色淡、或闭经、舌苔白质淡红、脉弦细或沉细等。其肿块分有以下数种类型。

(1) 片块型：其肿块为厚薄不等的片块状，数目不一，呈长圆形或不规则形，立体感差，质地中等，或软有韧性，活动，不粘连，边界不清或部分清楚，表面光滑或呈颗粒状。若表面明显不平，软硬不一，称之为结节状片块。

(2) 结节型：呈结节状，形状不规则，立体感强，中等硬度，活动，表面光滑或不平，边界清楚或比较清楚，大小多在 0.5～0.3cm。若直径小于 0.5cm 者 称为"砂粒"。

(3) 混合型：同一乳房内有片块、结节、条索、砂粒等两种形态以上的肿块者。

(4) 弥漫型：肿块分布的范围超过三个象限以上，或分散于整个乳房内称为弥漫型。若肿块分布广泛，形态多样则称为混合弥漫型。

临床以片块型多见，结节型较少；且在治疗上也较难以消失。

【鉴别诊断】

乳癖：多发于青年妇女，肿块为卵圆形，边界清楚，光滑，活动，发生于单侧乳房，一般无胀痛感觉。

【治疗】

1) 内治

(1) 肝郁痰凝：治宜疏肝解郁、化痰散结，用逍遥蒌贝散或六神全蝎丸。

(2) 冲任失调：治宜调理冲任，温阳化痰，宜二仙汤合四物汤或合十全大补汤加减。

2) 外治　阳和解凝膏加黑退消外贴，7 天换 1 次。

2.8 乳疬

男女儿童或中老年男性在乳晕部出现疼痛性结块，称为乳疬。是一种乳房异常发育症。其特点是：乳晕中央有扁圆形肿块。分为男性乳房发育异常和儿童乳房发育异常两类，前者见于中、老年男性,后者见于10岁左右的男女儿童。其病名最早见于《疮疡经验全书·卷二》,又称妳疬。

【病因病理】

男子由于肾气不充,肝失所养;女子因冲任失调。《疮疡经验全书》说:"此疾因女子十五、六岁,经脉将行,或一月两次,或过月不行,致生此疾。"说明本病发生与冲任两脉有关。总之由于肾气不足,冲任失调,肝失所养,气滞痰凝所致。

【辨证】

乳晕中央有扁圆形肿块,一般发生于一侧,偶见双侧,有轻度压痛或胀痛,甚则乳房肥大。男性患者,可有发音较高,缺少胡须,阴毛按女性分布等特征。肝脏损害严重的病人,亦易发生本病。

【治疗】

1) 内治　肾阳虚者,宜温阳化痰,用右归丸合小金片。肾阴虚者,宜滋阴化痰,用左归丸合小金片。

2) 外治　参照乳癖。

2.9　乳漏

发生于乳房部的漏,称为乳漏(漏亦作瘘)。其特点是:疮口脓水淋漓,久不收口而成管道。发生于乳房和乳晕两个部位,而以前者多见,且预后较好;后者常见于未婚妇女,病程较长。

本病记载最早见于《诸病源候论》如说:"因发痈疮,而脓汁未尽,其疮暴瘥,则恶汁内食,后更发,则成瘘者也。"《外科真诠》对乳漏的症状作了较详细的论述,如说:"乳漏乳房烂孔,时流清水,久而不愈,甚则乳汁从孔流出。"在病因方面认为是:"多因先患乳痈,耽延失治所致。"说明对乳漏的症状,病因的认识是正确的。

【病因病理】

乳房部漏管,多因乳痈、乳发失治,脓出不畅;或切开不当,损伤乳络,乳汁从疮口溢出,以致长期流脓、溢乳而形成;或因乳痨溃后,身体虚弱,日久不愈所致。乳晕部的漏管,多因乳头内缩凹陷感染毒邪,粉瘤化脓,疮口久不愈合而成。常见于未婚妇女。

【辨证】

(1) 乳房部漏:发病前患有乳痈、乳发病史,疮口经久不愈,常流乳汁或脓水,周围皮肤潮湿浸淫。若因乳痨溃破成漏,疮口多为凹陷,周围皮肤紫暗,脓水清稀或夹有败絮样物质,伴有潮热、盗汗、舌质红、脉细数等症。

(2) 乳晕部漏:又称乳头漏。多发于非哺乳的20～40岁妇女,亦可偶见于男子,常伴有乳头内缩,并在乳头旁(乳晕部)有黄豆大小结块,质软不坚,不痛不痒,不易发现。发作时结块增大,疼痛,色红;成脓溃破后,流出脓性分泌物,兼有灰白色脂状物质,往往久不收口,若用球头银丝从疮孔中探查,银丝球头可从乳窍中穿出。亦有愈合后在乳窍中仍有粉质外溢,带有臭气;或愈后疮口又红肿疼痛而破溃,反复发作,难以痊愈。

【治疗】

1) 内治

(1) 乳痈溃后毒邪未尽,治宜清热解毒,用五味消毒饮。气血虚者,治宜调补气血,用托里消毒饮加减。

(2) 乳痨溃后阴虚者,治宜养阴清热,用六味地黄汤合青蒿鳖甲汤加减。

2) 外治

(1) 敷贴法:适用于乳房部漏。先用提脓祛腐药,如八二丹或七三丹药捻,外敷红油膏,脓尽后改用生肌散、生肌玉红膏,均用厚棉垫加压。无效时需作扩创。

(2) 手术疗法:适用于浅层皮下漏。先用球头细银丝探针弄成弯形,自乳晕部外口探入,由乳头口穿出。探查时动作轻柔,以免造成假道。然后沿探针将瘘管(包括乳头)全部切开,修剪切口两侧创缘,使其略呈蝶状,并检查漏管有无分支。如有,须一并切开,术后用八二丹棉条填塞伤口,外敷红油膏。若手术时乳晕部外口已呈假性愈合,可在该处作一小切口,再以探针从切口探入,从乳头穿出;挤压乳晕部可挤出灰白色脂状物,自乳孔排出,再以探针从该孔探入,从乳晕部假性愈合处穿出,然后按前述方法切开漏管。术后七三丹棉条嵌塞,肉芽新鲜后改用生肌药物。

(3) 挂线疗法:适用乳晕部乳漏(具体操作参照总论外治法"挂线法"。但乳晕部漏管,其管道通向乳窍,须将球头银丝弄成弯形,方能自溃疡口探入,由乳窍穿出)。

2.10 乳衄

乳窍不时溢出少量血液,称为乳衄。本病多发生于40～50岁妇女。

本病最早记载于《疡医大全》,说:"妇女乳房并不坚肿结核,惟乳窍常流鲜血,此名乳衄。"引起乳衄发生的疾病有多种,如乳管内乳头状瘤、乳腺囊性增生病、乳岩等。本节所讨论的乳衄是指乳管内乳头状瘤。

【病因病理】

发病原因,多由忧思郁怒,肝气不舒,郁久化火,迫血妄行;或因肝郁伤脾,脾不统血所致。如《疡医大全》说:"忧思过度,肝脾受伤,肝不藏血,脾不统血,肝火亢盛,血失统藏,所以成衄也。"

【辨证】

乳头溢出血性液体,无痛感,有的乳晕部能摸到豆大圆形肿物,质软,不与皮肤粘连,推之活动。轻按肿物时,即可从乳头内溢出血性或黄色液体。若肝火偏旺者,伴有性情急躁、心烦易怒、胸胁胀痛、口苦咽干、舌苔白或黄、质边尖红、脉象弦数。若脾不统血者,伴有四肢倦怠、食欲不振、舌苔薄白、脉象沉细等。

【治疗】

1) 内治

(1) 肝火偏旺:治宜疏肝解郁、清热凉血,用丹栀逍遥散加减。

(2) 脾虚失统:治宜健脾养血,用归脾汤加减。

加减法:血色鲜红加生地、小蓟;乳房胀痛加橘叶、川楝子、香附;肿块不消加山慈姑、土贝母、牡蛎;心烦不寐加柏子仁、炒枣仁;食欲不振加太子参、橘叶、砂仁等。

2) 外治　本病如治疗无效,反复发作,或已怀疑为岩变者,应及时手术治疗。

(施汉章)

3 瘿

3.1 概论

颈前结喉两侧肿大的一类疾病,统称为瘿。见于《肘后备急方》。有关瘿属于颈部疾患的解释,早在《说文解字》中已有记载:"瘿,颈瘤也,从病婴音"。刘照释曰:"瘿,婴也,在颈婴喉也。"谓瘿之病状如贝壳编成之圈状佩于颈也,或如有物系于喉间状。由此可见,瘿是指颈前部疾患,相当于甲状腺疾病的总称。其特征为颈前结喉两侧漫肿或结块,皮色不变,逐渐增大,病程缠绵。我国西北高原地带及山区较为多见。

早在晋唐时期,祖国医学文献中就提出用含碘药物和动物甲状腺口服治疗本病,如《肘后备急方》载有海藻酒;《备急千金要方》记述了鹿靥和羊靥内服治瘿的经验。《诸病源候论》谓:"瘿者,由忧恚气结所生。"又谓:"诸山水黑土中出泉流者,不可久居,常食令人作瘿病,动气增患。"《太平圣惠方》谓:"夫瘿者,由忧恚气结所生也。亦由饮沙水,随气入于脉,搏于颈下而为之也。"明确地指出了本病与地区、饮水、情绪有关。

瘿在古代文献中,有五瘿之分,如《外科正宗》引薛立斋云:"筋骨呈露曰筋瘿,赤脉交结曰血瘿,皮色不变曰肉瘿,随忧喜消长曰气瘿,坚硬不可移曰石瘿,此瘿之五名也。"这样的命名和分类,主要依据瘿的临床表现以及配合五脏所属。本章将讨论气瘿、肉瘿、瘿痈和石瘿。

【颈部经脉所属】

瘿的病位,在于颈前结喉两侧,颈前乃属任脉之所主。任脉起于少腹中极穴之下,沿腹和胸部正中线直上,抵达咽喉,再上至颏部,经过面部进入两目。且颈前亦属督脉之分支,盖督脉其少腹直上者,贯脐中央,上贯心,入喉。而任督两脉皆系于肝肾,且肝肾之经脉,皆循喉咙。所以颈前部位,与任、督、肝、肾经络有一定的联系。故气瘿的成因,除由于长期饮食沙水(缺碘之水)外,情志不畅、肝气郁结,亦为发病原因之一。瘿病有时伴有月经紊乱、两手震颤、突眼、心悸等,与冲任不调、肝木失养、肾阴不足等有关,所以在瘿的辨证过程中,结合病位的经脉所属,对指导治疗有一定的意义。

【病因病理】

有关瘿的发病原因,总的来说,不外乎正气不足,外邪入侵。由于正气不足,以致外邪乘虚侵入,结聚于经络、脏腑,导致气滞、血瘀、痰凝等病理变化,而逐渐形成瘿病,说明了正气不足是形成瘿病的内在依据。下面将有关瘿病的发病因素扼要地予以分述。

(1) 气滞:气为人体生理功能的主要表现,是维持人体生命活动的重要物质基础。在正常情况下,气与血相辅而行,循环全身,流行不息。如因饮食过偏(长期饮用沙水)或因忧恚气结的情志抑郁,皆可影响气的正常运行,造成气的功能失调,形成气滞、气郁的病理现象。长期的气滞、气郁,积久聚而成形,则导致肿块的发生,如蕴结于颈部结喉两侧而为气瘿。

(2) 血瘀:气为血帅,气行则血行,而血的阻滞凝结,除了因某种病邪引起外,多由气滞不畅所致,故血瘀多伴气滞,凝滞日久,则成瘀结肿块,如发生于颈部的石瘿。

(3) 痰凝：痰在正常人体中是不存在的，它是一种病理性的产物。因外邪所侵，或情志内伤，以及体质虚弱等，多能使气机阻滞，津液积聚为痰。《丹溪心法》说："痰之为物，随气升降，无处不到。""凡人身上、中、下有块者，多是痰。"故瘿的发生和痰凝有一定的内在联系。如痰凝于结喉两侧为肉瘿。

总之，瘿的成因是多种因素造成的，其他尚有湿聚、肝肾不足、心火妄动等等，而主要的在于正气不足、外邪入侵，以致气滞、血瘀、痰凝相互胶结，而成瘿病。

【检查方法】

检查瘿病时，嘱病人端坐，双手放于两膝，显露颈部。检查者坐在病人对面，观察颈部轮廓，两侧是否对称，有无肿块隆起，并注意其位置、大小、形态，邻近血管有否充盈，如有肿块，让病人作吞咽动作，看是否能随吞咽动作而上下移动。进一步是扪诊检查，检查者坐于病人对面，也可站立在病人后面，用双手进行检查，一般先健康部位，后肿块部位，顺序进行，然后作肿块的重点检查，要注意其位置、数目（单个或多个）、硬度（柔软如绵馒、坚实如木、坚硬如石）、光滑度（光滑、高低不平）、活动度（活动、固定）、有否压痛、边缘境界是否清楚等。如感到肿块随吞咽动作上下移动，这是瘿病肿块的特点。在扪诊时，还应注意有无震颤，气管有无移动，颈部淋巴结有否肿大。检查瘿的另一方法，检查者也是面对病人，让病人的头部略为俯下，使颈部肌肉和筋膜松弛，检查者用一手的拇指将病人的甲状软骨推向检查之侧，使检查的甲状腺突出，另一手的手指按放在检查侧的胸锁乳突肌前后，这样，整个甲状腺的侧叶就能掌握在检查者的手中，对甲状腺的大小、形状、质地等，能够作出更为精确的判断。

【治疗】

有关对瘿病的治疗记载，早在晋代《肘后备急方》首先应用海藻酒；《备急千金要方》有治瘿十三条，其内服九方中有八方皆用海藻、昆布。唐、宋后亦有新的药方增添，如《普济方》的猪靥散、羊靥丸。但总的不外乎两大类，即植物类的含碘药物如海藻、昆布、海带、黄药子等；含甲状腺素的药物如猪靥、羊靥等制剂。目前，现代医学治疗某些甲状腺疾患也同样应用这些碘剂或甲状腺素等进行治疗。由此可见，祖国医学对瘿的治疗，早已积累了丰富经验。今结合上述瘿病的发病因素，分别将理气解郁、活血祛瘀、化痰软坚等治法，归纳分述于下。

(1) 理气解郁法：适用于发病与精神因素有关者，病变在肝经部位，结块漫肿软绵，或坚硬如石，胸胁胀痛，舌苔薄白，脉弦滑，如气瘿，宜逍遥散主之。常用药物如柴胡、川楝子、延胡索、香附、青皮、陈皮、木香、八月札、砂仁、枳壳、郁金等。

(2) 活血祛瘀法：适用于肿块色紫坚硬，或肿块表面青筋盘曲或网布红丝，痛有定处，舌质紫黯、瘀点瘀斑，脉濡涩，如石瘿，宜挑红四物汤主之。常用药物如桃仁、红花、赤芍、丹参、三棱、莪术、当归尾、泽兰、王不留行、乳香、没药、自然铜、地鳖虫、石见穿、血竭等。

(3) 化痰软坚法：适用于结块位于皮里膜外，患处不红不热，按之坚实或有囊性感，舌苔薄腻，脉滑，如气瘿、肉瘿等，宜海藻玉壶汤主之。常用药物如海藻、昆布、海带、夏枯草、海蛤壳、海浮石、生牡蛎、半夏、贝母、黄药子、山慈姑、白芥子等。

此外，尚有清热化痰、补益肝肾、调摄冲任等，在临床应用时，须根据辨证和结合实际病况，加以综合选择应用。有关外治疗法，将在各病中叙述。

3.2 气瘿

气瘿是瘿病的一种,因其患部肿块柔软并可随喜怒而消长,故称为气瘿。见于《诸病源候论》,谓:"气瘿之状,颈下皮宽,内结突起,腄腄然亦渐大,气结所致也。"常见于离海较远的高原山区,尤其云贵高原和陕西、山西、宁夏等地区的居民最为多见。

【病因病理】

《诸病源候论》说:"瘿者,由忧恚气结所生。亦曰饮沙水,沙随气入于脉,搏颈下而成之。"因此,本病的原因是:一为忧恚,二为水土。但主要因素,由于忧恚的情志内伤,以致肝脾气逆,脏腑失和而生。其与人的生活地区和所饮水质有关者,亦每因动气而增患。故《诸病源候论》说:"诸山水黑土中出泉流者,不可久居,常食令人作瘿病,动气增患。"总之,本病的成因:外因平素饮水或食物中含碘不足;内因情志不畅、忧怒无节、气化失调、升降障碍、营运阻塞,对本病的发生或加重有着密切关系。此外,若产后肾气亏虚,外邪乘虚侵入,亦能引起本病。

【辨证】

本病好发于青年,女多于男,尤以怀孕期及哺乳期妇女更为多见,但在流行地区内常发生于入学年龄的儿童。初起时一般全身症状并不显著,颈部呈弥漫性肿大,逐渐肿势增加,边缘不清,皮色如常,并不疼痛,按之皮宽而软,有的肿胀过大而呈下垂,觉局部沉重,如果肿胀进一步发展压迫气管,轻则在剧烈活动时感到呼吸困难,重则静卧时亦有喘鸣;如脉络受阻(压迫颈深部大静脉),则颈、胸部表浅静脉明显扩张(即是中医文献中的血瘿),如喉间气机阻塞(压迫喉返神经),可有发音嘶哑等。在流行地区除颈部呈弥漫性肿大外,可以伴有一个或数个大小不等的结节,能随吞咽动作而上下移动。

【治疗】

一般采用内治法,宜疏肝理气、解郁消肿,四海舒郁丸加减,怀孕期或哺乳期加菟丝子、首乌、补骨脂。

【预防】

(1) 在流行地区内,除改善饮水来源外,都应以碘化食盐(即每千克食盐中,加入 5～10mg 碘化钾)煮菜,作集体性预防,服用至青春发育期过后。

(2) 经常用海带或其他海产植物佐餐,尤其在怀孕期或哺乳期。

(3) 平时保持心情舒畅,勿郁怒动气。

3.3 肉瘿

瘿病肿块较局限而柔韧者,称为肉瘿。见于《三因极一病证方论》。其特征为颈前结喉一侧或双侧结块柔韧而圆,如肉之团,按之能随吞咽动作上下移动,发展缓慢,好发于青年及中年人,女多于男。

【病因病理】

由于忧思郁怒,湿痰凝结而成。肝为刚脏,主宰谋虑,性喜条达,因情志抑郁,肝失条达,遂使肝旺气滞内结,肝旺侮土,脾失运化,饮食入胃,不能化生津微,形成湿痰内蕴。颈前乃属任脉所主,亦属督脉之分支;而任督之脉皆系于肝肾。因气郁湿痰内生,随经络而行,留注于结喉,气血为之壅滞,聚而成形,乃成肉瘿。

【辨证】

患者年龄常在40岁以下,且以女性占多数。在结喉正中一侧或双侧有单个肿块,呈半圆形,表面光滑,可随吞咽动作而上下移动,按之不痛,生长缓慢,一般并无明显全身症状。如果肿块增大,喉部气机阻塞(压迫气管),可引起呼吸困难,甚则声音嘶哑。甲状腺同位素^{131}I扫描图显示多为温结节。有的可伴有性情急躁、胸闷易汗、心悸、脉数、月经不调、手部震颤等;或有能食善饥、体重减轻、形容消瘦、神疲乏力、脱发、便溏等甲状腺功能亢进的征象。极少数病例可以癌变。

【治疗】

1) 内治　宜理气解郁、化痰软坚,用海藻玉壶汤加减。胸闷不舒加香附、郁金;脉数、心悸、易汗加茯神、枣仁、熟地;手、舌震颤加钩藤、真珠母、白芍;能食善饥加生石膏、知母;消瘦乏力、便溏加白术、山药、扁豆;月经不调加鹿角片、肉苁蓉、益母草、菟丝子;肿块坚硬加赤芍、露蜂房、蛇六谷;尚可选用小金片,逍遥丸、芋芳丸等。

2) 外治

(1) 外敷:阳和解凝膏掺黑退消。

(2) 针刺:取定喘穴,隔日针刺1次。

3) 手术　在应用中药治疗3个月后,如肿块无明显缩小,或伴有甲状腺功能亢进,或肿块坚硬的,宜考虑手术。

3.4　瘿痈

颈前结喉两侧炎症性肿块性疾患,称为瘿痈,是瘿病的一种。其特征是颈中两侧结块,皮色不变,微有灼热,疼痛牵引至耳后枕部,常伴发热、头痛等症状,较少化脓。

【病因病理】

多因风温,风火客于肺胃,内有肝郁胃热,积热上壅,挟痰蕴结,以致气血凝滞,郁而化热所致。

【辨证】

发病前多有感冒、咽痛等病史,或突然发病,恶寒高热,颈前两侧结块,皮色不变,微有灼热,按之疼痛,其痛可牵引至耳后枕部,活动或吞咽时加重。严重者,则有声嘶、气促、吞咽困难,常伴有口渴、咽干、舌苔黄、脉浮数或滑数等风温、风热之证。本病一般多能消散吸收,较少化脓。

【治疗】

1) 内治　表证明显者,宜疏风清热化痰,用牛蒡解肌汤加减;表证消失后,宜舒肝清热,化痰消肿,用柴胡清肝汤加减。若气促声嘶、吞咽疼痛者,加桔梗、射干、玄参、藏青果;口苦咽干者,加石斛、生地、麦冬;肿块日久不消者,加海藻、昆布、丹参、赤芍等。

2) 外治　初期宜用箍围药,如金黄散、四黄散、双柏散,水蜜调制外敷,每日1～2次。偶有化脓者,可切开引流。

3.5　石瘿

瘿病坚硬如石不可移动者,称为石瘿。为颈部的恶性肿瘤,其特征为颈中两侧结块,坚硬如石,高低不平,不能随吞咽动作而上下移动,故《三因方》说:"坚硬不可移者, 名曰石瘿。"中年以上者罹患此病较多。

【病因病理】

由于情志内伤,肝脾气逆,以致气郁、湿痰、瘀血凝滞而成。亦有由肉瘿日久转化而来。

【辨证】

多见于40岁以上的患者,女多于男。或既往有肉瘿病史。颈前多年存在的肿块,突然迅速增大,质地坚硬如石,表面高低不平,随吞咽动作移动减少或推之不移,并伴有疼痛,可波及耳、枕部和肩部,声音嘶嗄,甚则发生呼吸、吞咽困难。并在早期出现颈部淋巴结肿大。甲状腺同位素^{131}I扫描图显示多为凉结节(或冷结节)。

【治疗】

1) 内治　化痰软坚、开郁行瘀。处方参照肉瘿,可加当归、三棱、莪术、蛇六谷、石见穿、白花蛇舌草等。

2) 手术　宜早期施行手术。

(林华森　黄耀燊)

4 瘤

4.1 概论

本病是瘀血、痰饮、浊气停留于体表组织而产生的赘生物。《诸病源候论》说："瘤者,皮肉中忽肿起,初梅李大,渐长大,不痛不痒,又不结强,言留结不散,谓之为瘤。不治,乃至坯大,则不复消,不能杀人,亦慎不可辄破。"指出瘤是生于体表,发展缓慢,一般没有自觉症状,长期不易消散的一种局限性肿块。

瘤的分类,《灵枢经》中有筋瘤、肠瘤、脊瘤、肉瘤等。其中内脏肿瘤,后世文献属于癥瘕范围。生于体表的外科肿瘤,宋·《三因方》分为骨瘤、脂瘤、气瘤、肉瘤、脓瘤、血瘤六种。明·《薛氏医案·外科枢要》、《外科正宗》等书,按瘤所在的组织(皮、脉、肉、筋、骨)配合五脏,分为气瘤、血瘤、肉瘤、筋瘤、骨瘤五种,以后文献均按此分类。除上述五种外,还有不能归于五脏所属的肿瘤,如脂瘤、胎瘤、胶瘤、发瘤、红丝瘤等。

瘤的性质,根据上述特点来看,除了因瘤体"坯大"而引起功能上的障碍以及瘤体压迫邻近组织引起的症状外,一般没有严重后果。在外科文献中瘤与岩是分别论述的,结合《疡科心得集》所说的四大绝症(舌菌、失荣、乳岩、肾岩翻花)来分析,瘤多数是良性,而岩是恶性的。

【病因病理】

瘤的发生原因,薛己认为:"夫瘤者留也,随气凝滞,皆因脏腑受伤,气血乘违。"是内脏功能失调而引起的一种疾病。气瘤是肺的功能异常,气机郁结;血瘤是心的功能异常,血络纵横丛集;肉瘤是脾的功能异常,痰聚肉里;筋瘤是肝的功能异常,筋脉曲张;骨瘤是肾的功能异常,骨络瘀阻。

关于瘤的病理,《外科正宗》作了简要的归纳:"夫人生瘿瘤之症,非阴阳正气结肿,乃五脏瘀血、浊气、痰滞而成。"

【辨证】

对瘤的辨证,首先要了解皮、脉、肉、筋、骨等人体组织名称的定义。皮肤、血脉、骨胳比较明确。"肉"则包括现代解剖上的肌肉和皮下脂肪。"筋",这里根据筋瘤"青筋垒垒"的特征,明显是指浅表静脉。其次要了解每一种瘤的主要特征。如气瘤自皮肤肿起,按之浮软而有弹性。血瘤自血脉肿起,赤缕红丝,颜色红紫。肉瘤自肌肉肿起,柔软如绵,其形如馒。筋瘤自筋肿起,垒垒青筋,盘曲如蚯蚓。骨瘤自骨肿起,坚硬如石,推之不移。只有在明确组织名称定义,了解各种瘤的特征,才能得出正确的诊断。

瘤的诊断,是以局部主证为依据,往往由于异病同证的原因,一种瘤可以包括多种疾病,如筋瘤的主证是青筋垒垒,除了严重的下肢静脉曲张外,可能还包括浅表的海绵状血管瘤。骨瘤的主证是疙瘩叠起,坚硬如石,推之不移,就包括了多种骨组织肿瘤。这是临床辨证时需要了解的。

【治疗】

瘤的治疗，多数是以内消为主。根据《外科正宗·瘿瘤治法》，归纳起来为行气散结、破瘀消肿、化痰软坚三大法。长期攻消不愈，后期均以补益扶正为主，包括养气血、健脾胃、补肾气等。下面重点介绍内消法。

（1）行气散结法：气聚可以为肿；气病既可以引起血瘀，也可使津液凝结为痰。所以行气是治瘤的重要方法。常用药如青皮、陈皮、木香、香附、沉香、乌药、乳香等。

（2）散瘀消肿法：气滞不散，痰凝不化，久则都可以络阻血瘀，所以对肿瘤难以消散者，多兼用散瘀消肿药，如三棱、莪术、鬼箭羽、炮山甲、地鳖虫、没药之类。

（3）化痰散结法："凡人身上中下有块者，多是痰"，所以化痰也是消瘤的要法。常用药如昆布、海藻、南星、半夏、山慈姑、僵蚕、白芥子之类。

瘤内源于五脏，引起气结、血瘀、痰凝的原因各不相同，因此要针对病变的脏腑和不同的病因，选方用药。临床上应在借鉴古代处方的基础上，灵活辨证论治。近代，通过长期观察，内服药对某些肿瘤在改善症状方面确有一定的作用；也有使肿瘤消散的报道。

关于手术治疗，对脂瘤等，文献上是用切开排除内容物的方法。这种切开，不是将肿瘤完整的取出，所以必需加用腐蚀药将包囊化去。从目前临床来看，对瘤的治疗，以手术摘除比较理想。但对于多发性及不宜于手术的肿瘤，药物治疗可发挥一定作用。两种疗法适当配合，可以提高疗效。

关于瘤主要介绍气瘤、血瘤、肉瘤、筋瘤、骨瘤与脂瘤等六种。

4.2 气瘤

本病是发于皮肤间的多发性肿瘤。《薛氏医案·外科枢要·论瘤赘》说："其自皮肤肿起，按之浮软，名曰气瘤。"其特点是肿块浮浅柔软而有弹性，宛如气在瘤中，挤压后随手弹起，故名气瘤。

【病因病理】

肺主气。由劳倦过度，肺气损伤，卫气失固，腠理不密，外为寒邪所搏，气结为肿。或长期忧思不解，肺气郁滞，卫气不行，气结为肿。

【辨证】

瘤自皮肤肿起，生长缓慢，好发于躯干，也常见于面部及四肢。瘤的大小不一，小者如豆粒，大者如鸡卵，甚者其大如拳，明显地突出于体表。瘤的数目，少者只有几个，多的可成十上百，遍布于体表，并呈念珠状的排列。肿瘤质地柔软，过大时则下垂；用手指压扁，放手后随即弹起。瘤的皮色不变或色素沉着，表面光滑，没有痛感。

【治疗】

1）内治　因瘤呈多发性，往往数目很多，故宜内治为主，争取消散。法以宣肺调气、解郁散结，常服通气散坚丸或十全流气饮。

2）外治　局部敷消瘤二反膏。如瘤生于面部，有损面容；或长得太大，妨碍肢体活动时，可行手术切除。如顶大蒂小，可用丝线作双套结从根部结扎，使瘤逐渐坏死脱落。

4.3 血瘤

本病是体表血络扩张，纵横丛集而形成的一种肿瘤。《薛氏医案·外科枢要》说："其自肌肉肿起，久而现赤缕或皮俱赤，名曰血瘤。"明确的指出了本病的特点。《医宗金鉴·外科心法要诀》中所载的红丝瘤,"瘤皮色红,中含血丝",与血瘤同是一种疾病。

【病因病理】

心主血脉,由于心火妄动,逼血入络,血行失常,脉络扩张,纵横丛集而成。值得提出的,是《医宗金鉴·外科心法要诀》在红丝瘤中所说的病因:"此患由先天肾中伏火,精有血丝,与气相传生子故有此疾。"故此瘤常在生后即有,古人从长期实践中观察,提出本病的原因与先天有关甚为可贵。

【辨证】

本病身体任何部位均可发生,但以四肢、躯干、面颈部为多见。瘤体外观呈暗红色或紫蓝色,亦可为正常皮色,小如豆粒,大如拳头,瘤体柔软,状如海绵,压之可以缩小,肢体活动时则胀大。常在出生后即发现,随着年龄增长而长大,长到某种程度后,可停止发展,瘤易因外伤擦破而出血,或破伤感染而形成慢性溃疡。

【治疗】

1) 内治　治以清火凉血、散瘀消肿,常服芩连二母丸或活血散瘀汤。

2) 外治　近年来用消痔灵注射液治疗本病,获得较好的效果。方法是用消痔灵注射液与1%普鲁卡因,按1:1混合,用细长针头插入瘤体内,缓慢的将药液注入,至整个瘤体高起为止。退针至皮肤处再注入少量药液,减少针孔渗血,外盖消毒纱布。每次用药液3~6ml。隔1周后,瘤体尚未发硬萎缩,可再用消痔灵注射液2份,1%普鲁卡因1份,如前法进行注射。一般小的血管瘤注射2~3次即可。

4.4　肉瘤

本病是由脂肪组织增生而形成的肿瘤。《外科正宗》描述其特点是:"肉瘤者,软若绵,肿似馒,皮色不变,不紧不宽"。因肿块软如绵、肿如馒,如肉之隆起,故名肉瘤。

【病因病理】

脾主肌肉。由思虑过度或饮食劳倦,郁结伤脾,脾气不行,津液聚而为痰,痰气郁结为肿。

【辨证】

瘤自肌肉肿起,数目不等,大小不一,柔软如绵,肿形如馒,按之可以压扁,推之可以移动,皮色如常,亦无疼痛。瘤好发于肩、背、臀等处,长大到一定程度后,常停止发展,长期没有改变。

【治疗】

肉瘤小的可以不必处理,大的以手术治疗为主,多发性者可采用药物治疗。

1) 内治　治以健脾宽中、解郁化痰,常服顺气归脾丸或十全流气饮。

2) 外治　外敷二白散或消瘤二反膏。瘤体大者手术摘除。

4.5　筋瘤

本病是指体表静脉曲张交错而形成团块状的一种病变。《外科正宗》说:"筋瘤者,坚而色紫,垒垒青筋,盘曲甚者,结若蚯蚓。"根据上述特点,显属浅表静脉病变,临床上主要见于严重的下肢静脉曲张所形成的团块。

【病因病理】

《灵枢·刺节真邪篇》说:"筋屈不得伸,邪气居其间而不反,发为筋瘤。"此病好发于下肢。"筋屈不得伸"的原因,由于筋脉薄弱,加上长期站立工作,经常负重或妊娠等,致血壅于下,筋脉扩张充盈,交错盘曲而成。或因劳累之后,血脉充盈,涉水淋雨,寒湿侵袭,筋挛血瘀所致。

【辨证】

瘤自筋肿起,青筋垒垒,盘曲成团,如蚯蚓聚结。表面呈青蓝色,质地柔软或因发炎后而硬结。每至下午自感患肢沉重作胀。如碰破瘤体,流出大量瘀血,经压迫或结扎后方能止血。病程长久者,皮肤萎缩,颜色褐黑,伴发湿疮或臁疮。

【治疗】

1)内治 治以活血化瘀、舒筋散结,一般内服活血散瘀汤。由于病人体质和诱发因素不同,如火旺血燥筋挛者,可用清肝芦荟丸;寒凝血瘀者,用当归四逆汤。

2)外治 患肢用弹力绷带包扎,长期使用有时能使瘤体缩小或停止发展。严重者需行手术治疗。并发湿疮、臁疮者,参考有关内容处理。

4.6 骨瘤

本病是骨组织局限性肿大而形成的肿瘤。特点是疙瘩叠起,坚硬如石,紧贴于骨,推之不移。《外科证治全书》称为附骨瘤。根据上述特点,凡骨组织良性、恶性肿瘤,统属于骨瘤范畴。

【病因病理】

肾主骨,由恣欲伤肾,肾火长期郁遏,气血瘀结而成。或因先天不足,骨络空虚,偶有所伤,气血长期瘀结所致。

【辨证】

骨瘤的肿块,坚硬或韧硬,境界清楚,基底部与骨粘连而推之不移。

良性骨瘤一般没有自觉症状,发展缓慢,到一定年龄多能停止发展。如肿块巨大,则出现畸型,或压迫邻近组织、器官,产生相应的症状。

恶性肿瘤 瘤体增大迅速,甚至形成巨大肿块,坚硬高突,使皮肤青筋显露(静脉怒张),局部除畸形、剧痛、功能障碍外,并有逐渐加重的全身症状,如发热不退、饮食减少、形体消瘦、面色无华等。预后不良。

【治疗】

1)内治 以滋补肾气为本,破瘀消肿为标,方用如调元肾气丸、六军丸、琥珀黑龙丹等。

2)外治 局部用黑退消掺于阳和解凝膏上贴之。恶性骨瘤或良性骨瘤逐渐增大,应手术治疗。

4.7 脂瘤

脂瘤一称粉瘤,是皮脂腺中皮脂淤积扩张而形成的肿瘤。如因感染而化脓,文献上又称为脓瘤。《外科真诠》瘿瘤篇说:"先用线针于瘤头上针一分深,用手捻之,若是白浆,便是粉瘤。"这种从瘤中心粗大毛囊小孔中,挤出有臭味的脂浆,是脂瘤独有的特征。

【病因病理】

本病是由湿痰凝滞于皮肤之间所致。《景岳全书·外科钤》说:"盖此以腠理津沫,偶有所滞,积而不散,则积以成瘤,是亦粉刺之属,但有浅深耳,深者在皮里渐大成瘤也。"指出津沫所滞,是湿痰凝聚,形成肿块的原因。

【辨证】

脂瘤好发于头面、耳后、背及臀部等处。瘤体呈圆形,位于皮肤表层内,小如豆粒,大如柑橘,质地柔软。瘤的界限明显,基底可以推动,但表面与皮肤粘连。在瘤的中心,皮肤上有一蓝黑色小点,用力挤压,有脂浆样物溢出,且有臭味。瘤体内有包囊,生长缓慢,常年存在,而无不适。在继发感染时,可出现红肿热痛,并形成脓肿。

【治法】

简便有效的方法,是用手术将囊肿摘除。合并感染形成脓肿时,应切开引流,清除皮脂和脓液,再用棉球蘸少量升丹或七三丹或稀释后的白降丹塞入腔内,化去包囊,待囊壁蚀尽后,再用生肌药收口,愈合后不易复发。

(刘再朋)

5 岩

5.1 概论

肿物赘生于人体，坚硬如石，形状不规则的称为岩。嵒、嵓、岩、癌通用。其临床特点是：多发于中老年人，局部肿块坚硬，高低不平，推之不移，溃烂后如翻花榴子，色紫恶臭，疼痛剧烈，不易治愈，每多危及生命。本章所讨论的是属于外科范围的岩病。祖国医学对岩的认识较早，远在隋·《诸病源候论·妇人杂病诸候·石痈候》说："石痈之状，微强不甚大……结核如石。"又在"痈疽病诸候石痈候"中说："其肿结确实，至牢有根，核皮相亲。"系指肿块推之不动，肿块与皮肤粘连。宋·《仁斋直指附遗方论》说："癌或上高下深，岩穴之状，颗颗累赘，……毒根深藏，穿孔透里，男则多发于腹，女则多发于乳或项或肩或臂，外症令人昏迷。"这是癌症临床特点的最早论述。不但描述了癌的症状、好发部位和严重后果，而且也符合某些癌症的发展情况。宋·《妇人大全良方》对乳痈与乳岩作了区别，指出："若乳房忽壅肿痛，结核色赤，数日之外，焮痛胀溃，……名曰乳痈。""若初起内结小核，或如鳖棋子，不赤不痛，积之岁月渐大，峥岩崩破如熟石榴，或内溃深洞……名曰乳岩。"宋·《疮疡经验全书》对乳岩预后叙述说："此疾若未破可疗，已破即难治，捻之内如山岩，故名之，早治得生，若不治内溃肉烂见五脏而死。"尤其是提出："早治得生"的早期诊断与治疗的科学论断。明·《外科正宗》对乳岩的症状描述较为详细，如说："聚结成核，初如豆大，渐若棋子，半年一年，二载三载，不疼不痒，渐渐而大，始生疼痛，痛则无解，日后肿如堆栗，或如覆碗，紫色气秽，渐渐溃烂，深者如岩穴，凸者若泛莲，疼痛连心，出血则臭，其时五脏俱衰，四大不救，名曰乳岩。"清·《疡科心得集》对肾岩（阴茎岩）症状、病因、治疗等有较详细的记载。《医宗金鉴》说："其证最恶，初如豆，次如菌，头大蒂小，又名舌菌，疼痛红烂无皮，……若失于调治，以致焮肿，突如泛莲，……久久延及项颔肿如结核，坚硬臀痛，皮色如常。"描述了舌岩的体征和晚期累及颈部情况。清·《外科全生集》在乳岩中指出："大忌开刀，开则翻花最惨。"认识到恶性肿瘤禁忌在局部切开，以免促使岩症转移。综上所述，历代医家对岩症具有一定的认识，这是十分可贵的。

【病因病理】

祖国医学认为肿瘤是一种全身性疾病，是全身性疾病的局部表现。在致病因素中较注重内因。岩症发病原因较为复杂，但归纳起来不外乎外因和内因两个方面，外因为六淫不正之气，内因为七情刺激和正气不足。由于致病因素的作用，导致机体阴阳失调，脏腑功能障碍，经络阻塞，气血运行失常，气滞血瘀，痰凝邪毒等互相交结而造成肿瘤的发生。当然与年龄、生活习惯等方面也有一定关系。分述如下：

（1）情志郁结：人的情志变化与内脏有密切关系。七情所伤，情绪抑郁不畅，主要影响内脏的气机失于正常运行，气滞日久，必有瘀血，气滞血瘀长期蕴结不散，常可逐渐形成肿块。《内经·举痛论》说："百病生于气也，怒则气上，喜则气缓……思则气结。"《外科正宗》说："忧郁伤肝，思虑伤脾，积想在心，所愿不得志者，致经络痞涩，聚结成核。"《医宗金鉴》也说："乳癌由肝脾两伤,气郁凝结而成。"这就说明了乳癌的发生与气郁有关。当然其他岩症的发生与情志不畅所致的气郁也有密切关系。

(2) 脏腑失调：瘤形成与脏腑功能失常,正气虚弱有密切关系。正虚不能抵御邪气侵袭,就会导致疾病发生。《内经·评热病论》说："邪之所凑,其气必虚。"对恶性肿瘤发生来说同样有着一定意义。故《外证医案汇编》说："正气虚则为岩。"《妇人大全良方》也说："肝脾郁怒,气血亏损,名曰乳岩。"由此可见,肿瘤形成与脏腑功能失调,正气虚弱,邪气留滞而致气滞血瘀,痰凝毒聚,互相搏结所致。

(3) 饮食不节：恣食辛辣厚味,脾胃运化失常,痰浊内生结聚成核。痰与肿瘤的发生有一定关系。《丹溪心法》说："痰之为物,随气升降,无处不到。"又说："凡人身上、中、下有块者,多是痰。"故前人认为痰与肿瘤、瘰疬、石瘿等有着内在联系。如《外科正宗》说："茧唇……因过食煎炒,炙煿,又兼思虑暴急,痰随火行,留注于唇。"

(4) 六淫之邪：外感六淫之邪,与肿瘤的发生发展有一定关系。《灵枢·五变》中说："寒温不次,邪气稍至,蓄积留止,大聚乃起。"就是说冷热不注意,致癌因素侵入人体,留积不散,就会发生大的积聚。《诸病源候论》说："有下于乳者,其经虚,为风寒气客之,则血涩结成痈肿。而寒多热少者,则无大热,但结核如石。"

上述病因病理中,主要是正气不足,即机体抗病力减低,加之邪毒侵袭,日积月累,导致肿瘤发生。《诸病源候论·积聚候》说："积聚者,由阴阳不和,腑脏虚弱,受于风邪,搏于腑脏之气为也。"《医宗必读·积聚候》说："积之成者,正气不足,而后邪气踞之。"进一步指出正气不足,是形成岩肿的内在因素。

【辨证论治的大法和常用药物】

辨证论治是诊治的核心,肿瘤也不例外。但应首先掌握整体与局部统一的辨证关系,处理好扶正与祛邪,标本缓急等治疗原则。

扶正与祛邪　恶性肿瘤的治疗步骤,概括地说有二：一是祛邪。一般根据《内经·至真要大论》"寒者热之,热者寒之……坚者削之……结者散之,留者攻之。"的理论,选用攻坚破积、活血化瘀、虫类搜剔、清热解毒等峻猛药物,以达到消除岩肿的目的。但这些药物使人体正气耗损,抗病力低下而致病情加重。故应遵照《内经·六气正纪大论》中所说"大积大聚,其可犯也,衰其大半而止,过则死"的论述。切不可滥施攻伐。正如《外科真诠》在乳岩中说："若妄行攻伐,是速其危也。"二是扶正。是应用补益药物,以扶助正气,提高机体抗病力,以利于扶正祛邪而消除岩肿。这是治疗恶性肿瘤重要关键。《内经素问遗篇·刺法论篇》说："正气存内,邪不可干。"在治疗恶性肿瘤时,必须权衡扶正与祛邪的时机,这也是极为重要的环节。《医宗必读》提出了这个问题。说："正气与邪气势不两立,若低昂然,一胜一负,邪气日盛,正气日削,不攻去之,丧亡从及矣！然攻之太急,正气转伤,初中末三法不可不讲也。初者病邪初起,正气尚强,邪气尚浅,则任受攻;中者受病渐久,邪气较深,正气较弱,任受且攻且补;末者病魔经久,邪气侵凌,正气消残,则任受补。盖积之为义,日积月累,非伊朝夕,所以去之,亦当有渐,大亟则伤正气,正气伤则不能运化,而邪反固矣。"所以,一般来说,岩症早期以祛邪为先,中期以攻补兼施,晚期重在扶正。总之,如何确定扶正与祛邪的主次,应根据患者体质强弱,病程长短,肿瘤大小,以及早期、晚期等具体情况,全面考虑而决定。

标本缓急　是指疾病的主次和轻重缓急,从而确定先后缓急的治疗步骤。在正常情况下,岩症先治本,即以祛邪的方药以消除岩肿。但疾病的发展是复杂的,如并发发热、出血等症时,则先当治其标,待标症缓解后,再以消除岩肿的方法以治其本。所谓"急则治标,缓则治本"的原则。如标本俱急,则宜标本兼顾。

兹根据祖国医学对岩症的认识,其治疗大法和常用药物归纳如下:

(1) 清热解毒法:恶性肿瘤破溃,灼热疼痛,渗液腥臭,常伴有发热、心烦口渴、尿赤便秘、苔黄质红、脉数等症,为毒邪内蕴,热毒炽盛,治宜清热解毒,以达到减轻症状。

常用的清热解毒药有:白花蛇舌草、半枝莲、石上柏、肿节风、山豆根、板蓝根、银花、地丁等。

(2) 活血祛瘀法:人之气血运行于经络,升降出入,流行无阻,循行全身。气为血帅,血为气母,气行血行,气止血止。如气郁、气滞皆可血凝成瘀而出现肿块。体表恶性肿瘤、藏腑癥瘕、积聚的形成,其病机和瘀血有关。《医林改错》说:"肚腹结块,必有形之血。"《血证论》也说:"又有积聚之证……此非凝痰,即是里血……凡在脐下,多是血积。"说明腹内有形之包块肿物,多由血瘀所致。症如肿块坚硬,痛有定处,舌有瘀斑,脉弦涩等,治宜活血化瘀。它是治疗岩肿常用法则之一,有通行血脉,促进血行,消除瘀血,从而起到消除肿块的作用。但对体质虚弱之人,不宜久用。

常用的活血化瘀药有:三棱、莪术、桃仁、赤芍、土鳖虫、水蛭、石见穿等。

(3) 化痰散结法:痰既是病理产物,又是致病因素。其发病原因由于脾肺失调,水湿内停,津液不布,凝结成痰。或因"气塞不通,血壅不流,凝血蕴里,津液凝涩,渗着不去而成痰"(《奇效良方》)。痰之为病较多,故前人有"顽痰生百病"之说。外科疾病中如瘰疬、瘿瘤、舌岩、失荣等疾病,多与痰浊凝聚、痰火胶结、痰瘀互阻有关。如肿块不痛不痒、癥瘕、积聚坚硬难消,舌苔白腻,脉滑等,治宜化痰散结,以消肿块。

常用的化痰散结药有:南星、半夏、海藻、昆布、牡蛎、山慈姑、僵蚕、瓜蒌、白芥子等。

(4) 疏肝理气法:由于七情所伤,肝气郁结,气郁血凝而成肿块。如乳岩、石瘿等。多伴有胸胁作痛、郁闷不舒,或乳房胀痛、月经不调、舌苔薄白、脉弦等。治宜疏肝理气,以调节脏腑功能,使气机流畅,气血调和。可达到行气活血散结、消肿止痛的目的。正如《外证医案汇编》中说:"气为血之帅,气行则血行,阴生阳长,气旺流通……自然壅者易通,郁者易达,结者易散,坚者易软。"同时强调情绪乐观,无疑对肿瘤的防治起有一定的作用。

常用的疏肝理气药有:橘叶、香附、枳壳、八月札、九香虫、佛手、绿萼梅、柴胡等。

(5) 扶正补虚法:恶性肿瘤发展迅速,邪毒嚣张,症情险恶,很快出现体质消瘦,而见阴、阳、气、血不足之症。如面色苍白、倦怠乏力,或潮热盗汗、手足心热、舌质淡红或红赤,脉沉细无力或细数等症。治宜扶正培本。通过补益,能增强机体抗病能力,调整人体内部平衡,控制肿瘤的发展,延长寿命。如《卫生宝鉴》中说:"养正积自除……今令真气实,胃气强,积自消矣。"又如《外科真诠》在乳岩中说:"内服归脾汤等药,虽不能愈,亦可延生。"由此可知扶正补虚法的重要。因此,恶性肿瘤的治疗,必须祛邪不忘扶正,扶正祛邪相结合。不少临床资料及实验证明,扶正培本法与机体免疫功能有密切关系,所以说是治疗恶性肿瘤的重要方法。

常用的扶正补虚药有:紫河车、党参、人参、黄芪、白木耳、菟丝子、女贞子、阿胶、首乌、熟地、淫羊藿等。

肿瘤患者除用扶正培本法外,尚需维护"胃气"。《内经·平人气象论》说:"人以水谷为本,故人绝水谷则死。"故前人有:"有胃气则生,无胃气则死"的论述。岩症邪毒易消耗人体正气,致脾胃运化功能失常。食欲不振是恶性肿瘤通病,因而健脾益气、调理脾胃,也是扶正补虚的重要内容。只有胃纳旺盛,中土健运正常,使"生化"之源不竭,养营充沛,才能耐受岩症邪毒的伤害,同时也有利于祛邪药物的攻伐。

上述一些常用治疗大法,是通过各种不同的治疗法则,来达到治疗肿瘤的目的。有的用清热解毒法以清其邪热解其毒邪;有的用活血化瘀法以消其岩肿;有的用疏肝行气法以行气散结;有的用化痰散结法以消肿块;有的用扶正补虚法以提高机体抗病能力,控制岩症的生长和发展。但临床症状是错综复杂的,治法不是固定不变,而是根据辨证结果,灵活选用不同的治疗方法,才能取得较为满意的效果。因此,立法的正确与否,对疾病的预后有着十分重要的关系。

【中医中药治疗恶性肿瘤的方向】

新中国成立以来,大量的临床资料或实验研究表明,中医药或中西医结合治疗恶性肿瘤,出现了令人鼓舞的苗头,有着广阔的前景。关于治疗肿瘤的发展方向,大体有以下几方面。

(1) 辨证论治:运用祖国医学理论进行辨证治疗肿瘤,取得了较好的效果。如晚期原发性肺癌阴虚型用养阴法;晚期胃癌脾肾两虚用健脾益肾法等,不但增强机体抗病能力;提高疗效,延长寿命,而且可减轻或解除化疗药物的毒性副作用。若能掌握辨证论治治疗各种癌症的规律,以及辨证与辨病、脏腑、经络学说、局部与整体等结合起来,必将可提高治疗肿瘤的效果。

(2) 在实践中总结提高:治疗肿瘤研究工作虽有较大的进展,但治疗各种癌症的规律尚未探索清楚,疗效也不十分满意。因此,在临床实践中不断摸索、研究、总结,找出治疗肿瘤的辨证规律及其治疗方药,无疑是一个重要的途径。

(3) 寻找抗癌有效药物:对各种不同的肿瘤,有针对性地选用抗癌疗效高的药物,可提高疗效。如皮肤癌用农吉利;浅表肿瘤用"皮癌净"外敷;宫颈癌用莪术;原发性肝癌用斑蝥素等。同时学习民间单验方的使用,如冬凌草,原是群众用以治疗噎膈的一种草药,而后进行系统研究,用于治疗上消化道癌症,取得了较满意的效果。但在使用上述药物的时候,也要根据患者具体情况,进行辨证施治。

(4) 中西医结合:治疗肿瘤,中西医结合为我国独创,已在临床上引起国内外重视。实践证明这一工作,只有逐步深入、全面地掌握了中医理论,运用传统医学和现代科学(包括现代医学)方法,经过不断实践,发挥各自的优势,对肿瘤的治疗进行有机的结合;只有中医、西医、中西医结合三支力量密切配合,团结协作,才能为防治肿瘤作出巨大的贡献。

5.2 舌菌

生于舌部的岩证,因其形状似菌,故称舌菌。其特点是:早期为突出舌体的肿物,形如豆粒而质硬,溃烂后形成坚硬而高低不平的溃疡。本病是口腔岩中最多见的一种,恶性程度也高。多发于40岁以上的患者,男多于女。好发于舌中1/3的边缘部位,其次是舌根、舌面及舌尖部。口腔粘膜白斑、卫生不良、经久不愈的溃疡、假牙等长期慢性刺激,都可能诱发本病。

舌菌病名首见于《沈氏尊生》。《外科真诠》中名舌岩,其说:"舌岩,舌根腐烂如岩。"《医宗金鉴》名舌疳。对病因、症状、治疗有较详细记载。尤其是指出舌菌性恶,晚期累及至颈、颌而出现硬块及预后不良等特征。这与临床所见舌岩的症状较为符合。

【病因病理】

舌为心之苗,心脉系舌本;脾脉络舌旁,散舌下;肾脉亦系舌本,终于会厌。故本病由于心脾之火,循经上升结于舌体,气血瘀滞所致。病久可出现阴虚火炽、气血两虚等症。

【辨证】

本病多发于舌之两侧边缘,初起肿如豆粒,按之坚硬,逐渐增大,或如菌状,头大蒂小。继而形成溃疡,渐向深部和周围发展,其边缘隆起,状若泛莲,触之易于出血。甚则穿腮透舌、颈、颔部出现结块,坚硬疼痛。终因舌不能转动,饮食难下,体质日渐衰败而死亡。在临床上可作如下辨证:

(1) 心脾火郁:舌体肿物坚硬,或破溃腐臭,心烦失眠,口渴尿赤,舌尖红苔黄,脉数。

(2) 脾胃火毒:舌体胖大,肿物溃腐、味臭难闻,伴有发热口渴、便秘尿黄、舌苔黄腻而厚、脉滑数。

(3) 阴虚火炽:病久体虚,虚火上炎,舌质溃烂无皮、边缘隆起、易于出血、剧痛难忍,午后潮热,舌红无苔,脉细数。

(4) 气血两虚:舌体溃烂,甚则穿透舌体,侵犯腮部,饮食难下,体质消瘦,唇舌淡红,脉沉细无力。

【治疗】

本病治疗,应首先分辨所属脏腑经络,郁火之虚实,根据实则泻之,虚则补之的原则进行治疗。

1) 内治

(1) 心脾火郁:治宜清火解毒,导赤散加黄连、山豆根等。

(2) 脾胃火毒:治宜清泄火毒,黄连解毒汤加山慈姑、茵陈、茯苓、山豆根等。

(3) 阴虚火炽:治宜滋阴降火,知柏地黄汤加减,出血加丹皮、侧柏叶等以凉血止血。

(4) 气血两虚:治宜补气养血,归脾汤治之。

上述辨证治疗中,可配服六神丸、梅花点舌丹、犀黄丸等。

2) 外治

(1) 初起局部用玉枢丹外敷。

(2) 溃烂搽青吹口散或锡类散(成药)。

(3) 出血不止,可用蒲黄炭、芦荟、马勃等研末外敷。

(4) 颌下肿核,初起贴红灵丹油膏,或阳和解凝膏加桂射散。溃后按溃疡处理。

5.3 茧唇

生于口唇部位的肿块,形如蚕茧,故名茧唇,是一种唇部的恶性肿瘤。其特点是:初起下唇无痛性局限性硬结,或似乳头、蕈状突出,溃烂后翻花如杨梅。本病占口腔岩中第三位,多见于50岁以上男性。大多数发生于下唇的唇红缘部位,少数发生于下唇的外中 1/3 交界处。发病与长期吸烟,尤其使用烟嘴及烟斗的人有关。口唇白斑、赘疣及皲裂等病变长期不愈,也有可能岩变。

茧唇病名首见于《疮疡经验全书》如说:"若肿起白皮皱裂如蚕茧,故名曰茧唇也。"《外科正宗》描述了茧唇的早期症状为:"初起如豆,渐大若蚕茧,突肿坚硬。"《医宗金鉴》描述了晚期病变曰:"若溃后如翻花。"在病因病理方面认为是:"此证由脾、胃积火结聚而成。"这些症状的记载,是符合唇岩临床特征的。

【病因病理】

脾气开于口,唇本脾之外候,其荣在唇。因此本病发生与脾经有密切关系。

(1) 心思太过,忧虑过深,致心火内炽,移热于脾而发为本病。
(2) 过食煎炒炙煿,醇酒厚味,脾胃受伤,积热移脾,火盛生痰,痰随火行,留注于唇。
(3) 日久肾水亏损,相火上炎,火毒蕴结于唇所致。

【辨证】

本病局部表现有三种情况。①初起唇部结块如豆,逐渐增大,肿而坚硬,继而破溃。②初起圆形肿物,似乳头,蕈状突出,进一步溃烂似翻花,时流血水。③初起为溃疡,周围呈堤状,底部发硬,肉似翻花。以上三者均可累及颌下而出现坚硬肿块。在临床上可作如下辨证:

(1) 心脾火炽:唇肿高突坚硬,或溃烂疼痛,口渴尿赤,舌质红、苔黄,脉数等。
(2) 脾胃实热:口唇肿块突起,灼热疼痛,面赤口渴,唇口燥裂,便秘尿黄,舌苔黄腻,脉滑数等。
(3) 相火上炎:口唇溃烂,痛如火燎,色紫暗,时流血水,两颧发红,手足心热,舌红无苔,脉细数等。

【治疗】

1) 内治

(1) 心脾火炽:治宜清火解毒、养阴生津,清凉甘露饮加全蝎、山豆根等。
(2) 脾胃实热:治宜通腑泄热、化痰解毒,凉膈散加僵蚕、半枝莲等。
(3) 相火上炎:治宜滋阴降火,知柏地黄汤加减。

2) 外治

(1) 局部治疗参照舌菌。
(2) 可用皮癌净外敷。

5.4 失荣

凡是发于颈部或耳之前后的一类岩证,面容憔悴,形体消瘦,状如树木之枝枯皮焦,失去荣华者,称为失荣。其特点是:颈部肿块,坚硬如石,身体消瘦。本病有原发和其他部位的岩症累及所致。《内经·疏五过论》说:"凡未诊病者,必问尝贵后贱,虽不中邪,病从内生,名曰脱营;尝富后贫,名曰失精。"指出"脱营"、"失精"与情志有关。《外科正宗》说:"失荣者先得后失,始富终贫,亦有虽居富贵,其心或因六欲不遂,损伤中气,郁火相凝,隧痰失道停结而成。"继承了内经之理论,说明其成因为情志内伤,痰火凝结。同时叙述了症状和预后,如说:"其患多生肩以上,初起微肿,皮色不变,日久渐大,坚硬如石。推之不移,按之不动;半载一年,方生阴痛,气血渐衰,形容瘦削,破烂紫斑,渗流血水。或肿泛如莲,秽气薰蒸,昼夜不歇,平生疙瘩,愈久愈大,越溃越坚,犯此俱为不治。"

【病因病理】

多因忧思郁怒,情志内伤,肝气郁结,痰瘀凝结少阳、阳明之经所致。溃后破烂流血,外耗于卫,内夺于荣,气血耗损,终成败症。

【辨证】

本病有原发性和继发性两类,除少数原发者外,大多由鼻咽、口腔等岩肿转移而来。兹根据病程进展,症状改变,临床可分如下3期。

(1) 初期:颈部或耳后耳前肿物如栗,顶突根深,按之石硬,推之不移,皮色不变,体质尚健,舌苔白滑或白腻,脉弦缓。

(2) 中期:肿块渐大,微微作痛,肤色紫暗,肿物融合如堆栗,逐渐气血衰少,形体消瘦,舌苔白或黄,脉弦数。

(3) 后期:若溃破之后,只流血水,其味臭秽。虽腐溃而坚硬不消,相反愈肿愈坚,疮口渐大,凹凸不平,形如岩石。此时疼痛彻心,或疮口出血如喷射状,夜不安寐,胸闷烦躁,面色无华,形体消瘦,终至气血衰竭,而致不救。若由其他岩症转移者,可伴有鼻孔出血、视力模糊、耳窍失聪,或声音嘶哑、吞咽困难、唇舌淡红、脉细无力。

【治疗】

《外证医案汇编》说:"失荣一症……其起之始,不在脏腑,不变形躯,正气尚旺,气郁则理之,血郁则行之,肿则散之,坚则消之。久则身体日减,气虚无精,顾正消坚散肿,其病日深,外耗于卫,内夺于营,滋水淋漓,坚硬不化,温通气血,补托软坚,此三者,皆郁则达之义也,不但失荣一症,凡郁症治法具在其中矣。若治不顾本,犯经禁病禁,气血愈损,必为败症。"指出了本病的治疗原则,同时强调"扶正培本"的重要性。

1) 内治

(1) 初期:为肝郁痰凝、痰瘀互结,治宜解郁化痰、活血散结,开郁散治之。

(2) 中期:毒聚正衰,攻补兼施,治宜益气养荣、疏肝散结,和营散坚丸加减。

(3) 后期:气血衰败,补益为主,治宜调补气血,香贝养荣汤治之。

此外水金丹、犀黄丸、蜈蚣、全蝎、蜂房、僵蚕、海藻、昆布等各期均可适当选用。

2) 外治

(1) 初起:阿魏化痞膏外贴。

(2) 溃后:用生肌玉红膏掺海乳散外敷。

5.5 乳岩

发生在乳房部的肿块,坚硬如石,溃后状如岩穴者,称为乳岩。其特点是:乳房部肿块,质地坚硬,溃后凸如泛莲或如菜花。他是女性最常见的恶性肿瘤之一,据资料统计,发病率占全身各种恶性肿瘤的7%~10%,在妇女仅次于子宫癌。它的发病常与遗传因素有关,以及40~60岁之间,绝经期前后的妇女发病率较高。

男子乳癌较为少见,约占乳岩的1%~2%,发病年龄较女性晚些。

有关乳岩的发生与生育和哺乳的关系,意见尚未一致。一般认为生育和哺乳可减少本病的发生。

祖国医学文献对本病早有记载,隋、唐时期称为"乳石痈"。乳岩病名首见于宋《妇人大全良方》,同时还记载了初起、晚期症状和病因。其说:"若初起,内结小核,或如鳖棋子,不赤不痛,积之岁月渐大,巉岩崩破如熟石榴,或内溃深洞,此属肝脾郁怒,气血亏损,名曰乳岩。"宋·《疮疡经验全书》明确指出早期诊断与治疗的重要性。其说:"早治得生,若不治,内溃肉烂见五脏而死。"元·《丹溪心法》不但详细描述了乳岩的病因、症状、治疗,也记载了男子患有乳岩。明《外科正宗》对本病认识更为详细,其说:"初如豆大,渐若棋子;半年一年,二载三载,不疼不痒,渐渐而大,始生疼痛,痛则不解,日后肿如堆栗,或如覆碗,紫色气秽,渐渐溃烂,深如岩穴,凸者若泛莲,疼痛连心,出血则臭,其时五脏俱衰,四大不救,名曰乳岩。"《医宗金鉴》提出了乳岩晚期累及腋下与胸壁的症状。说:"乳岩初起结核隐痛……耽延继发如堆栗,坚硬岩形引腋胸。"综合上述,历代医家对乳岩的认识是较深刻的。

【病因病理】

(1) 乳房为阳明经所司,乳头为厥阴肝经所属,情志不畅,肝失条达,郁久而气血瘀滞;脾伤则运化失常,痰浊内生,脾肝两伤,经络阻塞,痰瘀互结于乳所致。

(2) 冲为血海,任主胞胎,冲任之脉棣于肝肾。冲任失调,月经不正,气血运行不畅,经络阻塞而发病。因其发病年龄多见于绝经期前后,故与冲任失调有关。

【辨证】

乳癌中以硬癌最为多见。至于其他一些少见的湿疹样癌、胶样癌、炎性癌等,为了与某些疾病作鉴别,故一并叙述。

(1) 硬癌:占乳岩的60%～70%。初起:常无症状,偶而发现乳房有大小不等的肿块,质地坚硬,表面高低不平,不易推动,境界不清,或乳头有血性分泌物溢出。中期:逐渐发生疼痛。肿块渐增如堆栗,乳头内缩或抬高,皮肤呈"橘皮样"改变,色紫褐,此时将欲溃烂。后期:溃后疮口边缘不齐,中央凹陷如岩穴,外翻如菜花,泛莲,时渗紫红血水,恶臭难闻,累及腋下及锁骨上下,可触及肿块,体质消瘦,面色苍白,食欲不振,终成败症。

(2) 湿疹样癌:约占乳岩的3%。初起:一侧乳晕部或邻近的乳房处发红潮湿,糜烂出水,结黄色痂皮,去除后露出鲜红色颗粒状肉芽,有轻度发痒及烧灼感。中期:数年后,病变蔓延至乳晕以外皮肤,色紫而硬,乳头凹陷。后期:乳头溃烂烂去半截,甚至全部蚀落。乳房内出现坚硬如石的肿块。

《外科启玄》之乳疳与本病相似,其说:"有养螟蛉之子,为无乳,强与吮之,久而成疮,经年不愈,或腐去半截,似破莲蓬样,苦楚难忍,内中败肉不去,好肉不生……。"

(3) 胶样癌:临床少见,初起,乳房部有一肿块,质地较软,不痛不痒。中期:肿块渐渐增大,胀痛不舒,肿块中央按之有弹性,常有乳头溢血。后期:溃后出血,疮口凹陷,边缘坚硬。

(4) 炎性癌:临床更少见,多发生于年轻妇女,尤其在妊娠和哺乳期。发病急,伴发热,乳房迅速增大,皮肤红色或紫红色,灼热感,但无明显肿硬物,其病在1～2年内即可发生死亡。

临床辨证可分为:

(1) 情志郁结证:乳房结块,皮色如常,质地坚硬,伴有心情不舒、胸闷不适、舌苔薄白、脉弦缓或弦滑。

(2) 冲任失调证:乳房结块坚硬,伴有月经不调;婚后未生育或生育过多,舌质淡红苔薄白,脉沉细。

(3) 毒蕴溃烂证:岩肿破溃,血水淋漓,臭秽不堪,色紫剧痛,饮食不佳,身体渐瘦,舌苔薄黄,脉弦数。

(4) 气血两虚证:乳岩晚期,破溃外翻如菜花,不断渗流血水,疼痛难忍,面色苍白,动则气短,身体瘦弱,饮食不思,舌淡红,脉沉细无力。

【鉴别诊断】

本病应与乳癖、乳腺增生病、乳痨等鉴别,除病史、体征外,有时靠活体组织病理检查确

表 5-1 常见乳房肿块鉴别诊断表

鉴别要点＼病名	乳癌	乳癖		乳痨(乳房结核)
		乳房纤维瘤	乳腺增生病	
年龄	40岁以上	青年	30～40岁	青壮年
乳房痛	无,晚期可有肩痛及手臂剧痛	无	有,尤以月经前疼痛加剧	轻微
乳窍溢血	无,乳管内乳头状瘤(癌)有乳头溢血	无	可有,或伴有其他(黄绿色、棕色)液体	无
肿物性质	坚硬,表面不平,移动性差或固定	圆形,光滑能移动	大小不同之较硬结节,圆形,双侧均有	坚实、化脓有波动
皮肤改变	有典型橘皮样改变	无	无	或有窦道溃疡
乳头改变	内缩或抬高	无	无	或有内缩(少见)
淋巴结肿大	有,坚硬或粘连固定	无	无	有,较柔软
病理检查	癌组织	纤维组织和腺组织	大小参差之囊肿	结核结节

诊。其鉴别点见表5-1。

【治疗】

《妇人大全良方》说:"用益气养荣,加味逍遥,加味归脾,可以内消,若用行气破血之剂,则速其亡。"《外科真诠》说:"于肿核初起时,果能清心涤虑,静养调理,内服和乳汤,归脾汤等,虽不能愈,亦可延生,若妄行攻伐,是速其危也。"由此可知,乳岩治疗宜疏肝解郁,补益肝脾,不宜过用攻伐之剂。

1) 内治

(1) 情志郁结:治宜疏肝解郁、化痰散结,神效栝楼散合开郁散加减。

(2) 冲任失调:治宜调理冲任、理气散结,二仙汤合开郁散加减。

(3) 毒蕴溃烂:治宜解毒扶正,化岩汤合白花蛇舌草、半枝莲等。

(4) 气血虚弱:治宜调补气血,归脾汤治之。

2) 外治

(1) 初起:阿魏化痞膏外贴。

(2) 溃后:用红油膏、海浮散外敷。

5.6 肾岩翻花

本病是生于阴茎头部的岩肿。因阴茎属肾且其溃后如翻花之状故名肾岩翻花。其特点是:阴茎头部表面为丘疹、结节、疣状等坚硬物,溃后如翻花。好发于阴茎马口(冠状沟)及外尿道口边缘。发病年龄大多在40～60岁之间。

本病始见于《疡科心得集》。又名肾岩,俗名翻花下疳。在发病原因中,明确指出:"此非由交合不洁,触染淫秽而生。"说明与梅毒、下疳由传染而生有所不同。而是由于"肝肾素亏或又郁虑忧思,相火内灼,水不涵木,肝经血燥,而络脉空虚,久之损者愈损,阴精消涸,火邪郁结,遂遘疾于肝肾部分"。对早期症状描述为:"初起马口之内,生肉一粒,如竖肉之状,坚硬而痒……。"晚期为:"其马口之胬肉处,翻花如石榴子样,此肾岩已成也……。"在预后方面指出:"若至成功后,百无一生。"称为四大绝证之一。从上述引文看出前人对本病的发生、转归都有一定的认识。

【病因病理】

肝主筋,阴茎为宗筋所聚之处,为肾之外窍,隶属肝肾之经。因此本病发生,多由肝肾阴虚,忧思郁虑,相火内灼,水不涵木,肝经血少,络脉空虚,虚火痰浊侵袭,导致经络阻塞,积聚阴茎而成。其次本病的发生与包茎或包皮过长秽毒积聚有密切关系。

【辨证】

乳头状阴茎癌:多由丘疹或疣状病变开始,表面高低不平,时有溃疡,有奇臭的脓液,最后溃疡呈菜花样。

浸润性阴茎癌:多有湿疹或白斑样病变开始,表面呈结节状,灰白色,可有溃疡,质较硬,体积不大,生长较快。兹分期辨证如下:

(1)初起:阴茎马口附近有丘疹、结节、疣状肿物,逐渐增大,溃后渗流滋水或血水,或有痒痛,舌苔薄白或白腻,脉弦或滑,为肝气郁结,痰浊积聚。

(2)中期:阴茎部溃疡,肿胀疼痛,翻花如石榴状,有浆液血样渗出物,腐臭难闻,小便黄,舌质红苔黄腻,脉弦数,为肝经湿毒所致;若局部溃烂,伴有腰酸腿软、头晕耳鸣、口燥咽干、舌质红而无苔,为阴虚火炽。

(3)后期:烂通尿道,形成尿漏,甚则阴茎溃烂脱落,身体瘦弱,饮食不思,舌质淡红,脉沉细无力,为气血不足。

【治疗】

1)内治

(1)初起:肝郁痰凝,治宜疏肝解郁,化痰散结,散肿溃坚汤加减。

(2)中期:肝经湿毒,治宜清利湿热,泻火解毒,龙胆泻肝汤加减;若虚火内炽,治宜滋阴降火,知柏地黄汤加减。

(3)后期:气血不足,脾胃虚弱,治宜补益气血,和胃健脾,当归补血汤合香砂六君子汤加减。

以上各期,可选加白花蛇舌草、半枝莲、莪术、海藻、僵蚕、夏枯草等。

2)外治

(1)初起:敷千金散、红油膏。

(2)溃后:皮癌净,藤黄膏;癌肿平复,肉芽新鲜,改用生肌散、生肌玉红膏。

(施汉章)

6 皮肤病

6.1 概论

皮肤病大多数发生在人体的表面,是中医外科学的重要组成部分。中医文献内有关皮肤病的防治经验早有记载。如《内经·素问·生气通天论》中说:"汗出见湿,乃生痤痱……劳汗当风,寒薄为皶,郁乃痤。"在《至真要大论》中又说:"诸痛痒疮,皆属于心。"汉·《金匮要略》中有"浸淫疮,黄连粉主之"的记载。隋·《诸病源候论》中,对皮肤病已有了详细的描述,提到的有疣、癣、疥、瘾疹等几十种病。唐·《千金要方》和《外台秘要》中,收载了很多丹药以及雄黄、矾石、硫黄等药治疗皮肤病的方药,至今尚有临床实用价值。十六世纪以后的外科著作,有关皮肤病的病因病机、临床症状、治疗方法等方面的记载更是丰富,给我们留下了宝贵的经验。目前,我国已基本上控制了麻风、头癣等病;职业性皮肤病的发病率也有所下降,但皮肤病仍是劳动人民的常见病、多发病。虽然运用中医中药治疗皮肤病积累了丰富的经验,但仍需在实践中不断总结,不断提高,更好地为人民的健康服务。

【病因病理】

了解皮肤病的病因病理,必须从各种病的具体症状结合四诊八纲加以分析、归纳,然后找出他是属哪一种或哪几种病因致病,再从病因中探测疾病的转归,为治疗提供依据。皮肤病的常见发病因素有风、湿、热、虫、毒、血瘀、血虚风燥、肝肾不足等,今概要地予以分述。

(1) 风:风为百病之长,许多种皮肤病与风邪有着密切的联系,除在《内经》中已有论述外,《诸病源候论》中则有更多的记载,如风瘙隐疹生疮候中说:"人皮肤虚,为风邪所折,则起隐疹。""风痦瘟候"中说:"夫人阳气外虚则多汗,汗出当风,风气搏于肌肉,与热气并,则生痦瘟。"尚有风邪搏于肌肉,则生疣目。风邪在头,有偏虚处,则发脱落,而为斑秃等记述。此外,风邪每多挟热、挟湿等而发生皮肤病,所以《诸病源候论》中又说:"夫体虚受风热湿毒之气,则生疮。"由此可见,凡人体腠理不密,卫气不固,风邪得以乘隙侵袭,阻于皮肤之间,内不得通,外不得泄,可使营卫不和,气血运行失常,肌肤失于濡养,以致发生风团、丘疹、疣目、干燥等病变,且风有善行而数变,风性燥烈等特点,故由风邪引起的皮肤病其症候发生迅速,消退也快,游走不定,泛发全身,瘙痒无度,多为干性,如兼皮损色白、遇寒易发、苔薄白、脉浮紧的为"风寒";如兼皮损色红、遇热易发、苔薄黄、脉浮数的为"风热"。

(2) 湿:湿邪有外湿、内湿之分,皮肤病病因的湿邪,以外湿为多,因皮肤为人体的外卫,湿邪侵犯,首当其冲,但有时外湿常与内湿相合致病,故在辨证时不能孤立对待。由湿而致的皮肤病,早在《内经》中已有记载:如"汗出见湿,乃生痤痱"。《诸病源候论·湿病疮候》说:"肤腠虚,风湿搏于血气生病疮,若风气少,湿气多,其疮痛痒,搔之汁出……"因此,湿邪侵入肌肤,郁结不散,与气血相搏,可发生皮疹、瘙痒、渗液等。且湿邪具有粘腻、留着难去、病位常趋于下部等特点。故由湿邪引起的皮肤病,其皮损为水疱或为多形性,或皮肤糜烂,常患于下部,或浸淫四窜,滋水淋漓,迁延日久,缠绵难愈。若与内湿相合,则伴胸闷、食欲不振、肢体无力、苔白腻、脉濡缓等症状。

(3) 热：由热而致的皮肤病，亦有外热、内热之分，外热引起的皮肤病，如《诸病源候论夏日沸烂疮候》中说："盛夏之月，人肤腠开，易伤风热，风热毒气，搏于皮肤，则生沸疮，其状如汤之沸……。"它如水火烫伤，可令人皮溻肉烂，此即指外热作用于皮肤为患。内热引起的皮肤病，如《诸病源候论·时气疱疮候》中说："夫表虚里实，热毒内盛则多发疱疮。"又如"夫热病疱疮者，此由表虚里实，热气盛则发疱。"都是指脏腑实热外发而成疮，由此可见，不论外感热邪，或脏腑实热，蕴郁肌肤，不得外泄，熏蒸为患，可发生皮疹、灼热、痒痛、溃烂、流脓等；且热邪具有热微则痒，热甚则痛、热胜肉腐、火性炎上等特点。故由热邪引起的皮肤病，其症候是皮损色红、糜烂、脓疱、灼热、作痒、作痛，可伴身热、口渴、便秘、尿赤、苔黄、脉数等。

(4) 虫：由虫而致的皮肤病，一为确由虫所引起，如《诸病源候论·疥候》中说："……湿疥者，小疮皮薄，常有汁出，并皆有虫，人往往以针头挑得，状如水内瘑虫……。"一为由虫的毒素侵入或过敏而引起的皮肤病，如《诸病源候论·蚝虫螫候》中说："此则树上蚝虫耳，以其毛刺能螫人，故名蚝虫，此毒盖轻，不至深毙，然亦甚痛，螫处作疹起者是也。"此即现代所称的虫咬皮炎；如由肠寄生虫过敏可引起的皮肤病临床较为多见。此外，在中医文献中较多的皮肤病均说有虫，尤以《诸病源候论·癣候》中所列十一种皮肤病，言有虫的约占十种，由于古代条件限制，此虫大部分可能是指真菌而言；或以虫形容皮肤病的瘙痒，"痒如虫行"，而皮损中实非有虫；此外，有肠寄生虫的患者往往能引起湿热蕴蒸肌肤，而易导致皮肤病的发生。上述这些情况，可以看出由虫引起的皮肤病，其症候是皮损瘙痒甚剧，有的表现糜烂，有的能相互传染，有的可伴局部虫斑，脘腹疼痛，大便中可查到虫卵。

(5) 毒：由毒而致的皮肤病，分有药物毒、食物毒、虫毒、漆毒等。药物毒：如《外科正宗》说："砒乃阳精大毒之物，服之令人脏腑干涸，皮肤紫黑，气血乖逆而死。"食物毒：如《诸病源候论·食鲈鱼肝中毒候》中说："此鱼肝有毒，人食之中其毒者，即面皮剥落，虽尔不至于死。"虫毒：如《诸病源候论·蜂螫候》中说："……唯地中大土蜂最有毒，一螫中人，便即倒闷，举体洪肿……。"又"蝎螫候"说：此虫五月六月毒最盛，云有八节九节者弥甚，螫人毒势流行，多至牵引四肢皆痛，过一周时始定。"漆毒：如《诸病源候论·漆疮候》说："漆有毒，人有禀性畏漆，但见漆便中其毒。"又曰："若火烧漆，其毒气则厉，著人急重，亦有性自耐者，终日烧煮，竟不为害也。"上述各种由毒而引起的皮肤病，总的来说，不外乎中毒及过敏两大类。且在文献中早已指出，由毒过敏引起的皮肤病，只有人体在过敏状态下，接触某种致敏物质，才会发病，所谓"人有禀性畏漆，但见漆便中其毒"；人体在正常情况下，即使接触某种致敏物质，亦不发病，所谓"亦有性自耐者，终日烧煮，竟不为害也。"这种说理，直至今日临床上仍在采用。

由毒引起的皮肤病，发病前有内服某种药物或食物史，或有某种物质接触史，或有毒虫叮咬史，经过一定的潜伏期后才发病，其症候是皮肤表现红、肿、丘疹、水疱、风团、糜烂等多种形态，或痒或痛，或局限在一定，或泛发于全身，来势较急，去病亦快，有的可以反复发作。

(6) 血瘀：血瘀乃指肝气郁结或外邪入侵，以致气机不畅所致的瘀血证候。中医文献对血瘀早有记载，如《灵枢·水胀篇》说："恶血当泻不泻，衃以留止。"张景岳《类经》注云："衃，凝败之血也。"《灵枢·贼风篇》说："若有所堕坠，恶血在内而不去。"指的均是瘀血。《伤寒论》中说："阳明证，其人喜忘者，必有蓄血，所以然者，本有久瘀血，故令喜忘。"《金匮要略》中说："产后腹痛……此为腹中有干血着脐下。"蓄血、干血都是瘀血，《诸病源候论》中称留血，积血;《血证论》才列"瘀血"为一篇。血瘀成因于气滞,因为气行则血行,气滞则血凝;亦可因寒或由热而致血瘀,如《医林改错》中说:"血受寒则凝结成块,血受热则煎熬成块。"其他如外伤、出血等均可导致血瘀。如《灵枢·贼风篇》中说:"若有所堕坠,……则血气凝结。"明·缪希雍《神农本草经疏·杂症门》中说:"蓄血俗名内伤,或积劳,或多怒,或饱后行房,或负重努力,或登高坠下,或奔逐过急,皆致蓄血。"明·王肯堂《证治准绳·杂病》中说:"夫人饮食起居,一失其宜,皆能使血瘀滞不行,故百病由污血者多。"说明情志因素,饮食起居失宜也可导致血瘀。皮肤病中凡见皮损色黯、紫红、青紫,或出现瘀点、瘀斑、肥厚、结节、肿块、舌质紫有瘀点、脉弦涩等,皆为血瘀之证。

(7) 血虚风燥:血虚风燥是为慢性皮肤病所出现的病理现象,其原因主要由于长期的瘙痒,寝食不安;或导致脾胃虚弱,饮食减退,以致不能从食物中吸收精华化生血液,造成血虚生风生燥。血虚风燥亦为多种皮肤病的发病因素,由于血虚不能营养肌肤,肤失濡润,血虚生风生燥,逗留肌肤,可引起皮肤发生干燥、粗糙、脱屑、瘙痒等病况,如《诸病源候论·蛇身候》中说:"蛇身者,谓人皮肤上,如蛇皮而有鳞甲,世谓之蛇身也,此由血气否(痞)涩,不通润于皮肤故也。"又血虚之后,可使护卫不固,腠理不密,易致风、湿、热等病邪乘虚侵袭肌肤发生多种皮肤疾患。血虚不能滋养肝脏,则常使虚阳上亢,肝火易于妄动。基于这些因素,由血虚风燥而引起的皮肤病,其症候往往是病期较长,皮损干燥、肥厚、粗糙、脱屑、作痒,很少糜烂流水,可伴头目晕眩、面色苍白、苔薄、脉濡。若兼皮损处在情绪波动时作痒加剧,头痛,面红,急躁易怒,口苦,咽干,舌红苔黄,脉弦数等,为"血虚肝旺"。

(8) 肝肾不足:肝有贮藏调节血液的功能,开窍于目,在体为筋,其荣在爪,其色属青;肾主藏精,为生殖发育之源,开窍于耳,其荣在发,其色属黑。肝肾不足,即可产生反常的病理现象,在病理过程中,其与皮肤病的发生亦较为密切,如血虚无以滋养肝脏,爪失所荣,则指甲肥厚干枯;肝虚血燥,筋气不荣,则生疣目;肝经怒火郁血,可致血痣。《医宗金鉴》说:"血痣初起似痣形,渐大如豆其色红,揩破外皮流鲜血,肝经怒火郁血成。"如肾脏精血不足,发失所养,则毛发易于枯脱。《诸病源候论·令发润泽候》说:"足少阴之经血,外养于发,血气盛,发则光润,若虚,则血不能养发,故发无润泽也……。"肾虚黑色上泛,则面生䵟黑,因此,凡肝肾不足,可引起多种皮肤病,其症候大多是呈慢性过程,皮损干燥,肥厚粗糙,脱屑,或伴脱发、色素沉着、指甲变化,或伴生疣目、血痣等,且皮肤病的发生、发展往往同患者的生长、发育、妊娠、月经不调等有关,如兼头晕目眩、耳鸣、面部烘热、腰膝酸软、失寐梦多、遗精、舌红少津、苔少或光剥、脉细等,为"肝肾阴虚"。若兼面色淡白、怕冷、四肢不温、腰膝酸软、头昏、耳鸣、阳萎、舌淡白舌体胖、边有齿痕、脉沉细等,为肾阳不足。

皮肤病在发病过程中,往往不是单一原因所引起,常为两个或两个以上病因共同作用,如风热、风湿、湿热、或风湿热同时存在,或肺卫不固、脾虚生湿、肝胆湿热等。有的纯为实证,有的纯为虚证,有的虚中杂实,所以在"审因"时,要善于分析,加以区别。

【辨证概要】

皮肤病的辨证,首先是对病情进行周密的调查,运用四诊八纲的辨证方法,除详询病史外,要注意辨认皮肤损害,发病部位,确定他的性质等,掌握第一手资料,有时还需反复多次地调查,才能使资料逐步完善,随后经过辨证分析,综合归纳作出正确的诊断。

1) 辨皮肤病的常见症状　皮肤病的发病过程中,可产生一系列症状。凡病员能自觉反映给医务人员的,称为自觉症状;凡皮肤上客观存在的病变能看到、摸到、检查到的,则称为他觉症状。此外尚有一些症状虽不发生在皮肤上,而与皮肤病有关,如发热、畏寒、便秘、溲赤、关节痠痛以及其他内脏损害等。

(1) 自觉症状:自觉症状是多样的,要看皮肤病的性质和严重性及患者个体特殊性而定。主要为痒、痛、烧灼、麻木、蚁走感等感觉。由于患者的特殊性,对痒和痛的感受力因人而异。如蛇串疮在小孩中不一定产生痛感,在老年人则疼痛可以达到难以忍受的程度;而同一种痒感的病,由于敏感程度不同,在不同人身上,引起不同程度的痒感,轻的仅微痒,可以不抓,重的可以使患者寝食不安,精神上感到很大的痛苦。

(2) 他觉症状:他觉症状是诊断皮肤病的重要指征。不论病情如何复杂,其所表现的基本皮肤损害(或称皮损、损害、皮疹)究属有限,如果我们认识其皮损形态,对诊断皮肤病有很大的帮助。一般将皮肤损害分为原发性及继发性两种,凡斑疹、丘疹、疱疹、脓疱、结节、风团等皆属原发性损害;凡鳞屑、糜烂、痂、抓痕、皲裂、色素沉着、苔藓样变等皆属继发性损害,今分辨于下:

① 斑疹:为既不高凸亦不凹陷于皮肤的明显色素变化。其色有红有白,红斑压之褪色的多属血分之热,压之不褪色的多为血热或血瘀。红而带紫的为热毒炽盛,红斑稀疏的为热轻,密集的为热重;白斑多因气滞或血虚。

② 丘疹:为高出皮面的丘形小粒,呈界限性突起,多为血热、风热所致。

③ 疱疹:为有腔隙高出皮面的损害,腔内含有水样或血样液体,水疱呈白色,血疱呈淡红色,疱壁一般较薄易破,破后形成糜烂,干燥后结成薄痂,疱疹往往发生于红斑之上,多属湿热或热毒所致。

④ 脓疱:疱内含有脓液,其色呈浑浊或为黄色,周围常有红晕,疱破后形成糜烂,上有脓液或脓痂,多因湿热或热毒炽盛所致。

⑤ 结节:为大小不一界限清楚的实质性损害,或陷没于皮下,或高出皮面,多由气血凝滞所致。

⑥ 风团:为皮肤上的局限性水肿隆起,常突然发生,迅速消退;不留任何痕迹,有白色与红色之分,白色的为风寒所致;红色的为风热引起。

⑦ 鳞屑:为表皮角质层的脱落,急性病后见之,多为余热不清;慢性病见之,则血虚生风生燥皮肤失养所致。

⑧ 糜烂:为局限性的表皮缺损,由于疱疹、脓疱的破裂,痂皮的脱落,或丘疹的表皮破损,露出潮湿面的称为糜烂,愈后一般无疤痕,多属湿热所致。

⑨ 痂:皮肤渗液(滋水)、渗血或脓液干燥后即成为痂,脓痂为热毒未清,血痂为血热所致,滋痂为湿热形成。

⑩ 抓痕:为搔抓所引起的线状损害,发生于有损害或正常皮肤上,其痒大多由于风盛或内热所致。

⑪ 皲裂:为皮肤上线形裂缝,多由血虚、风燥所致。

⑫ 色素沉着:大多数发于慢性皮肤病之后期,多呈褐色、暗褐色或黑褐色,由于气血不和或肾虚所致。

⑬ 苔藓样变:为皮肤增厚、粗糙、皮纹加宽、增深、干燥、局限性边界清楚的大片或小片损害,常为某些慢性瘙痒性皮肤病的主要表现。多由血虚风燥所致。

⑭ 疤痕:是溃疡愈合后所形成的新生结缔组织。可分两类,一类为增生性的、较硬的隆

起,表面呈红色;一类为萎缩性的,表皮光薄柔软,呈白色。均为局部气血凝滞不散所致。

2) 辨性质　皮肤病的性质,依据临床表现来分,主要分成急性、慢性两大类。

(1) 急性的皮肤病:大多发病急骤,皮损表现以红、热、丘疹、疱疹、脓疱、糜烂等,伴有渗液或脓液;发病原因大多为风、湿、热、虫、毒,以实症为主;其与内脏关系,一般与肺、脾、心三脏的关系最为密切,"诸痛痒疮,皆属于心"(《内经》),因心主热,火之化,热甚则疮痛,热微则疮痒;"肺主气,候于皮毛;脾主肌肉。气虚则肤腠开,为风湿所乘;内热则脾气温,脾气温则肌肉生热也。湿热相搏,故头面身体皆生疮也。"(《诸病源候论》)。

(2) 慢性的皮肤病:大多发病缓慢,皮损表现苔藓样变、色素沉着、皲裂、鳞屑等,或伴有脱发、指(趾)甲变化。发病原因大多为血瘀或营血不足,肝肾亏损,冲任不调,以虚症为主。其与内脏关系,一般与肝、肾两脏关系最为密切,肝主藏血,血虚则生风生燥,肤失濡养而为病;肾主藏精,黑色属肾,发为肾之所华,肾精不足,则可产生皮肤的色素改变以及脱发等病。

3) 辨部位　皮肤病的发病部位,凡发生于人体上部者,多因风温、风热引起;凡发于人体中部者,多因气郁、火郁所致;凡发于人体下部者,多因湿热、寒湿引起。它如发于鼻部者,每多与肺经有关,发于胁肋部者,每多与肝经有关。

【治疗】

皮肤病是人体全身性疾病在皮肤上的表现,许多全身性疾病,可反映在皮肤上;而皮肤上的局部刺激,也可引起全身性病变。因此,中医治疗皮肤病主张"治外必本诸内",局部与整体并重。治疗方法分内治、外治两大类,在临床应用时,必须根据患者的体质情况,不同的致病因素和皮损形态,然后订出内治和外治的法则。

1) 内治

(1) 疏风散寒:用于风寒证,多选用桂枝汤、麻黄汤。常用药物如:荆芥、防风、桂枝、麻黄、制川乌、羌活等。

(2) 疏风清热:用于风热证,多选用银翘散、桑菊饮、消风散。常用药物如:银花、连翘、桑叶、薄荷、牛蒡、山栀、黄菊等。

(3) 清热利湿:用于湿热证和暑湿证,多选用茵陈蒿汤、龙胆泻肝汤、萆薢渗湿汤。常用药物如:茵陈、蒲公英、山栀、黄柏、地骨皮、车前草、龙胆草、土大黄、萆薢、生苡仁、土茯苓、六一散等。

(4) 凉血解毒:用于热毒证与血热证,多选用黄连解毒汤、犀角地黄汤、化斑解毒汤,常用药物如:山栀、黄芩、黄连、黄柏、蒲公英、紫草、板蓝根、鲜生地、赤芍、丹皮等。

(5) 凉血化瘀:用于气滞血瘀证,多选用桃红四物汤,血府逐瘀汤等。常用药物如:桃仁、红花、丹参、当归、赤芍、川芎、三棱、莪术等。

(6) 杀虫驱虫:用于虫积证,多选用乌梅丸。常用药物如:使君子肉、槟榔、雷丸、鹤虱、百部、乌梅、苦楝根皮等。

(7) 平肝潜镇:用于血虚肝旺证,或疣类皮肤病;或由皮肤病所引起的神经痛。多选用天麻钩藤饮。常用药物如:牡蛎、磁石、珍珠母、代赭石、钩藤、石决明等。

(8) 化痰软坚:用于痰凝结块证,多选用二陈汤、香贝养营汤。常用药物如:半夏、陈皮、南星、白芥子、夏枯草、昆布、海藻、贝母等。

(9) 滋阴降火:用于阴虚内热和肝肾不足证,多选用大补阴丸、知柏八味丸。常用药物如:生地、玄参、麦冬、知母、黄柏、枸杞子、龟板、鳖甲、蛇舌草等。

(10) 养血润燥：用于血虚风燥证，多选用四物汤加味。常用药物如：生地、熟地、当归、川芎、赤芍、白芍、小胡麻、鸡血藤、女贞子等。

(11) 健脾利湿：用于脾虚湿阻证，多选用参苓白术散、除湿胃苓汤。常用药物如：党参、白术、淮山药、茯苓、猪苓、萆薢、白扁豆、苡仁、白鲜皮等。

(12) 温补肾阳：用于脾肾阳虚证，多选用附桂八味丸、二仙汤。常用药物如：仙茅、仙灵脾、附子、肉桂、党参、黄芪、锁阳、菟丝子、炙狗脊、巴戟肉等。

(13) 养阴生津：用于阴伤胃败证，多选用增液汤、益胃汤。常用药物如：鲜生地、鲜沙参、鲜石斛、天花粉、麦冬、肥玉竹、玄参等。

(14) 温阳通络：用于寒湿阻络证，多选用阳和汤、独活寄生汤。常用药物如：麻黄、桂枝、鹿角、制川乌、红花、羌活、独活、络石藤、桑枝、牛膝等。

2) 外治　外治疗法是应用各种不同的剂型和药物，依据皮肤损害情况进行治疗的方法。同一皮肤病皮损情况不同，处理亦不同，不同性质的皮肤病，其皮损表现相同，处理方法可以相仿。外治疗法可以减轻病人自觉症状，并使损害迅速消退。甚至有些皮肤病，可以单用外治达到治愈目的。

(1) 外用药物的剂型：

① 溶液：有清洁、止痒、退肿、收敛、清热解毒的作用。适用于急性皮肤病，渗出较多或脓性分泌物多的皮损，或伴轻度痂皮性损害。常用药物如：蒲公英、野菊花、苦参、萹草、生地榆、马齿苋、茶叶等煎出液，或10%黄柏溶液、生理盐水等。其为外洗剂作清洁伤口用，消炎退肿时需作湿敷。湿敷是将5~6层纱布置于药液中浸透，挤去多余药液后，敷于患处，一般每1~2h换1次即可，如渗液不多，可4~5h换1次。

② 粉剂：有保护、吸收、蒸发、干燥、止痒的作用。适用于无渗液性的急性或亚急性的皮炎。常用药物如：青黛散、六一散、九一丹、枯矾粉、滑石粉、止痒扑粉。其用法为每日3~5次扑患部。

③ 洗剂：（又名混悬剂、悬垂剂，是水剂和粉剂混合在一起的制剂）有消炎、止痒、保护、干燥的作用。适用同粉剂。常用药物如：三黄洗剂、炉甘石洗剂、青黛散洗剂（青黛散3份加冷开水7份调匀）。其用法为用时充分摇匀，每日3~5次，用毛笔蘸后涂搽。如止痒可加1%薄荷、樟脑，或0.5~1%酚；杀菌可加10%九一丹或5~10%硫黄。凡小儿面部、皮损广泛及冬天最好不用薄荷。

④ 酊剂：有杀真菌、止痒的作用。适用于手癣、足癣、甲癣、体癣、神经性皮炎。常用药物如：一号癣药水、复方土槿皮酊、5%水杨酸酒精、成药癣药水。其用法为每日2~3次。复方土槿皮酊对有明显皮肤破损、头面躯干等部位禁用，用后易引起皮肤烧灼及剧痛。

⑤ 软膏：有保护、润滑、杀菌、止痒、去痂的作用。适用于一切慢性皮肤病具有结痂、皲裂、苔藓样变等皮损。常用药物如：青黛膏、疯油膏、5%水杨酸软膏、雄黄膏、5%硫黄软膏。其用法为每日外搽2~3次，或涂于纱布上敷贴于患部再加包扎，去痂时宜涂得厚些。用于皲裂、苔藓样变皮损时如加用热烘疗法效果更佳。

⑥ 油剂：有保护润滑、止痒、干燥的作用。适用于亚急性皮肤病具有糜烂、鳞屑、脓疱等皮损。常用药物如：青黛散、三石散、蚕豆荚灰等用麻油调成糊状；糠锌油等。其用法为每日外搽2~3次。

(2) 外用药物使用原则：皮肤病的外用药物使用原则是根据皮肤损害的表现来选择适

当的剂型和药物。

① 皮肤炎症在急性阶段,如仅有红斑、丘疹、水疱而无渗液,用洗剂、粉剂,有时可用溶液湿敷;如为大量渗液或剧烈红肿,则用溶液湿敷为宜。皮肤炎症在亚急性阶段,渗液与糜烂很少,红肿减轻,有鳞屑和结痂则用油剂为宜。皮肤炎症在慢性阶段,有浸润肥厚、角化过度时,则用软膏为主。并可参照表 6-1,外用药物剂型选择应用。

表 6-1 外用药物剂型选择应用表

皮肤损害	应选剂型	皮肤损害	应选剂型
斑	洗剂、软膏	痂	油剂、软膏
丘疹	洗剂	抓痕	洗剂
水疱	粉剂、洗剂	鳞屑	油剂、软膏
脓疱	粉剂、洗剂	糜烂	溶液湿敷(用于渗液多);洗剂(用于渗液较少)
结节	软膏(如玉露膏、金黄膏)	皲裂	软膏
风团	洗剂	苔藓样变	软膏

② 有感染时先用清热解毒、抗感染制剂控制感染,然后再针对原来皮损选用药物。

③ 先用性质比较温和的药物。尤其对年幼或女病人不宜采用刺激性强、浓度高的药物。面部、阴部皮肤慎用刺激性强的药物,以免引起红肿。

④ 先用低浓度制剂,根据病情需要再提高浓度。

⑤ 随时注意药物的过敏反应,一旦出现过敏现象,应立即停用,并给以及时处理。

⑥ 外涂软膏在第 2 次涂药时,需用棉花蘸上各种植物油或石蜡油轻轻揩去第 1 次所涂的药膏,然后再涂药膏,切不可用汽油或肥皂、热水擦洗。

3) 针刺 针刺治疗皮肤病,应用范围非常广泛,具有简便易学、疗效高、容易普及及推广等很多优点。

体针与耳针:有止痒、止痛、镇静、安眠、消炎,促使毛发生长,调节血管舒缩、内分泌紊乱等作用。

常用穴位如体针:上肢取穴曲池、列缺、合谷;下肢取穴血海、阴陵泉、三阴交;躯干取穴肺俞、心俞、膈俞、脾俞。耳针:取穴肺、皮质下、神门、肾上腺、交感等穴,或取病变相应的部位。其手法为体针以提插重刺激,留针 15~20min,每日 1 次。耳针以捻转后留针 20min,每日 1 次。适用于湿疮、荨麻疹、神经性皮炎、接触性皮炎、虫咬皮炎等。

【预防】

(1) 讲究卫生:大力开展除四害、讲卫生的爱国卫生运动。养成勤洗澡、勤换衣、勤理发、勤修剪指甲等讲卫生的良好习惯,保持皮肤清洁,以减少各种传染性皮肤病的发生。

(2) 加强宣教:对各种皮肤病的防治知识进行广泛的宣传教育,以减少皮肤病的发生。如因接触某类药物、生漆、农药、化妆品等引起皮炎后,在短时期内应尽量避免再接触这类物质;如由磺胺类药、止痛退热药、抗生素、安眠药等引起的药物性皮炎,除发给病员药物禁忌卡外,并嘱患者今后禁用这类药物。此外,如纠正以往认为治好头癣、足癣后会发生其他疾病的错误说法,必须加强宣传,说明真菌的生长繁殖最适宜于人体的正常体温和皮肤的干湿度,当其他疾病改变人体这种环境时,真菌会得到暂时的抑制,癣病的症状有所改善,而并不是真正在癣病治愈后会引起其他疾病的发生。

(3) 预防和隔离：对各种传染性皮肤病，如头癣、脓疱疮、麻风病等患者，应做好预防和隔离工作。如对患者接触过的衣服、枕席、床单、毛巾等日常生活用品，进行消毒。患者予以隔离，并积极治疗，切断传染源，防止广泛传播。

(4) 饮食宜忌：某些病员因饮食鱼腥、虾蟹等物引起荨麻疹的，发病期间应注意调换其他食物。其他过敏性皮肤病一般均应忌食加剧疾病的食品，如酒类、辛辣等物，宜多吃素菜、瓜果。如结核性皮肤病则宜多食富有营养的食物，增加全身抵抗力，促进疾病的痊愈。

(5) 加强工矿职业性皮肤病的防护：改善生产设备和操作过程，加强劳动保护。并根据不同工种配制不同的防护剂和清洁剂，如防御水溶性物质的刺激，可用无水羊毛脂70g加蓖麻油30g制成防护膏，有保护皮肤的作用；用木屑混以肥皂粉，可以清除皮肤上的油污、油漆，代替汽油、松节油并减少对皮肤的刺激等。

(顾伯康)

6.2 热疮

热疮是发热后或高热过程中所发生的一种急性皮肤病。《圣济总录》中说："热疮本于热盛，风气因而乘之，故特谓之热疮。"本病多见于高热患者的发病过程中，如感冒、猩红热、疟疾等。其他如劳累、月经来潮、妊娠、肠胃功能障碍亦可使本病发生。其特点是：好发于口唇、鼻孔周围、面颊、外阴等皮肤粘膜交界处，且易复发。

【病因病理】

外感风热之毒，阻于肺胃两经，蕴蒸皮肤而生；或由肝胆湿热下注，阻于阴部而成；或因反复发作，热邪伤津，阴虚内热所致。

【辨证】

初起在皮肤上出现成群的小水疱，四周红晕，疱液澄清，破裂后露出糜烂面，逐渐干燥结痂脱落而愈，留有轻微的色素沉着，病程为1周左右，但易反复发作。自觉有瘙痒及灼热感。重者可引起颌下和颈部的臖核肿痛。

一般无全身不适。发于眼部者，常有刺痒、疼痛、怕冷、发热等风热毒盛的症状；发于外阴者，水疱易糜烂染毒，可伴有发热、便干、溲赤、苔黄、脉数等湿热下注的症状；反复发作多年不愈者，常有咽干、口渴、舌红、脉数等阴虚内热的症状。

【治疗】

1) 内治　一般不需内服。风热毒盛者，宜疏风清热解毒，用辛夷清肺饮；湿热重者，宜清热利湿，用龙胆泻肝汤；阴虚内热者，宜养阴清热解毒利湿，用增液汤加板蓝根、马齿苋、紫草、生苡仁。

2) 外治　青吹口油膏，每日2～3次。

6.3 蛇串疮

蛇串疮是一种在皮肤上出现成簇水疱，痛如火燎的急性疱疹性皮肤病。因其皮肤上有红斑水疱，累累如串珠，每多缠腰而发，故又名缠腰火丹，或称火带疮、蛇丹。《外科启玄·卷七》中又叫"蜘蛛疮"，并说"此疮生于皮肤间，与水窠相似，淡红且痛，五七个成攒，亦能荫开。"本病多发于春秋季节，以成年患者为多。其特点是：常突然发生，集簇性水疱，排列成带状,沿一侧周围神经分布区出现,伴有刺痛和臀核肿大。大部分病人患病后很少复发,极少数患者有时可以再次发病。

【病因病理】

由于肝气郁结,久而化火妄动,脾经湿热内蕴,外溢皮肤而生;偶因兼感毒邪,以致湿热火毒蕴积肌肤而成。年老体弱者,常因血虚肝旺,湿热毒盛,气血凝滞,以致疼痛剧烈,日久才能消失。

【辨证】

发病时患部常有带索状皮肤刺痛,疼痛有的发生在皮疹出现之前;有的伴随皮疹同时出现;有的产生在皮疹出现之后。皮肤刺痛轻重不等,儿童患者疼痛轻微,年老体弱者疼痛剧烈,常扩大到皮损范围之外,即使皮疹消失,尚可后遗持续数月,甚至更长时间。或伴有轻度发热、疲乏无力、胃纳不佳、苔薄黄、脉弦数等全身症状。皮损多先为带片状的红色斑丘疹,很快即成为绿豆到黄豆大小的水疱,3~5个簇集成群,累累如串珠,聚集一处或数处,排列成带状,疱群之间间隔正常皮肤,疱液初透明,5~6天后转为浑浊,重者有出血点,血疱或坏死。轻者无皮损,仅有刺痛感,或稍有潮红,没有典型的水疱。皮疹常发生于身体的一侧,如腰胁部、胸部、颜面部、大腿内侧等,一般不超过正中线。但发于面部者,病情较重,疼痛剧烈,往往伴有附近臀核的肿痛,甚至影响视力和听觉,应特别注意。病程2周左右,严重者可迁延日久,一般不会超过1个月。

【鉴别诊断】

热疮:多发生于皮肤粘膜交界处,皮疹为针头到绿豆大小的水疱,常为一群,1周左右痊愈,但易复发。

【治疗】

1) 内治

(1) 一般宜清肝火、利湿热,用龙胆泻肝汤加紫草、板蓝根;发于颜面者,加牛蒡子、野菊花;发于腹部、下肢者,加苍术、黄柏。若皮疹消退后,皮肤仍刺痛者,宜疏肝理气,活血重镇止痛,用逍遥散加丹参、真珠母、牡蛎、磁石、延胡索。

(2) 成药验方:症状轻微者,用龙胆泻肝丸9g(分吞)或苦胆草片,每次4片,每日3次吞服;亦可用板蓝根或大青叶30g,煎汤代茶。

(2) 外治

(1) 初用玉露膏外敷;或外搽双柏散、三黄洗剂、解毒洗剂、颠倒散洗剂,每日3次;亦可用草纸卷条蘸油燃点后吹灭,烟熏患处;或玉簪花叶捣烂外敷。

(2) 水疱破后,用青黛膏;有坏死者加掺九一丹外敷。

(3) 若水疱不破,可用三棱针刺之,使疱液流出,以减轻胀痛。

3) 针刺 取穴内关、阳陵泉、足三里;局部周围卧针平刺,留针30min,每日1次。疼痛日久者,加支沟,或加耳针,刺肝区,埋针3天。

6.4 疣

发生在皮肤浅表的赘生物称为疣。中医文献中早有记载。《五十二病方》中用灸法治疣,《灵枢·经脉篇》中有"虚则生肬"的说法。以后诸书记载更详。如《诸病源候论·疣目候》说:"疣目者,人手足边忽生如豆,或如结筋,或五个,或十个,相连肌里,粗强于肉,谓之疣目。"此外尚有"鼠乳候"之记载,如"鼠乳者,身面忽生肉,如鼠乳之状"。描述了疣的另一种类型。《外科启玄》中叫"千日疮"、又名"瘊子"。《外科正宗》称枯筋箭,如说:"枯筋箭……初起如赤豆大,枯点微高,日久破裂,翘出筋头,蓬松枯槁。"临床上依据疣的皮损形态,可分为寻常疣、扁平疣、传染性软疣、掌跖疣、丝状疣等五种。

【病因病理】

《外科正宗》说:"枯筋箭乃忧郁伤肝,肝无荣养,以致筋气外发。"《薛己医案》指出:"疣属肝胆少阳经,风热血燥,或怒动肝火,或肝客淫气所致"。总之,本病多由风热毒邪搏于肌肤而生;或由怒动肝火,肝旺血燥,筋气不荣所成。

【辨证】

(1) 寻常疣:多见于儿童及青年,好发于手背、手指,亦可见于头面部。局部皮损为隆起的赘生物,小如粟米,大如黄豆,突出表面,色呈灰白或污黄,表面蓬松枯槁,状如花蕊,少者一、二处,多则数十处,有时可呈群集状。有的生在指甲边缘者,可向甲下蔓延,增大时可将指甲顶起。大多数无自觉症状,用两手指轻挤之则有疼痛,碰撞或摩擦后易于出血。本病当原发的母疣治愈后,在其周围续发的子疣,有时能自行消失或脱落。发于头皮的损害为单个或多个堆在一起的呈指状突起,尖端呈角质样,常因搔抓、梳头破伤而易出血。

(2) 扁平疣:多见于青年人,尤以青春期前后的少女为多。好发于面部和手背,皮损为表面光滑的扁平丘疹,如针头、米粒到黄豆大小,呈淡红、褐色或正常皮肤颜色。数目很多,散在分布或簇聚成群,有的互相融合,有时由于搔抓,新的损害沿着表皮剥蚀处发生,形成一串。一般无自觉症状,成批发出时,偶有瘙痒感,有时皮疹可自行消失,然后不久又可复发。

(3) 传染性软疣:以儿童为多见,好发于躯干和面部。皮损为半球形丘疹,米粒到黄豆、豌豆大小,中央有脐凹,表面有蜡样光泽,挑破顶端,可挤压出白色乳酪样物质。数目不定,由数个到数十个不等,呈散在性或簇集性分布,但不相互融合。新损害不断发生。愈后不留疤痕,可自然消失。

(4) 掌跖疣:因发生于手掌、足底或指(趾)间,而命名为掌疣或跖疣。皮损为角化性丘疹,中央稍凹,外周有稍带黄色高起的角质环,除去表面角质后,可见疏松的白色乳头状角质物,揩或挑后容易出血,数目多时可融合成片。有明显的压痛,用手挤之则疼痛更剧。常在外伤部位发生,足部多汗者,更易生本病。

(5) 丝状疣:中年妇女较为多见,多生于颈项或眼睑部位。皮疹为单个细软的丝状突起,呈褐色或淡红色,可自己脱落,不久又可长出新的皮损,一般无自觉症状。

【鉴别诊断】

鸡眼:多生于足底和趾间,损害为圆锥形的角质增生,表面为褐黄色鸡眼样的硬结,步履疼痛,压之也痛,用手指挤之则不甚疼痛,用针轻挑之不出血。

【治疗】

1) 内治 适用于寻常疣、扁平疣、传染性软疣、掌跖疣等皮疹广泛者。

(1) 清热解毒、活血化瘀、平肝潜镇,常用药物有:大青叶、蒲公英、野菊花、丹参、赤芍、莪术、牡蛎、磁石、珍珠母等。

(2) 验方:

① 马齿苋合剂、马齿苋、大青叶、败酱草各 30g,紫草 9g。

② 生煅牡蛎各 30g、金钱草 60g、红花 9g。孕妇忌服。

③ 紫草 15g、生苡仁 15g,煎汤代茶。

以上可任选一方,每日 1 帖,2 周为 1 个疗程。

2) 外治　各种疣均可用板蓝根 30g 或苦参片 30g,煎汤洗涤,每日 2~3 次

(1) 寻常疣:

① 推疣法:适用于明显高出皮面,损害较小的疣,在疣的根部用棉花棒或刮匙(刮匙头部用棉花包裹)与皮肤成 30°角,向前推之(用力不可过猛),有的疣即可推除,推除后创面压迫止血,或掺上桃花散少许,并用纱布盖贴,胶布固定。如疣体表面角化,则在局麻下,进行推除。

② 艾灸法:数目少者,可用艾柱着疣上灸之,每日 1 次,至脱落为止。

③ 鸦胆子散敷贴法:先将患部以热水浸洗,用刀刮去表面的角质层,然后将鸦胆子仁 5 粒,捣烂贴敷,用玻璃纸及胶布固定,3 天换药 1 次。

④ 荸荠或菱蒂摩擦法:把荸荠削去皮,用其白色果肉摩擦疣体,每日 3~4 次,每次摩擦至疣体角质层软化、脱掉,微有痛感和点状出血为止,一般数天可愈。或取菱蒂长约 3cm,洗去污垢,在患部不断涂擦,每次 2~3min,每日 6~8 次。

⑤ 针刺:用针尖从疣顶部刺到基底部,四周再用针刺以加强刺激,针后挤出少量血液,有效者 3~4 天可以脱落。

(2) 扁平疣:可用内服方的第二汁外洗,每日 2~3 次。

(3) 传染性软疣:用消毒注射针头,挑破皮损处,挤出豆腐渣样小栓,外涂紫药水或碘酒。如损害较多,可分批治疗,隔 3~4 天 1 次。

(4) 掌跖疣:

① 挖除法:先以刀尖在疣与健康组织交界处修割,然后用血管钳钳住疣体中央,向外拉出,可以见到一个疏松的软蕊,但软蕊的周围皮损往往不易挖净,而易复发,故挖后可敷上腐蚀药,如千金散或成药鸡眼膏,敷药时间不宜过长,一般 5~7 天即可,否则腐蚀皮肤过深,影响愈合。

② 电灼法:在局部消毒局麻下,进行电灼,但不宜过深,以免影响愈合,或形成过大的疤痕。

(5) 丝状疣:除采用推疣法外,亦可用细丝线或头发,结扎疣的根底部,数日后即可自行脱落。

6.5　脓疱疮

脓疱疮是常见的化脓性皮肤病。多发于夏秋季节,因其皮损主要表现为脓疱,有传染性,常在托儿所、幼儿园、家庭中传播流行,所以中医称为"天疱疮"。如《外科大成》中说:"天疱疮者,初起白色燎浆水疱,小如芡实,大如棋子,延及遍身,疼痛难忍,由肺受暑热,秽气伏结而成。"又称"黄水疮","滴脓疮",如《洞天奥旨》说:"黄水疮又名滴脓疮,言其脓水流到之处,即便生疮,故名之。"并很早就认识到该病有传染性,如《疮疡经验全书》说:"此疮之发……合家相染"。

【病因病理】

因夏秋季节,气候炎热,感受暑湿热毒,以致气机不畅,疏泄障碍,熏蒸皮肤而成;若小儿

机体虚弱，皮肤娇嫩，汗多湿重，暑邪湿毒侵袭，则更易发生，且可相互传染。反复发作者，由于邪毒久羁，可造成脾气虚弱。

【辨证】

好发于头面、四肢等暴露部位，也可蔓延全身。皮损初起为红斑，或为水疱，约为黄豆、豌豆大小，迅速变为脓疱，界限分明，四周有轻度红晕，疱壁极薄，内含透明水液，逐渐变成混浊，疱壁容易破裂，显出湿润而潮红的疮面，流出黄水，干燥后结成脓痂，逐渐痂皮脱落而愈，愈后不留疤痕。

自觉瘙痒，破后形成糜烂时疼痛，常引起附近臀核的肿胀疼痛。一般无全身不适，或有轻度发热；严重者可有高热、形寒、面目浮肿、尿少等症状。若治疗不及时或治疗不当，可绵延数周或数月。新生儿患脓疱疮，因抵抗力弱，症状重，易产生并发症，而致生命危险。

临床辨证分为湿热证和脾虚证两个类型，以湿热证为多见。

(1) 湿热证：脓疱较密集、色黄、周围有红晕，破后糜烂面鲜红，附近臀核肿大，或伴有发热、口干、便燥、尿黄、苔黄腻、舌质红、脉濡数等症状。

(2) 脾虚证：脓疱稀疏，色淡白或淡黄，周围红晕不显，破后糜烂面淡红不鲜，或伴有面色㿠白或萎黄、纳呆、便溏、苔薄、舌淡、脉濡细等症状。

【鉴别诊断】

(1) 水痘：多在冬、春季节流行，全身症状明显，皮疹以大小不等发亮的水疱为主，可同时见到红斑、疱疹、结痂等各种不同的皮损。

(2) 脓窝疮：常因虱病、疥疮、湿疹、虫咬皮炎等继发感染而成，脓疱壁较厚，破后凹陷成窝，结成厚痂。

【治疗】

一般不需内服，单用外治即可。伴有全身症状或有并发证者，须予内治。

1) 内治

(1) 辨证施治

① 湿热证：宜清暑利湿解毒，用清暑汤加减。形寒高热者，加黄连、黄芩、山栀；面目浮肿者，加桑白皮、桔梗、猪苓。

② 脾虚证：宜健脾渗湿，用参苓白术散加减。

(2) 症状轻者，用清解片或六应丸等。

2) 外治

(1) 青黛散或煅蚕豆荚灰外扑，或用麻油调搽，每日2～3次。

(2) 用颠倒散洗剂外搽，每日4～5次。

(3) 糜烂脓痂较厚，数目少者，用红油膏掺九一丹外敷；或用5%硫黄软膏外敷。

【护理与预防】

(1) 病变处禁用水洗，如欲清洗脓痂可用10%黄柏溶液揩洗。

(2) 炎夏季节每日洗澡1～2次，浴后扑痱子粉，保持皮肤清洁干燥。

(3) 病变部位应避免搔抓，以免传播。

(4) 幼儿园、托儿所在夏季对儿童应作定期检查，发现患儿立即隔离治疗。病孩接触过的衣服物品，要进行消毒。

6.6 癣

癣是最常见的皮肤病。中医文献早有记载,我国现存最早的中医外科专著《刘涓子鬼遗方》中已有用雄黄、矾石、水银、黄柏等治疗癣的记载。隋·《诸病源候论·癣候》说:"癣病之状,皮肉隐胗如钱文,渐渐增长,或圆或斜,痒痛,有匡郭。"当时分为干癣、湿癣、风癣、白癣、牛癣、圆癣、狗癣、雀眼癣、刀癣等九种。言癣者,病名既多,包括的病种亦广。本节所叙述的癣,主要是指发生在表皮、毛发、指(趾)甲的浅部的真菌病,常见有头癣、手足癣、体癣、花斑癣等。癣病具有长期性和广泛性的特征,它一直是皮肤病防治工作的重点。解放后,我国开展了普遍的头癣防治工作,取得了显著的成绩。

6.6.1 白秃疮

白秃者,因头生白屑,发落而秃成疮而定名。《诸病源候论·白秃候》中说:"言白秃者,……白痂甚痒,其上发并秃落不生,故谓之白秃。"本病多见于儿童,尤以男孩为多。

【病因病理】

明·《外科正宗》说:"白秃疮因剃发腠理洞开,外风袭入,结聚不散,致气血不潮,皮肉干枯,发为白秃。久则发落,根无荣养,如秃斑。"已指出了本病的致病因素和传染途径。临床所见,互相接触传染者为多。或因脾胃湿热内蕴,湿盛则瘙痒流汁,热盛则生风生燥,肌肤失养,以至皮生白屑,发焦脱落而成。

【辨证】

初起丘疹色红,灰白色鳞屑成斑,小者如豆,大者如钱,日久蔓延,扩大成片。毛发干枯,容易折断,易于拔落,而不疼痛。多数在离头皮 2~4mm 处,头发自行折断,长短参差不齐。在接近头皮的毛发干外围,常有灰白色菌鞘围绕,是本病的特点。

自觉瘙痒,少数患者有轻微的红肿、丘疹、脓疱、结痂而稍有疼痛。病程缠绵,往往迁延多年不愈。不经治疗常常到青春期可以自愈,新发再生,不留疤痕。亦有继发感染者,则在化脓处溃留疤痕,该处头发永不再生。

【鉴别诊断】

(1) 肥疮:有典型的黄癣痂和特殊的鼠尿臭味,愈后有疤痕,毛发永久脱落。

(2) 黑点癣:头皮散在黄豆到杏子大小的鳞屑斑,细薄的鳞屑不多,病发刚出头皮即折断,毛囊口的断发呈黑点状。

(3) 油风:常突然发生,呈斑片状脱落,病变处光泽而无鳞屑。

【治疗】

1) 内治　一般不必服汤剂。

2) 外治　关键在于将病发连根拔去。外涂一扫光或雄黄膏,或 5% 硫黄膏并配合拔发治疗。

具体方法:

(1) 治疗前先在头部寻找病区及可疑病区,然后在该区周围 1cm 处的头发剃光或剪平,以便敷药。

(2) 每日以明矾水或热水洗头后,即在病区敷药,用油纸盖上,并嘱患者包扎或戴帽子固定。每日换药 1 次,涂药必须厚些。

(3) 用药 1 周,头发比较松动,即可用镊子拔出病发,并争取 3 天内全部拔完。如果头发未松动,更需多上些药膏,不能间断,一直到病变处头发拔光为止。

(4) 病区间发拔光后,继续涂原用药膏。此时涂药不宜过厚,每日1次,连续2~4周。如果病区内发现有残余的头发或断发时,应及时彻底拔除。

【预防】

(1) 首先要做到早期发现,早期治疗,以减少感染来源。

(2) 不可使用患者的梳子、帽子和枕套等生活用具。

(3) 加强对理发室的管理。理发用具每日应分别用水煮沸15分钟,或75%酒精、5%石炭酸、10%福尔马林溶液浸泡,或流水冲洗等方法清洁消毒。理发后用流水洗头。

(4) 患儿须经彻底治愈后,才能参加集体活动。如入学、托儿所、游泳等。

6.6.2 肥疮

隋·《诸病源候论·赤秃候》中说:"此由头疮、虫食,发秃落,无白痂,有汁,皮赤而痒,故谓之赤秃。"这是类似"肥疮"的最早记载。以后诸家有所发挥。明·《外科启玄》称"肥粘疮",如说:"小儿头上多生肥粘疮,黄脓显暴。皆因油手抓头生之,亦是太阳风热所致,亦有剃刀所过"而成。本病有传染性,多发于儿童,流行地区成人亦可发生。

【病因病理】

由于脾胃湿热蕴蒸,上攻头皮所致。或由污手摸头、枕头不洁、理发工具等传染毒邪而成。

【辨证】

初起红色丘疹,或有脓疱,干后结痂,颜色蜡黄。蔓延扩大,形如黄豆。外观呈蝶形,边缘稍隆起,中央微凹陷,毛发从中贯穿,称为黄癣痂,为黄癣菌与头皮碎屑等组成,这是本病的重要特征。

黄癣痂不易剥去,刮去后可见潮红的湿润面。此痂逐渐扩大、增多或相互融合,结成大片的黄色厚痂,往往散发出似鼠屎的臭味,亦是本病的特征之一。

自觉瘙痒。病变多先从头顶部开始,逐渐向四周扩大,可侵及整个头皮,但头皮四周约1cm宽左右区域不易受累,所以该处毛发仍可健存。

头发干燥,失去光泽,散在脱落,日久痊愈,留有萎缩性疤痕。其上残存少数毛发,虽不折断,但易于拔除。

病程缠绵,多由儿童期开始,持续到成人。少数糜烂化脓,伴有附近臀核的肿胀疼痛;有的侵犯面、颈部,仅有丘疹和少数鳞屑;亦可累及指(趾)甲,使甲板混浊、变形,甲板游离缘下可有黄癣痂。

【鉴别诊断】

(1) 白秃疮:病发容易折断。到青春期可自愈。不发生成片的萎缩性疤痕。

(2) 白疕:在棕红色的斑片上,有较厚云母状的银白色鳞屑,头发不脱落,不发生秃疤。

【治疗】

同白秃疮。

【预防】

同白秃疮。

6.6.3 鹅掌风

鹅掌风因手掌粗糙开裂如鹅掌而得名。在明·《外科正宗》已有了详细的记载,如"鹅掌风由足阳明胃经火热血燥,外受寒凉所凝,致皮枯槁"。本病以成年人为多见。

【病因病理】

多由外感湿热之毒,蕴积皮肤,或由相互接触,毒邪相染而成。病久湿热化燥伤血则气血不能来潮,皮肤失去荣养,以致皮厚燥裂,形如鹅掌。亦可由脚湿气传染而得。

【辨证】

皮损为皮下小水疱,散在或簇集,不久疱壁破裂,叠起白皮,中心已痊愈,四周续起疱疹,是本病的特点。初起多在指端的腹侧或手掌,多数不断蔓延,指端损害可侵及甲板,形成灰指甲,手掌损害可延及手背和腕部,呈边界清楚,中心有自愈倾向的圆形,椭圆形或不规则的斑片,多伴有小片的潮红或脱屑。

部分患者发在指间,多为潮红的斑片,边界清楚,糜烂湿润,时有流滋,白皮翘起。重者指部稍有肿胀。容易因搔抓而化脓引起红丝疔及附近臖核肿痛。

反复发作或治疗不彻底,使病程延长,经年不愈。自觉瘙痒,秋冬季节皮肤肥厚、干燥,发生皲裂、疼痛,手掌、手指失去弹性以致屈伸不利。

有的病人并无水疱,亦不糜烂,只有鳞屑和皮肤肥厚、粗糙。即使在夏季也发生皲裂、疼痛,冬季则裂口更深,疼痛更甚,容易引起化脓而肿痛。

大多数先在一侧手部发病,以后再传染到对侧而左右对称。少数亦可长时间仅一手发病。

【鉴别诊断】

(1) 手部湿疮:常对称发生,损害呈多形性,境界不明显,瘙痒剧烈,可反复发作。

(2) 汗疱疹:对称性发生于手指侧缘,主要为密集的小水疱。

【治疗】

外治

(1) 潮红湿润者,用雄黄膏或皮脂膏外涂,每日2次。

(2) 水疱为主者,用一号癣药水或二号癣药水或复方土槿皮酊外搽,每日2~3次;或在大暑期间用鹅掌风浸泡方浸泡。

(3) 粗糙皲裂者,用疯油膏外涂,加热烘疗法(见"总论"),每日1~2次;或用烟熏法熏疗;或每晚睡前,先用半边莲60g,煎汤待温,浸泡患手,15min后擦干,再厚涂上述药膏,用塑料袋套扎患手,次日晨擦去药膏。

(4) 二矾汤熏洗,以白矾、皂矾各120g,儿茶15g、侧柏叶250g煎汤熏洗。

6.6.4 脚湿气

因足丫糜烂流汁而有特殊气味者,叫"脚湿气"。中医文献中"臭田螺"、"田螺泡"、"脚丫痒烂"等,指的均是本病。《外科正宗》说:"妇人脚丫作痒,乃三阳风湿下流,凝结不散,故先作痒而后湿烂,又或足底弯曲之处痒湿皆然。"在"臭田螺"中指的则是继发感染的情况,如:"臭田螺乃足阳明胃经湿火攻注而成,此患多生足趾脚丫,随起白斑作烂,先痒后痛,破流臭水,形似螺靥。甚者脚面俱肿,恶寒发热。"本病好发于成年人,儿童较为少见。夏秋季节为重,春冬为轻。

【病因病理】

由脾胃两经湿热下注而成。或久居湿地,水中工作,水浆浸渍,感染湿毒所致。多数则由公用足盆、拖鞋、水池洗足等相互传染而得。尤以穿胶鞋、球鞋、塑料鞋者最易发生。

【辨证】

脚湿气虽然在临床上可分为水疱型、糜烂型、脱屑型等,但水疱、擦烂、角化过度、脱屑等皮损往往同时存在。其中以一二种损害为主。发病常先在足部一侧,以后侵延两侧。

(1) 水疱型:初起为皮下小水疱,四周无红晕,有瘙痒感,数天后水疱吸收而隐没,叠起白皮;如感染毒气,水疱变成有红晕的脓疱,并且引起疼痛及灼热感。另一种初起亦为水疱,以后发展为圆形或环形边界清楚的褐色斑片,患处皮肤变厚,皱纹深而阔,入冬产生皲裂。

(2) 糜烂型:在第三及第四趾缝间潮湿、糜烂,覆以白皮,渗液较多。将表皮除去后,基底呈鲜红色,亦可在其他趾间发生同样皮损,伴有剧烈瘙痒,患者往往搓至皮烂疼痛,渗出血水方止,并有特殊臭味。

(3) 脱屑型:多发生在足跟或趾旁,亦有在足底、足侧或趾间的。损害为鳞屑不断剥脱,角质层增厚显著,洗脚时可刮下一层白粉样物质。以老年患者为多。

其中水疱型和糜烂型常可继发小腿丹毒、红丝疔,或足丫化脓,肿连足底足背等,致使里股臀核肿痛,并可出现形寒、身热、头痛骨楚等全身症状。患者发高热时,因真菌活动减低,足癣常可好转,热退后又复发。

【治疗】

1) 内治 一般不需内治,如有足丫化脓,肿连足背者,宜清热利湿,用萆薢渗湿汤合五神汤加减。

2) 外治

(1) 脱屑型和水疱型:均用一号癣药水或复方土槿皮酊或藿黄浸剂外搽,每日2次;脱屑干燥或有皲裂者用雄黄膏外搽,每日2次;有脓疱者用青黛膏外搽,每日2次。

(2) 糜烂型:先用半枝莲60g,煎汤待温,浸泡患足15min,次以皮脂膏或雄黄膏外涂,每日2次。

并发小腿丹毒、红丝疔者,参照丹毒、红丝疔的治疗。

【预防】

(1) 应注意经常保持足部的清洁干燥。

(2) 夏天尽可能不穿胶鞋,多穿布鞋或风凉鞋。

(3) 每晚洗足后扑一些痱子粉或枯矾粉。

(4) 脚盆、脚布、拖鞋等用具要分开使用。

(5) 患足湿气者穿过的鞋袜,最好用开水烫过或在阳光下曝洒。

6.6.5 灰指(趾)甲

因指(趾)甲失去光泽,增厚色灰而定名。清·《外科证治全书》中称"鹅爪风"。以成人为多,绝大多数伴有脚湿气和鹅掌风。

【病因病理】

由于脚湿气,鹅掌风之毒邪日久蔓延至甲板,湿毒内蕴,爪甲失去荣养所致。

【辨证】

初起甲旁发痒,继则指(趾)甲出现高低不平,逐渐增厚或蛀空而残缺不全;最后指(趾)甲变形,失去光泽而呈灰白色。可由三种不同表现。增厚型者,甲缘增厚渐至整个指(趾)甲肥厚、高低不平;萎缩型者,甲板萎缩色白,甲板翘起,其下蛀空;破损型者,甲板部分增厚,边缘破损,略带草绿色,少数甲沟红肿,甲板高低不平。

轻者只有 1~2 个指(趾)甲受损,重者所有的指(趾)甲皆可累及。一般无痛痒感,但指(趾)甲过厚,也可引起疼痛。

【治疗】

(1) 用棉花蘸二号癣药水或复方土槿皮酊浸渍甲部,每日 1 次,每次 10min。用药前最好用小刀刮除部分已灰化的指(趾)甲,每隔 1 周,刮除 1 次,连续用药 3 个月以上,方能获效。

(2) 大暑天用鹅掌风浸泡方浸泡。

(3) 白凤仙花捣烂涂甲上,用布包好,每日换 1 次,直至转好为止。

6.6.6 圆癣

皮损多呈圆形,故名圆癣。隋·《诸病源候论》说:"癣病之状,皮肉隐胗如钱文,渐渐增长,或圆或斜,痒痛,有匡郭,里生虫,搔之有汁。此由风湿邪气,客于腠理,复值寒湿,与血气相搏,则血气否(痞)涩,发此疾也。"指出了本病的特点。生在阴部者,清·邹存淦《外科寿世方》中称"阴癣"。

【病因病理】

肥胖痰湿之体,外受风湿热之邪而蕴积皮肤所致;或接触不洁之物而引起。如由患癣的猫、狗直接接触传染;或由衣物用具等间接传染;亦有患者自身传染,如因脚湿气而引起本病。

【辨证】

初起为丘疹或水疱,逐渐形成边界清楚的钱币形红斑,其上覆盖细薄鳞屑。以后病灶中央常有自愈倾向,而向四周蔓延,有丘疹、水疱、脓疱、结痂等损害,日久形成环形,多环形或同心环形等多种形态。

本病有不同程度的瘙痒感,好发于面部、颈部、躯干、四肢等处。亦有发于近腹股沟的大腿内侧、外阴、臀部、会阴、肛门周围等处者。多因患处温度较高,潮湿多汗,易受摩擦,故常见糜烂、流滋、结痂,亦可蔓延到耻骨、下腹部、阴囊。因剧烈搔抓,使皮肤呈苔藓样变。有时无中心自愈倾向。多在夏季发作或加重,入冬则痊愈或减轻。

【治疗】

外治

(1) 用二号癣药水或一号癣药水、颠倒散洗剂外搽,均每日 2~3 次。

(2) 皮损有糜烂、疼痛者,用雄黄膏外涂,每日 2 次。糜烂消失后,仍用二号癣药水或一号癣药水外搽。

6.6.7 紫白癜风

因病变处损害以紫斑、白斑而得名。又因夏季出汗后皮疹明显,故俗称"汗斑"。紫白癜风之名,见于明·《外科正宗》,如:"紫白癜风乃一体二种。紫因血滞,白因气滞,总由热体风湿所侵,凝滞毛孔,气血不行所致。"清·《外科大成》说:"紫白癜风,俗名汗斑也。"至清·《外科证治全书》则有了进一步的说明,例如:"紫白癜风,初起斑点游走成片,久之可延蔓遍身。初无痛痒,久则微痒。由汗衣经晒著体,或带汗行日中,暑湿浸滞毛窍所致。"

本病具有传染性,常发生于多汗体质的青年,家庭中可有数人同时患病,尤多见于不经常洗澡者。

【病因病理】

多由热体被风湿所侵,郁于皮肤腠理;或因汗衣著体,复经日晒,暑湿浸滞毛窍而成。

【辨证】

初起皮肤上出现豌豆到蚕豆大小的斑片,色淡红或赤紫,或棕黄,或淡褐。继则游走成片,上有细小糠秕状鳞屑,刮之更明显,微微发亮,将愈时呈灰白色斑片。多发于颈侧、胸背、肩胛、腋窝、下部躯干、乳下、会阴等处。亦可蔓延全身。一般无自觉症状,或稍有瘙痒,经过缓慢,冬轻夏重,或入冬自愈,至夏又发。

【鉴别诊断】

(1)白癜风:皮损为纯白色斑片,白斑中毛发亦白,境界明显,周围皮肤色深,多无痛痒感觉,亦无传染性。

(2)风热疮:皮疹呈淡红色,损害长轴沿肋骨方向排列,自觉瘙痒剧烈,经过1~2个月后就自然消失。

【治疗】

外治　用密陀僧散干扑;或用二号癣药水或10%土槿皮酊外搽,每日2~3次。

【护理与预防】

患者所着汗衫、短裤宜煮沸消毒。

6.7 麻风

因感受风邪疠毒而致肌肤麻木的一种慢性传染病。以肌肤麻木不仁而定名,又叫"疠风",因其酷烈暴悍,为疠风侵袭所致。若蔓延全身者,又名"大风"。在我国已流行了两千多年,早在《内经》中已有记载,如《素问·风论》中说:"疠者,有荣气热腑,其气不清,故使其鼻柱坏而色败,皮肤疡溃,风寒客于脉而不去,名曰疠风。"在《诸病源候论》中称"大风"、"疠风"、"诸癞"等。《外科正宗》说:"其患初起,麻木不仁,次发红斑,久则破烂,浮肿无脓,其症最恶。故曰:皮死麻木不仁,肉死刀割不痛,血死破烂流水,筋死指节脱落,骨死鼻梁崩塌。"《疠疡机要》、《解围元薮》等是祖国医学中的麻风病专著。

本病以青壮年发病者为多。潜伏期较长,平均2~5年,最长可超过10年。早期常因症状不明显,易被忽略而贻误治疗,应引起注意。

【病因病理】

《医宗金鉴》指出:"一因传染或遇生麻风之人,或父母夫妻家人递相传染。"总由体虚或经常接触病人及其污染之厕所、床、被、衣服用具等。感染疠气(麻风杆菌)内侵血脉而成。

【辨证】

麻风分为两型、两类,即结核样型、瘤型;界线类及未定类。

(1)结核样型麻风:主要累及皮肤和周围神经,不侵犯内脏和粘膜。传染性较小。皮损好发于面、臀、四肢等暴露部位,开始多呈单侧性,边缘较清楚。损害多伴冷、热、痛、痒的感觉减退或消失。

皮疹类型:

斑:有红色斑、白色斑、麻木萎缩斑等。

斑块:为红色、暗红色或紫红色,大小不等地普遍高起的扁平隆起。

眉毛外1/3可以脱落,全脱者少。皮肤干燥,不出汗而起白屑。

神经很早就被累及。病期超过1年左右者,冷、热、痛、痒感觉皆可完全消失;稍久耳大神经、尺神经、腓总神经等,常变粗、变硬,有压痛。晚期并可产生各种畸形,如面瘫、兔眼、鸟爪、垂腕、垂足及足底穿孔性溃疡、指(趾)骨吸收等，但无其他全身症状。预后良好。一般常规查菌阴性。

(2) 瘤型麻风：有较大的传染性，患者多有家族史或和麻风患者接触史。皮损好发于面、胸、背及四肢等处，多呈对称性、全身性、边缘多不清楚。在损害处较晚期有冷、热、痛、痒感觉减退或消失。

皮疹类型：

斑：可发生红斑、白色斑及黄色斑。

结节：新生的结节为红色、黄红色或正常皮色，顶圆发亮；陈旧的结节颜色深红或褐红。晚期颜面满布大小不等的结节，形成"麻风狮面"。

斑块：红色、黄红色或暗红色，大小不等的扁平隆起。常为弥漫性浸润。

早期脱眉脱睫，脱眉多自眉的外端开始，或普遍脱稀，以后迅即脱光；晚期头发脱落，脱落的形式多为斑脱，严重时可见胡须、阴毛、腋毛等均脱落。皮肤无汗干燥而起糠秕样白屑。

患者的浅神经，如尺神经、颈旁神经、腘窝神经、眶上神经等均可受累；粗大而软，常两侧同时变大。

发生于手足部的，常可因外伤而发生溃疡；鼻部、眼部也可发生溃破而或鼻梁崩塌、眼盲；咽喉受病往往音哑，垂痰带血；手足也可发生肌肉萎缩、筋脉挛缩而成"爪形手"。往往有发热、形体衰弱等全身症状。预后较差。

实验室检查

早期在鼻粘膜或皮疹部涂片检查或切片，即可找到麻风杆菌。华、康氏反应假阳性，血沉加速。

(3) 界线类麻风：皮损呈多环形或斑块状，病情很不稳定。

偏结核样型者，皮损为斑疹或略隆起的斑块，淡红或褐黄，其特点是环状损害的内外界线均较清楚，中央皮肤正常。有多发性浅神经粗大，一般不对称。

中间界线类者，皮损的特点为多颜色、多形态、斑疹、结块、浸润、结节、有的似瘤型，有的似结核样型。甚至在同一皮损上有两种形态。皮色有淡红、淡褐、紫红、棕色等多种。

偏瘤型者，斑块、结节、浸润性隆起似瘤型，眉毛，头发均可脱落。晚期亦可形成"狮面"。皮损查菌阳性。

(4) 未定类麻风：是各型麻风的早期表现，皮损单纯，仅为边界清楚之圆形红斑或白斑，可自行消退，可演变为结核样型。有的斑疹小、数目多、分布广、且对称，可演变为界线类或瘤型。

【治疗】

1) 内治 不论何种类型，均宜祛风化湿、活血杀虫。

(1) 万灵丹、神应消风散、磨风丸。服法：第1天服万灵丹1粒，温酒送下；第2~4天服神应消风散，每日6g，早晨空腹温酒送下；第5~6天服磨风丸，每次60~70丸(约9g)，每日2次，温酒送下，连续循环应用，至痊愈为止。

(2) 一号扫风丸，成人初用6g，每日2次；3天后如无呕吐、恶心等反应，可每次加1.5g；至第8天后，每日服3次，不再增加剂量。

(3) 蝮蛇酒每次10~15ml，每日1~2次。

(4) 苍耳草膏每次 1 匙，每日 3 次，开水冲下。或用苍耳草 30g，加水煎服，并逐渐增加剂量到 90g，每日 1 帖。

(5) 体虚者可服何首乌酒，按患者酒量大小，时时饮之，以醺醺然作汗为度，避风。

2) 外治　先以苦参汤洗涤溃疡处，并用狼毒制成糊剂，涂于患处；或用七三丹、红油膏外敷；腐脱新生后，改用生肌散、红油膏外敷。

【护理】

(1) 加强营养，禁止饮酒(药引用酒例外)，忌房事。居室须注意空气新鲜及充足阳光。

(2) 建立合理生活制度。

(3) 参加适当劳动，防止和纠正手足的挛缩和畸形。

【预防】

(1) 对瘤型麻风病人，必须实行隔离收容治疗。

(2) 在流行地区，普遍进行卡介苗接种，以增加易感人群对麻风的抵抗力。

① 口服法：每周 1 次，连续服 3 次，第 1 次服卡介苗 100mg，以后每周 200mg。儿童口服剂量为 25～50mg，最大剂量不超过 100mg。

② 注射法：不论儿童与青年均予皮内注射卡介苗 0.1ml。

(3) 对群众开展有关麻风的宣传教育，以利早期发现病人，并加强现有病人的防治。

6.8 疥疮

疥疮是疥虫引起的接触性传染性皮肤病，常在集体生活中造成流行。中医文献早有记载，如《诸病源候论·疥候》中说："疥者，有数种，有大疥、有马疥、有水疥、有干疥、有湿疥。多生手足，乃至遍体。大疥者，作疮有脓汁，焮赤痒痛是也。马疥者，皮内隐嶙起作根墌，搔之不知痛，此二者则重。水疥者，痦瘟如小瘭浆，摘破有水出。此一种小轻。干疥者，但痒，搔之皮起作干痂。湿疥者，小疮皮薄，常有汁出，并皆有虫，人往往以针头挑得，状如水内病虫。此悉由皮肤受风邪热气所致也。"以后《外科启玄》、《外科正宗》称本病为"疥疮"，《医宗金鉴》称"虫疥"，其继发感染者，称为"脓窝疥"。

【病因病理】

由于直接接触疥疮患者，或使用病人用过而未经消毒的衣服、被席、用具等，由疥虫传染而得。或由疥虫寄生的动物传染所致。患病之后，多伴有风湿热郁于肌肤的证候。

【辨证】

好发于皮肤皱折部位，如指侧、指缝、腕肘关节的屈侧、腋窝前缘、女子乳房下、少腹、外阴、臀沟、大腿内侧等处。只有幼儿可见于面及头部。皮损初起为针头大小的丘疹或水疱，并可见到隧道。隧道为一灰白色、浅黑色或普通皮色的细浅纹，稍弯微隆起，长约 0.5 cm，疥虫常埋藏在隧道的一端，多出现在指缝和腕屈面。但经常淋浴和皮肤颜色较深的病人，往往表现不大显著。不及时治疗，迁延日久，则全身遍布抓痕、结痂、黑色斑点，甚至引起脓疱。自觉奇痒，遇热及夜间更甚，常常影响睡眠。若用针头将新发的水疱挑破轻刮一下，或将隧道一端的灰白色小点拨开后挑取，对光观察，可见到发亮而活动的小白点，即是疥虫。

【鉴别诊断】

风瘙痒:无疥疮的好发部位,无特有的丘疹、水疱和隧道。皮损主要为抓痕、血痂和脱屑。

【治疗】

1) 内治　一般不需内服,若继发感染者,宜疏风清热利湿,用消风散合黄连解毒汤加减。

2) 外治　《外台秘要》曾记载晋代葛洪治疗疥疮方:"石硫黄无多少,研粉,以麻油或苦酒涂摩之。"此法至今仍在应用。目前临床常用5~20%的硫黄软膏,小孩用5~10%,成人用10~15%,若患病时间长,可用20%,但浓度不宜过高,否则易产生皮炎。亦可外搽一扫光或雄黄膏。

涂药方法:先以花椒9g、地肤子30g,煎汤外洗,或用温水肥皂洗涤全身后,再擦药。一般先擦好发部位,再涂全身。每天早、晚各涂1次,连续3天,第4天洗澡,换洗席被,此为1个疗程。一般治1~2个疗程,停药后观察1周左右,如无新皮损出现,即为痊愈。因为疥虫卵在产生后1周左右,才能发育为成虫。

【预防】

(1) 平时应注意清洁卫生,勤洗澡,勤换衣服,被褥常洗晒。

(2) 接触病人后用肥皂水洗手。患者衣服、被褥均需煮沸消毒,或在阳光下充分曝晒,以便杀灭疥虫及虫卵。

(3) 应与患者分居,家庭和集体宿舍病人要同时治疗,以杜绝传染源。

6.9　虫咬皮炎

本病是被虫类叮咬,接触其毒液或虫体的粉毛而引起的皮炎。较为常见的害虫有跳蚤、虱类、螨、刺毛虫、飞蛾、蚊、臭虫、蜂等。常见于春末、秋初季节,尤以小儿和青少年为多见。

【病因病理】

被昆虫叮咬或接触其毒液或虫体的粉毛,邪毒侵入,阻于肌肤而成。

【辨证】

皮疹以丘疹、风团或斑点为多见,亦可起红斑、水疱。损害呈散在性分布,往往在风团样损害的上面,有一针头大的瘀点、小丘疹或水疱,疱破后引起糜烂,有的因继发感染而形成脓疱疮。自觉瘙痒、焮热或疼痛。症状的轻重,可随病人的体质而不同,有的皮损较轻,有的局部成片红肿,水疱较大,甚至发生瘀斑。

【治疗】

1) 内治　宜清热利湿解毒,用五味消毒饮加减;或清解片,每次5片,每日3次;儿童减半。

2) 外治　用1%薄荷三黄洗剂外搽,有继发感染者外敷青黛膏,或外搽颠倒散洗剂、解毒洗剂。

【预防】

注意环境卫生,可用烟草、除虫菊、青蒿、野艾、百部等晒干,用烟熏法或敌敌畏、六六六等消灭虫类。

【附】毒虫咬伤

(1) 蜈蚣螫伤:伤处红肿,疼痛较重,可伴有肢体麻木、头痛、眩晕、恶心、呕吐等全身症状。

(2) 蜂螫伤：伤处有烧灼感，或显著的痛痒感。如被群蜂同时螫伤，可产生大面积的肿胀。可伴有头晕、恶心、呕吐等症状，严重者可晕厥。

内服蛇药片；外用金黄散或玉露散冷开水调敷。严重者参考毒蛇咬伤的治疗。

6.10 接触性皮炎

本病是因皮肤或粘膜接触某些外界致病物质所引起的皮炎。中医文献中，由于接触物的不同而有不同名称，如因漆刺激而引起者，称"漆疮"。如《诸病源候论·漆疮候》中说："漆有毒，人有禀性畏漆，但见漆便中其毒。喜面痒，然后胸臂胫腨皆悉瘙痒，面为起肿，绕眼微赤。"《外科启玄》中说："凡人感生漆之毒气，则令浑身上下俱肿，起疮如痱子，如火刺，刺而痛，皮肤燥烈。"若因贴膏药引起者，称"膏药风"；接触马桶引起者，称"马桶癣"。发病前均有明显的接触某种物质的病史。

【病因病理】

由于禀赋不耐，接触某些物质，例如漆、药物、染料、塑料制品，植物的茎、叶、花粉等，使毒邪侵入皮肤，郁而化热，邪热与气血相搏而发病。但体质因素是主要的，同一物质，有的人接触后发病，而其他人同样接触。并不发病。正如《诸病源候论》中所说："漆有毒，……亦有性自耐者，终日烧煮，竟不为害也。"

【辨证】

发病前均要经过一定的潜伏期，第 1 次在 4～5 天以上，再次接触发病时间缩短，多数在数小时或 1 天左右。急性者，常见于暴露部位，如在面颈、四肢等处发疹。表现为红斑、肿胀、丘疹、水疱，甚至大疱、糜烂等。皮疹境界清楚鲜明而局限于接触部位，其形态随接触物而异，如由膏药引起，则皮损为圆形；如接触马桶引起的，则臀部两侧呈现半月形红斑。若发生在组织疏松部位，如眼睑、包皮或阴囊处，则表现为红色的局限性水肿，而无明显边界。若病人反应强烈，则皮疹不仅局限于接触部位，还可播散到身体各处。自觉痒痛，严重者伴有怕冷、发热、头痛、苔黄腻、脉滑数或弦数等症状。病因去除后可在数日或 1～2 周内治愈。慢性者，是因为长期接触或反复发作所引起，皮损表现为粗糙、肥厚、呈苔藓样变。

【鉴别诊断】

(1) 与急性湿疮鉴别：

表 6-2 接触性皮炎与急性湿疮鉴别表

类　别	接触性皮炎	急性湿疮
病史	接触史明确	不明确
发病	常突然急性发作	发作不突然
皮疹	红斑、肿胀、水疱或丘疹、糜烂，一个时期内以某一种为主	多形性
部位	接触部位	不定，常对称分布
边界	清楚	不清楚
复发	不再接触过敏物即不复发	有复发倾向

(2) 颜面丹毒：无异物接触史，全身症状严重，常有寒战、高热、头痛、恶心等证。局部红肿灼热疼痛而无瘙痒。

【治疗】

1) 内治

(1) 宜清热解毒利湿：发于上部者，用消风散；发于下部者，用龙胆泻肝汤；严重者用普济消毒饮或清瘟败毒饮加减。

(2) 成药验方：清解片每次5片，每日3次，或三黄丸每次3g，每日2~3次吞服。

2) 外治

(1) 以潮红、丘疹为主者，用三黄洗剂外搽，或青黛散冷开水调敷，每日4~5次。

(2) 肿胀、糜烂、流滋较多者，用蒲公英或野菊花30g，或用桑叶10g，生甘草15g，煎汤待冷后湿敷；亦可用10%黄柏溶液湿敷。

(3) 糜烂、结痂者，用青黛膏或清凉油乳剂外搽，每日3~4次。

【护理与预防】

(1) 不宜用热水或肥皂水洗涤或摩擦，禁用刺激性强的止痒药物。

(2) 多饮开水，并给以易于消化的饮食，忌食辛辣、油腻、鱼腥等发物。

(3) 明确病因，避免继续接触过敏物，如"漆疮"患者应避免再接触生漆、漆树及新漆而未干的漆器。

(4) 与职业有关者，应改进工序及操作过程，加强防护措施。

6.11 湿疮

湿疮是指皮损多种，形态各异，总有瘙痒糜烂流滋结痂证候的皮肤疾患。一般可分为急性、亚急性和慢性三类。本病具有多形性损害、对称分布、自觉瘙痒、反复发作、易演变成慢性等特点。男女老幼皆可发病，而以先天禀赋敏感者为多，无明显季节性，但冬季常常复发。急性者多泛发全身，慢性者往往固定在某些部位，亚急性者介于两者之间，在有些部位，尚有其特殊的表现。中医文献依据其发病部位和性质的特点而有不同的名称。浸淫遍体，滋水极多者，称"浸淫疮"。如《诸病源候论》中说："浸淫疮是心家有风热，发于肌肤，初生甚小，先痒后痛而成疮。汁出浸渍肌肉，浸淫渐阔，乃遍体。"以丘疹为主的又称"血风疮"或"粟疮"，如《医宗金鉴》中说："遍身生疮，形如粟米，瘙痒无度，搔破时，津脂水，浸淫成片"。发于耳部的称"旋耳疮"；发于手部的称"痦疮"；发于乳头部的称"乳头风"；发于脐部的称"脐疮"；发于阴囊部的称"肾囊风"；发于下肢弯曲部的称"四弯风"等等。

【病因病理】

由于禀赋不耐，风、湿、热阻于肌肤所致。急性者以湿热为主；亚急性者多与脾虚不运，湿邪留恋有关；慢性者因病久伤血，血虚生风生燥，肌肤失去濡养而成；发于小腿伴有青筋暴露者，常由于气血运行失常，湿热蕴阻所致。

【辨证】

1) 本病皮疹多种多样（多形性损害），急性者常潮红、丘疹、水疱、脓疱、流滋、结痂并存。慢性者有鳞屑、苔藓化等损害。皮损有融合及渗出的倾向。根据病程和皮损特点，可分为急性、亚急性、慢性3种，分述如下：

(1) 急性湿疮：起病较快，常对称发生，可发于身体的任何部位，亦可泛发全身，但以面部的前额、眼皮、颊部、耳部、口周围以及肘窝、腘窝、手部、小腿、外阴、肛门周围等处多见。初起皮肤潮红、肿胀、瘙痒，面积大小不一，边界不清。继而在潮红或其周围的皮肤上，出现丘疹、丘疱疹、水疱，群集或密集成片，常因搔抓，水疱破裂，形成糜烂、流滋、结痂，最后痂盖脱落，露出光滑红色的皮肤，并有少量的脱屑，至痊愈。自觉瘙痒，轻者微痒，重者不可忍受，呈间歇性或阵发性发作，常在夜间增剧，影响睡眠。急性湿疮皮损广泛者，可有发热，一般常伴有大便秘结，小溲短赤，苔黄腻，脉滑数等症状。病程2～3周，皮损广泛者，常4～6周痊愈。愈后有复发倾向。常由吃五辛和发物所引起。

(2) 亚急性湿疮：多从急性湿疮迁延而来，急性时的红肿、水疱减轻，流滋减少，尚有红斑、丘疹、脱屑。一般无全身不适，或有胸闷、纳呆、便溏、苔腻、脉滑等症状。

(3) 慢性湿疮：多由急性、亚急性湿疮多次反复发作而成，亦有少数起病即为慢性者。其特征为患部皮肤增厚，触之较硬，呈暗红或紫褐色，表面粗糙，皮纹显著或出现苔藓样变，常伴有少量抓痕、血痂、鳞屑及色素沉着，间有糜烂和流滋。瘙痒剧烈，尤以夜间或情绪紧张时更甚。若发生在掌跖、关节部的易并发皲裂，引起疼痛。病程很长，可拖延数月至数年。常伴有头昏乏力、腰痠肢软、苔薄、脉濡细等症状。

2) 湿疮有好发于某些特殊部位的倾向，常见者有

(1) 头面部：发于头皮者，多糜烂、流滋、结黄色厚痂，有时把头发粘集成团，常因继发感染引起脱发；在面部者，多有淡红色的斑片，上覆细薄的鳞屑。

(2) 耳部：好发耳窝、耳后皱襞及耳前部，损害为潮红、糜烂、流滋、结痂及裂隙，有的耳后裂开，如刀割之状。痒而不痛，多对称发生。

(3) 乳房部：主要发于女性，表现为潮湿、糜烂、流滋，上覆鳞屑，或结黄色痂片，有时皲裂疼痛。

(4) 脐部：皮损为鲜红或暗红色的斑片，有或多或少地流滋和结痂，边界清楚，不累及外围的正常皮肤，常有臭味和继发感染。

(5) 阴部：皮损呈淡红色斑片，表面糜烂、结痂，滋水常浸湿衣裤。日久皮肤粗糙肥厚，色素沉着或减退，瘙痒剧烈，夜间更甚。在肛门周围者，往往发生辐射状皲裂。

(6) 手部：形态多样，在手背的呈钱币状，皮损为潮红、糜烂、流滋、结痂；在手掌的边缘不清，皮肤肥厚粗糙，冬季皲裂疼痛，病程很长。

(7) 小腿部：常伴有青筋暴露，多见于长期站立工作者，皮损主要在小腿下1/3内外侧皮肤上。初为暗红斑，表面潮湿、糜烂、流滋，或干燥、结痂、脱屑，呈局限性或弥漫性分布。常伴发小腿溃疡。以后皮肤肥厚，色素沉着，中心部分色素减退，可形成继发性白癜风。

钱币状湿疮是湿疮中的一个特殊类型。因其皮疹形态类似钱币而得名。多发四肢伸侧，由小丘疹或丘疱疹群集构成钱币大小的斑片或环形损害，滋水较多，呈亚急性经过，常冬重夏轻，不易治愈。

3) 临床辨证可分为

(1) 湿热证：急性者较多见，表现为潮红、肿胀、糜烂、流滋、浸淫成片，结痂、瘙痒不堪，或伴有大便秘结、小溲短赤、苔黄腻、脉滑数等症状。若起病较缓慢，皮损以丘疹、丘疱疹为主，滋水较多，或伴有倦怠乏力、纳呆、大便不干或溏、小溲清长、苔白腻、脉弦滑等症状，此湿重于热。

(2) 血虚风燥证:常是慢性湿疮,反复发作,病程较长,皮损颜色暗淡,浸润肥厚,苔藓样变,色素沉着,血痂,脱屑等。或伴有头昏乏力、腰酸肢软、苔薄白、舌淡红、脉濡细无力等症状。

【鉴别诊断】

(1) 急性者应与接触性皮炎鉴别。(表6-3)

表6-3 急性湿疮与接触性皮炎鉴别表

类 别	急 性 湿 疮	接触性皮炎
部位	不定,常对称分布	常限于接触部位
形态	无一定形态	与接触物有关
皮疹	多形性,丘疹、水疱等,边界弥漫不清	比较一致,有水肿、大水疱,边界清楚
接触史	常无明显接触史	有
转归	有复发倾向	去除病因很快痊愈,不接触过敏物即不复发

(2) 慢性者应与牛皮癣鉴别,牛皮癣好发于颈项部,无潮红、水疱、湿润、糜烂等,日久皮肤粗糙、肥厚,呈席纹状,往往伴色素减退。

【治疗】

1) 内治

(1) 辨证施治:

① 湿热证:宜清热利湿为主,用龙胆泻肝汤、萆薢渗湿汤合二妙丸加减。湿重于热者,宜健脾利湿,佐以清热,用除湿胃苓汤加减。

加减法:发于上部者,加桑叶、野菊花、蝉衣;发于中部者,重用龙胆草、黄芩;发于下部者,重用车前子、泽泻;伴有青筋暴露者,加泽兰、赤芍、川牛膝;瘙痒甚者,加白鲜皮、地肤子、徐长卿;焮红热盛者,重用鲜生地、赤芍、丹皮;便秘者,加生大黄(后下);便溏者,重用淮山药、焦扁豆。

② 血虚风燥证:宜养血祛风、清热利湿,用四物汤合萆薢渗湿汤。

加减法:瘙痒不能入眠者,加真珠母(先煎)、生牡蛎(先煎)、夜交藤、酸枣仁;腰酸肢软者,加炙狗脊、仙灵脾、菟丝子(包);皮肤粗糙肥厚者,加丹参、益母草、鸡血藤。

(2) 成药验方:急性者,清解片合地龙片、每次各5片,每日2次;慢性者,当归片合乌梢蛇片,每次各5片,每日2次。不论急性、亚急性、慢性,均可用龙胆泻肝丸或三妙丸9g(分吞)。

2) 外治

(1) 急性者:滋水多时可用10%黄柏溶液或蒲公英30g,野菊花15g,煎汤待冷后湿敷;滋水减少时,再用青黛散麻油调搽。

(2) 亚急性者:外用三黄洗剂或黄柏霜。

(3) 慢性者:外搽青黛膏或皮枯膏,加热烘疗法更好;亦可用烟熏法或苦参汤药浴。小腿部者,可加用缠缚疗法。

3) 针刺 主穴大椎、曲池、足三里,备穴血海、三阴交、合谷。针血海要用6~9cm针,针尖斜向上,使针感达到腹部;针尖斜向下,可使针感达到足跟部。亦可应用耳针,取相应部位穴位或肺区。

【护理与预防】

(1) 急性者忌用热水烫洗和肥皂等刺激物洗涤。

(2) 不论急性、慢性,均应避免搔抓,并忌食辛辣、鸡、鸭、牛、羊肉等发物。

(3) 急性湿疮或慢性湿疮急性发作期间,应暂缓预防注射。

6.12　婴儿湿疮

婴儿湿疮在临床中甚为多见,主要发生在头面,重者也可延及躯干和四肢。中医文献中称"奶癣"、"胎瘀疮"。如《外科正宗》说:"奶癣,因儿在胎中,母食五辛,父餐炙煿,遗热与儿,生后头面遍身发为奶癣,流滋成片,睡卧不安,瘙痒不绝。"《医宗金鉴》说:"此证生婴儿头顶,或生眉端,又名奶癣,痒起白屑,形如癣疥,由胎中血热,落草受风缠绵,此系干瘀;有误用烫洗,皮肤起粟,瘙痒无度,黄水浸淫,延及遍身,即成湿瘀。"

本病湿性者多发于1～3个月的肥胖婴儿;干性者往往发生在1岁以上较为消瘦的小儿。

【病因病理】

禀性不耐,脾胃运化失职,内有胎火湿热,外受风湿热邪所致,两者蕴阻肌肤而成;或因消化不良、衣服摩擦、肥皂水洗等刺激而诱发。

【辨证】

皮损多先起于头面部,初为簇集的或散在的红斑和丘疹、在头皮或眉部有黄色的鳞屑和结痂,若过分搔抓、摩擦、洗烫则糜烂、流滋,损害逐渐扩大到颈部、躯干和四肢。容易继发染毒,而伴有发热、纳呆、吵闹、全身臀核肿大、苔薄黄、脉细数等症状。湿性者,以红斑、水疱、糜烂、流滋为主;干性者,皮肤潮红、干燥、脱屑,或有丘疹和片状浸润,常反复发作,不易治愈。均有剧烈瘙痒,患儿头面部常在枕头上或其衣领上摩擦,或用手搔抓,情绪烦躁,睡眠不安。病情时轻时重,时愈时发,常在发热、腹泻时症状突然消失,待热退、腹泻停止后,皮疹又复出现。往往到2岁后才会痊愈。

部分患儿和其父母、兄弟、姐妹,有哮喘等病史者,2岁后仍发病,至儿童期可在四肢部发生慢性湿疮或痒疹,成年期发生牛皮癣样病变,皮损常与哮喘交替发作。很难治愈。

【治疗】

1) 内治

1) 宜疏风清热利湿,用消风导赤汤加减。

加减法:湿性者,加车前子、茯苓皮、苍术皮、黄柏;干性者,加太子参、麦冬、制黄精、白茅根。

(2) 成药验方:五宝散0.9g,分3次吞服;或清解片6片,分3次溶化,加糖少许送服;或人造牛黄粉0.3g,分2次吞服。

2) 外治

(1) 湿性者,用青黛膏或黄连油或蛋黄油外搽,每日3～4次。

(2) 干性者,用三黄洗剂或黄柏霜外擦,每日3～4次。

【护理】

(1) 忌用水洗涤,如结痂厚时,先用麻油湿润,再轻轻揩去结痂。
(2) 患儿不宜穿羊毛衣,避免强烈日光照射。
(3) 乳母忌食辛辣、鱼腥、鸡、鸭、鹅、牛、羊肉等发物。
(4) 患儿及哺乳者,均应避免接触热疮患者。

6.13 药物性皮炎

凡口服、注射或皮肤粘膜直接用药后,而引起机体的反应叫药物反应。以皮肤粘膜急性炎症为主者,叫药物性皮炎,简称药疹。中医文献把药物引起的内脏或皮肤反应,统称为"中药毒"。《诸病源候论》、《千金方》等书有"解诸药毒篇"。该病的发生与药物的剂量及其药理作用无关,某些处于敏感状态的患者,即使使用致敏药物的极小剂量,也可发生药疹。

【病因病理】

总因禀赋不耐,毒邪内侵所致。或因风热之邪侵袭腠理;或由湿热蕴蒸郁于肌肤;或是外邪郁久化火,血热妄行,溢于肌表;或是火毒炽盛,燔灼营血,外伤皮肤,内攻脏腑,久而导致耗伤阴液,气无所生,形成气阴两伤,脾胃虚弱之证。

引起本病的西药常见有:止痛退热剂、磺胺类、抗生素、巴比妥类药等,近年来单独使用中药引起药疹的报道亦渐常见,如大青叶、板蓝根、鱼腥草、蟾蜍、地龙、外用含汞的丹药等。

【辨证】

症状多样,表现复杂,但都有一定的潜伏期。内用药引起的,第一次多在5～20天内发生,重复用药常在24小时内发病。而剥脱性皮炎型,首次用药潜伏期在20天以上。其皮疹的特点,常突然发生,除固定性红斑型外,分布为全身性、对称性、广泛性,由面颈部迅速向躯干四肢发展。发疹前多有先驱症状,如形寒发热、头痛骨楚、便干溲赤、发疹后苔薄黄、脉多滑数等。

1) 药疹的皮损形态多种,同一药物,不同的个体使用,表现不同,而不同的药物又可引起相同的皮疹。常见者有下列七型:

(1) 荨麻疹样型:呈大小不等、形态不规则的风团,刺痒较重。若是痢特灵药物引起,症状常较严重,发热38～39℃,面部血管性水肿明显,可有大片水肿性红斑或水疱,持续时间较长,甚至发生喉头水肿。

(2) 多形性红斑样型:有红斑、丘疹、风团、水疱等。典型者,在紫红色的斑片上发生水疱,周围颜色鲜红;严重者,有怕冷、高热等明显的全身症状。

(3) 麻疹样或猩红热样型:皮肤焮红灼热,主要为针尖到米粒大小的丘疹或斑丘疹,散在或密集成片。以躯干为主,亦可扩展到四肢,多有剧烈的瘙痒。

(4) 固定性红斑型:好发于口腔粘膜、唇缘、阴部、手足背等处。皮疹具有固定性的特点,即在第一次发疹后,尔后再服同一药物过敏,即在原处复发,且有扩大和增多的趋向。损害呈圆形、椭圆形水肿性鲜红或紫红色边界清楚的斑片,其上可有大小不等的水疱。发于阴部的水疱易破、糜烂、流滋,数日后结痂,逐渐消退,遗留紫黑色的色素沉着,可持续数月或1年以上。全身症状轻微。

(5) 大疱性表皮松解型:比较少见,但病情十分严重。起病很急,常1～2日遍布全身。皮疹初为鲜红或紫色斑片,很快起疱呈棕褐色,迅速形成松弛性的表皮松解,易擦破,创面如牛肉样红色。口腔、眼、阴部同时累及。常伴有高热、神昏、谵语、苔黄糙、舌质红绛、脉弦滑数等火毒内陷的症状,心、肝、肾均可有损伤。

(6) 剥脱性皮炎型:较为少见,但病情严重。起病较急,呈进行性加剧。皮损初起一片或数片皮肤发红,迅速扩展而至全身皮肤潮红、浮肿、干燥;亦有皮肤表面出现龟裂,倾向湿润糜烂,全身几无完肤,尤以四肢屈侧及皮肤皱襞处为甚,滋水淋漓,凝成厚痂,有特异的臭味。重者口腔粘膜糜烂,甚至毛发和指(趾)甲脱落。若病情好转,则红肿逐渐消退,滋水变少,广泛脱屑,量很多,手足部脱皮可形如破手套、破袜状,以后鳞屑减少而愈。伴有发热、头痛、胸闷、纳呆等症状;病情严重者,有壮热、神昏、烦躁等火毒内陷症状;后期则有口干欲饮、舌光尖红、脉细数等伤阴的现象。

(7) 湿疹皮炎样型:较为少见,以多形性损害为主,有红斑、丘疱疹、水疱、糜烂、流滋,伴有剧痒、发热等症状。

发病大多数为急性,除荨麻疹样型可较快消失外,一般及时处理,1~3周可愈;轻者2~3天内即显著减轻或基本痊愈;严重者,如大疱性表皮松解型,无并发病3~4周痊愈;剥脱性皮炎型,可持续2~3个月,甚至更久,并易复发。

2) 临床辨证可分为

(1) 风热证:主要皮损为丘疹、红斑、风团。来势快,多在上半身,分布疏散或密集。灼热作痒,伴有恶寒发热、头痛鼻塞、咳嗽、苔薄黄、脉浮数等症状。麻疹样、猩红热样或荨麻疹样型的初起阶段,多属于此类。

(2) 湿热证:皮肤肿胀、潮红、水疱、糜烂、流滋,多集中在下半身,或伴有胸闷、纳呆、大便干结或溏薄、小溲短少、苔白腻或薄黄、脉滑数等症状。湿疹皮炎样型多属此类。

(3) 血热证:皮肤或粘膜发红斑,颜色鲜艳,甚或有血疱、水疱。口腔、阴部粘膜糜烂,或伴有口干、便秘、溲赤、苔薄舌红、脉弦细数等症状。固定性红斑型多属于此类。

(4) 火毒证:皮损全身泛发,侵犯粘膜,肿胀、潮红,或有大疱、血疱。伴有严重的全身症状,或有内脏损害,如寒战、高热、烦渴、苔黄腻、舌红绛、脉弦滑洪数。甚至可出现神昏谵语、黄疸、尿血等症状。大疱性表皮松解型、剥脱性皮炎型进行性加剧时多属于此类。

(5) 气阴两伤证:严重药疹后期大片脱屑,粘膜剥脱,神疲乏力、纳呆便溏、口干唇燥欲饮,苔剥舌红、脉细数等症状。

【鉴别诊断】

(1) 麻疹样红斑应和麻疹鉴别:麻疹多先有上呼吸道症状及怕冷、发热等,2~3日后颊粘膜上可见到 Koplik 斑。

(2) 猩红热样红斑应和猩红热相鉴别:猩红热先全身症状明显,有怕冷、高热、头痛、咽干、喉痛等;典型者,有杨梅舌、口周苍白圈等。

【治疗】

对本病的处理原则是首先停用一切可疑药物。

1) 内治

(1) 辨证施治:

(1) 风热证:宜祛风清热为主,用消风散加减。

(2) 湿热证:宜清热利湿为主,用萆薢渗湿汤加减。

(3) 血热证:宜凉血清热利湿为主,用犀角地黄汤合黄连解毒汤加减。

(4) 火毒证:宜清营解毒、养阴泄热,用清营汤加减。加减法:尿血者,加大小蓟(各)、侧柏叶;便秘者,加生大黄;瘙痒甚者,加白鲜皮、苦参片;热甚者,加黄连、板蓝根;口干者,加鲜沙参、鲜石斛、天花粉。

(5) 气阴两伤证:宜益气养阴、清热、健脾和胃,用增液汤合益胃汤加减。

(2) 严重者宜中西医结合治疗。

2) 外治

(1) 小范围皮损用三黄洗剂外搽;皮损广泛者,用青黛散干扑;结痂、干燥者,用青黛膏外涂。

(2) 剥脱性皮炎型:湿润期,全身用青黛散、麻油调涂,每日2～3次,宜经常用麻油湿润;落屑期,用麻油或清凉油乳剂少许保护皮肤,如凝成厚痂,需用棉花蘸麻油,如磨墨状轻轻柔揩。

【护理与预防】

(1) 皮损忌用水洗及搔抓。

(2) 多饮开水,忌食鱼腥虾蟹。

(3) 在用药过程中,有可疑症状出现,如见局部红斑或出现皮肤瘙痒,应立即停用可疑药物。

(4) 发生药疹以后对致敏药物应禁用,发给病人药物禁忌卡,并在病历卡上注明对何种药物有过敏性。

6.14 瘾疹

本病是因皮肤出现鲜红色或苍白色风团,时隐时现,故名瘾疹。中医文献早有记载,如《素问·四时刺逆从论》说:"少阴有余,病皮痹隐疹"。《诸病源候论·风瘙身体瘾疹候》指出:"邪气客于皮肤,复逢风寒相折,则起风瘙瘾疹。"又说:"夫人阳气外虚则多汗,汗出当风,风气搏于肌肉,与热气并,则生瘖瘟,状如麻豆,甚者渐大。"俗称"风疹块",其特征是瘙痒性风团,突然发生,迅速消退,不留任何痕迹。如发生在眼睑、口唇等组织疏松部位,水肿特别明显,则称"游风",性质与"瘾疹"相同。本病可发生于任何年龄,男女皆可患病。

【病因病理】

总由禀性不耐,人体对某些物质敏感所致。可因食物、药物、生物制品、病灶感染、肠寄生虫病而发作,或因精神因素、外界寒冷刺激等因素诱发。

(1) 风寒外袭,蕴积肌肤,致使营卫不和而起。

(2) 风热之邪,客于肌表,引起营卫失调所致。

(3) 肠胃湿热,复感风邪,内不得疏泄,外不得透达,郁于皮毛腠理之间而发;或因食鱼虾荤腥发物,或有肠寄生虫,以致湿热内生,逗留肌肤,亦可发生本病。

(4) 平素体弱,气血不足,或病久气血耗伤,因血虚生风,气虚卫外不固,风邪乘虚侵袭所致。

(5) 情志内伤,冲任不调,肝肾不足,肌肤失养,生风生燥,阻于肌肤而成。

【辨证】

发病突然,在身体的任何部位均可发生局限性的风团,小如芝麻,大似豆瓣。多呈鲜红色,或呈淡黄白色。损害数目常随搔抓的刺激而扩大、增多,有的融合成环状、地图状等多种形态。风团一般迅速消退,不留痕迹,以后又不断成批发生,时隐时现。如单纯在眼睑、口唇、阴部等组织疏松处发生浮肿,边缘不清,而无其他皮疹者,则是"游风",多存在2～3天之后方能消退,亦有持续更长时间的。

自觉灼热,瘙痒剧烈。部分患者可有怕冷、发热等症状;如侵犯消化道粘膜者,可伴有恶心、呕吐、腹痛、腹泻等症状;发生于咽喉部者,可引起喉头水肿和呼吸困难,有明显气闷窒息感,甚至可发生晕厥。

根据病程的长短,可分为急性和慢性两种,急性者约经1周左右即可痊愈;慢性者可反复发作数月,甚至数年。

临床辨证可分为:

(1) 风寒证:皮疹色白,遇冷或风吹则加剧,得热则减轻,多冬季发病,苔薄白或薄白而腻,脉迟或濡缓。

(2) 风热证:皮疹色赤,遇热则加剧,得冷则减轻,多夏季发病,苔薄黄,脉浮数。

(3) 肠胃实热证:发疹时可伴有脘腹疼痛、神疲纳呆、大便秘结或泄泻,甚至恶心呕吐,苔黄腻、脉滑数,部分患者有肠寄生虫。

(4) 气血两虚证:风疹块反复发作,延续数月或数年,劳累后则发作加剧,神疲乏力,苔薄舌质淡,脉濡细。

(5) 冲任不调证:常在月经前数天开始出现风团,往往随着月经的干净而消失,但在下次月经来潮时又发作,常伴有痛经或月经不调。

【治疗】

1) 内治

(1) 辨证施治:宋·《三因极一病证方论·瘾疹证治》说:"世医论瘾疹,……内则察其脏腑虚实,外则分寒暑风湿,随证调之,无不愈。"辨证施治对提高本病的疗效有着重要的意义。

① 风寒证:宜疏风散寒,调和营卫,用桂枝汤或麻黄桂枝各半汤加减。

② 风热证:宜疏风清热为主,用消风散加减。

③ 肠胃实热证:宜疏风解表、通腑泄热为主,用防风通圣散合茵陈蒿汤加减。

加减法:便秘者,制大黄改生大黄(后下),加枳实;腹泻者,加银花炭、炒黄芩;有肠寄生虫者,加乌梅肉,另以炒使君子肉12g(分2次嚼吞)、槟榔30g(先浸一夜,另煎汁冲)。

④ 气血两虚证:宜调补气血,用八珍汤加减。

⑤ 冲任不调证:宜调摄冲任,用四物汤合二仙汤加减。

(2) 成药验方:生麻黄3g、乌梅肉6g、生甘草9g,水煎服,每日1剂。

2) 外治 香樟木、蚕砂各30～60g,或葎草、苍耳草、凌霄花、冬瓜皮等适量,任选一二味,煎汤熏洗。

3) 针刺 皮疹发于上半身者,取穴曲池、内关;发于下半身者,取穴血海、足三里、三阴交;发于全身者,配风市、风池、大椎、大肠俞等。

耳针取肺区、脾区、肾上腺、皮质下、神门等。亦可耳背静脉放血,每周2次,10次1个疗程。

6.15 牛皮癣

本病因状如牛领之皮,厚而且坚,故命名为"牛皮癣"。好发于颈项部,又称为"摄领疮"。

《诸病源候论·摄领疮候》中说:"摄领疮,如癣之类,生于颈上痒痛,衣领拂着即剧。云是衣领揩所作,故名摄领疮也。"明·《外科正宗》说:"牛皮癣如牛项之皮,顽硬且坚,抓之如朽木。"本病好发于青年。

【病因病理】

(1) 初起多为风湿热之邪阻滞肌肤或硬领等外来的机械刺激所引起。

(2) 病久耗伤阴液,营血不足,血虚生风生燥,皮肤失去濡养。

(3) 血虚肝旺,情志不安,过度紧张,忧愁烦恼者,更易诱生,且多复发。

【辨证】

基本损害多是圆形或多角形的扁平丘疹融合成片,搔抓后皮肤肥厚,皮沟加深,皮嵴隆起,极易形成苔藓化,是本病的重要特征。

皮损初起为有聚集倾向的扁平丘疹,干燥而结实,皮色正常或淡褐色,表面光亮。久之丘疹融合成片,逐渐增大,皮肤增厚干燥成席纹状,稍有脱屑。自觉阵发性奇痒,入夜更甚,搔之不知痛楚。情绪波动时,瘙痒随之加剧。多数有局部搔抓摩擦之血痂,经常搔抓形成皮肤苔藓化,以致越搔越痒,皮损加重,而成恶性循环。

好发于颈部及肘窝、腘窝、上眼睑、会阴、大腿内侧等处。但十之八九在项部,称局限型;亦有多处发病者,称播散型。

病程缠绵,常迁延数年之久,虽经治愈,容易复发。

临床辨证可分为:

(1) 风湿热证:局部除有成片丘疹肥厚外,并伴有部分皮损潮红、糜烂、湿润和血痂,苔薄黄或黄腻、脉濡数。

(2) 血虚风燥证:病程较长,局部干燥、肥厚、脱屑,状如牛领之皮,苔薄,脉濡细。

【鉴别诊断】

(1) 慢性湿疮:虽也有苔藓化,但仍有丘疹、小水疱、糜烂、流滋,多在屈侧。

(2) 原发性皮肤淀粉样变:多发在背部和小腿伸侧。皮损为高粱米大小的圆顶丘疹,色紫褐,质较硬,密集成群,角化粗糙。

(3) 风瘙痒:先瘙痒后起疹,主要为抓痕、血痂、脱屑,苔藓化,边界不清。

【治疗】

1) 内治 局限型一般不需内治。播散型多处发病者,可兼用内服药。

(1) 辨证施治:

① 风湿热证:宜疏风清热利湿,用消风散加减。

② 血虚风燥证:宜养血祛风润燥,用四物汤加减。

加减法:凡情绪波动,病情加剧者,均可在以上两法中加入真珠母(先煎)、代赭石(先煎)、生牡蛎(先煎)、五味子、夜交藤。

(2) 成药验方:可选用当归片、清解片、乌梢蛇片或地龙片,每次各5片,每日2次。

2) 外治

(1) 风湿热证:用三黄洗剂外搽,每日3~4次。

(2) 血虚风燥证:用二号癣药水外搽,每日2次;或疯油膏加热烘疗法,局部涂油膏后,热烘10~20min,烘后即可将所涂药膏擦去,每日1次,4周为1个疗程。

(3) 羊蹄根散醋调搽患处,每日1~2次。

3) 针灸
(1) 针刺:播散型者,取曲池、血海、大椎、足三里、合谷、三阴交等,隔日1次。
(2) 艾卷灸:小块肥厚性皮损,可用艾卷灸患处,每次15~30min,每日1~2次。
(3) 梅花针:苔藓化明显者,可用七星针在患处来回移动击刺,每日1次。
(4) 滚刺疗法(见总论):适用于继发淀粉样变的患者。

6.16 风瘙痒

风瘙痒为一种先是皮肤瘙痒剧烈,搔抓后引起抓痕、血痂、皮肤肥厚、苔藓样变等皮损的常见皮肤病。中医文献早在《内经》中即有"诸痛痒疮,皆属于心"的记载,唐·《千金方》中有了具体描述:"痒症不一,血虚皮肤燥痒者,宜四物汤加防风……妇人血虚,或通身痒,或头面痒,如虫行皮中。缘月水来时为风所吹,不然则是产褥中食动风物致之……有脾虚身痒,本无疥癣,素非产褥,洁然一身,痒不可任,此乃脾虚所困。"

本病临床上有泛发性,局限性两种。局限性者以阴部、肛门周围最为多见,这里只叙述泛发性者。

【病因病理】
(1) 风热血热蕴于肌肤,不得疏泄所致。
(2) 血虚肝旺以致生风生燥,肌肤失养而成。

【辨证】
阵发性瘙痒,往往以晚间为重,难以遏止,患者多要连续强烈地搔抓至皮破血流,发生疼痛时方才住手。瘙痒时间短的只有数分钟,长的可达数小时之久。

由于过度频繁地搔抓,皮肤常见抓痕、血痂、色素沉着、湿疹化、苔藓样变等继发损害。患者除自觉瘙痒及搔抓所引起的继发皮损外,多无原发皮损。

患者常因瘙痒而致失眠或夜寐不安,白天精神不振。

临床辨证可分为:
(1) 风热血热证:一般以年轻者为多,病属新起,如被褥太暖,可以引起发作或使瘙痒加剧,苔薄黄,脉滑或滑数。
(2) 血虚肝旺证:一般以老年人为多见,病程较久,如情绪波动,可以引起发作或瘙痒加剧,苔薄质红,脉细数或弦数。

【治疗】
1) 内治
(1) 风热血热证:宜疏风清热凉血。用消风散合四物汤加减。
(2) 血虚肝旺证:宜养血平肝、祛风润燥,用地黄饮子加减。
加减法:夜不安寐者,上两方均可加五味子、朱灯心。
2) 外治 皮损有湿疹化者,可用三黄洗剂外搽,每日4~5次。
3) 针刺 取穴:曲池、合谷、血海、足三里等。隔日1次,10次为1个疗程。

【护理】
(1) 忌饮酒类,少吃鱼、虾、蟹等动风发物,多吃蔬菜水果。
(2) 内衣要柔软宽松,宜棉织品或丝织品而不宜毛织品。

6.17 风热疮

本病是指皮肤出现斑疹、脱屑如糠秕之状,四周淡红呈玫瑰色的急性皮肤病。中医文献中早有记载,《外科秘录》中称"风热疮";《外科正宗》称"风癣",如在《顽癣第八十四》条中说:"风癣如云朵,皮肤娇嫩,抓之则起白屑。"《医宗金鉴》称"血疳",说:"此证由风热闭塞腠理而成,形如紫疥,痛痒时作,血燥多热。"好发于青年人和中年人,以春秋两季最为多见。

【病因病理】

外感风热之邪,闭塞腠理,内因热伤阴液,血热化燥,外泛肌肤所致。

【辨证】

皮疹多在躯干和四肢近端,也可泛发全身,但一般不累及头面部。初发多在躯干部先出现一个指甲大小的玫瑰红色斑片,逐渐增大,一周后可达五分钱币大小,斑疹中央可见浅棕色糠秕样鳞屑,称为原发斑或母斑。以后在1~2周内,迅速分批出现数目较多、形态相仿而较小的红斑,称为子斑。子斑虽也逐渐增大,但范围不超过母斑,皮损颜色不一,自鲜红至褐色、褐黄或灰褐色不等,母斑因出现较早,颜色亦较暗淡。斑片排列常与皮肤的纹理一致,在胸部者,可沿肋骨线分布,表面均附有糠秕样鳞屑。

病程一般为4~6周,也有迁延2~3个月,甚至更长时间才能痊愈的。愈后不遗留任何痕迹,通常不再复发。

自觉有不同程度的瘙痒,部分患者初起可伴有全身不适、轻度发热、头痛、咽喉干痛、苔薄白、舌质红、脉滑数等症状。

【鉴别诊断】

(1) 圆癣:一般皮疹数目不多,虽呈环形,但中心有自愈倾向,四周常有红晕、丘疹、小水疱等。

(2) 紫白癜风:多发于胸背、颈侧、肩胛等处。皮损为黄豆到蚕豆大小的斑片,微微发亮,先淡红或赤紫,将愈时呈灰白色斑片。

(3) 白疕:皮损为大小不等的红色斑片,其上堆集较厚的银白色鳞屑,搔抓后有露水珠样点状出血。

【治疗】

1) 内治

(1) 宜疏风清热凉血,用消风散。如瘙痒甚者,加白鲜皮、地肤子。

(2) 亦可用紫草15g、板蓝根30g,煎汤内服,10天为1个疗程。

2) 外治

(1) 用三黄洗剂或颠倒散洗剂外搽,每日3~4次;或用5%~10%的硫黄膏外涂,每日2~3次。

(2) 苦参片30g、蛇床子30g、川椒目12g、明矾12g,煎汤外洗患处,每日2次。

3) 针刺 取穴合谷、曲池、大椎、肩髃、肩井、血海、足三里,宜泻法,留针10~15min,每日1次,10次为1个疗程。

6.18 白疕

皮肤红斑上反复出现多层银白色干燥鳞屑的慢性复发性皮肤病称"白疕"。清·《医宗金鉴》说:"白疕之形如疹疥,色白而痒多不快。固有风邪客肌肤,亦由血燥难荣外。"描述了白疕的临床特征。本病男女老幼皆可患病,但以青壮年为多,男性略多于女性。具有一定的遗传倾向。发病有明显的季节性,多冬季发病或加剧,夏季自行痊愈或减轻,部分患者可相反,数年之后则季节性不明显。

【病因病理】

本病总由营血亏损,生风生燥,肌肤失养而成。初起多挟有风寒或风热之邪侵袭肌肤,以致营卫失和,气血不畅,阻于肌表而生;也有兼因湿热蕴积,外不能宣泄,内不能利导,阻于肌表而发;病久风寒、风热、湿热之邪已化,而气血耗伤,则血虚风燥、肌肤失养更为显露;或因营血不足,气血循行受阻,以致瘀阻肌表而成;或因肝肾不足,冲任失调,致使营血亏损;少数可因调治不当,兼感毒邪,风寒化热,湿邪化燥,以致燥热成毒,热毒流窜,入于营血,内侵脏腑,造成气血两燔的证候。

【辨证】

1) 寻常型 基本皮损为表面白色、基底潮红的斑丘疹,可融合成形态不同的斑片,如点滴状、钱币状、环状、地图状、蛎壳状等。但其上都有堆集较厚的银白色有闪光的鳞屑,鳞屑很易被刮除,下面露出淡红色半透明的薄膜,再轻刮一下,即可见到呈筛状如露水珠样的出血,是本病的重要特征。

病变可发生在全身各处皮肤,但以头皮、四肢伸侧的肘膝关节、尾骶部发病最为多见。

因病变部位不同可有各种不同表现,如头皮部的皮疹呈暗红色,覆有灰白色较厚的鳞屑,把头发簇集成束状,但不脱发;在甲板上的损害呈点状凹陷,状似顶针箍,或凹凸不平,变黄增厚,甲床与甲板分离,其游离缘可翘起或破碎;在面部的皮疹可呈小片红斑;在口腔粘膜上的损害呈灰白色环形斑片;在龟头上呈光滑干燥性红斑,上有细薄的白色鳞屑;在小腿前侧多年反复发作的皮损可有浸润、肥厚,伴苔藓样变;在腋窝、腹股沟、女性乳房下等屈折处,可有浸渍、皲裂。

病程缓慢,反复发作。进行期时,新皮疹不断出现、扩大、颜色鲜红、鳞屑增多,摩擦、外伤、针刺处均可引起皮疹的发生;静止期时,病情稳定;消退期时,皮损缩小、逐渐消失,也有从中心开始消退的,遗留暂时性色素减退或色素沉着斑。

初发病例,一般多冬季加重或复发,夏季减轻或消失。也有夏季发作,冬季痊愈者。日久则四季皆有皮损。少数妇女患者,妊娠时皮疹消失或减轻,产后皮疹出现或加重。或伴有月经不调等。

2) 特殊型

(1) 关节型:常具有典型的皮损,伴有关节痠痛,大小关节均可累及。轻者只侵犯指(趾)关节,肿胀疼痛,活动受限,可恢复正常或致畸形;有的累及多个关节,如指(趾)关节,掌指或跖趾关节,甚至肘、膝、脊柱等大关节,有红、肿、热、痛,可导致骨质破坏,少数伴有发热等全身症状。

本型常和脓疱型并存,脓疱和指(趾)甲的损害常和关节症状相平行,同时加重,同时减轻。

(2) 红皮病型:常因不适当的治疗或外用药物的刺激而引起,亦可由进行期发展而来。表现为弥漫性皮肤潮红、紫红,甚至肿胀浸润,大量脱屑,仅有少数片状皮肤正常,犹如分布在海洋中的岛屿。伴有掌跖角化,指(趾)甲增厚,或发热,常迁延数月或更长时间。

(3) 脓疱型:以发于掌跖部者为多,皮疹为红斑上有针头到粟粒大小的脓疱,10~14天消退后,再发新脓疱,重者泛发全身,伴有发热、关节疼痛等。

以上三型常合并发生或相互转化。

3) 临床辨证可分为

(1) 血热证:皮损不断增多,颜色焮红,筛状出血点明显,鳞屑增多,瘙痒,或夏季加重,伴有怕热、大便干结、上溲黄赤、苔薄黄、舌质红、脉滑数等症状。

(2) 湿热蕴积证:多发在腋窝、腹股沟等屈侧部位,红斑糜烂,浸渍流滋,瘙痒,或掌、跖部有脓疱,多阴雨季节加重,伴有胸闷纳呆、神疲乏力、下肢沉重,或带下增多色黄、苔薄黄腻、脉濡滑等症状。

(3) 血虚风燥证:病情稳定,皮损不扩大,或有少数新发皮疹,但皮肤干燥,小腿前侧肥厚,或有苔藓样变。在关节伸侧可有皲裂、疼痛,可伴有头晕眼花、面色㿠白、苔薄舌淡、脉濡细等症状。

(4) 火毒炽盛证:多属红皮病型或脓疱型。全身皮肤发红,或呈暗红色,甚则稍有肿胀,鳞屑不多,皮肤灼热,或密布散在小脓疱,往往伴有壮热口渴、便干溲赤、苔薄舌质红绛、脉弦滑数等症状。

【鉴别诊断】

(1) 慢性湿疮:多数生于屈侧,剧痒,色素沉着,鳞屑少,不呈银白色,抓之无出血点。

(2) 风热疮:多发于躯干,皮损是鲜红色斑片,鳞屑少,多数1~2个月可以自愈。

【治疗】

1) 内治

(1) 辨证施治:

① 血热证:宜凉血清热为主,用犀角地黄汤或凉血地黄汤加减。

② 湿热蕴积证:宜清热利湿、和营通络,用萆薢渗湿汤加减。

③ 血虚风燥证:宜养血祛风润燥,用四物汤合消风散加减。

④ 火毒炽盛证:宜凉血清热解毒,用清营汤加减。

加减法:关节瘘痛畸形者,加羌独活(各)、桑寄生、秦艽、威灵仙;病久,鳞屑厚、色素沉着、舌紫者,加丹参、莪术、益母草、鸡血藤;皮疹与月经、妊娠有关者,加当归、仙灵脾、锁阳、菟丝子(包)。

(2) 成药验方:不论何型均可用下列验方,抗银片每次2片,饭后即吞服,每日3次;或当归片、地龙片,每次各5片,每日2次。

2) 外治 寻常型可选用下列药物。

(1) 牛皮癣膏药外贴。

(2) 二号癣药水或疯油膏或10%硫黄膏或雄黄膏,外搽患处,每日3次。

6.19 白屑风

因皮肤油腻,瘙痒潮红,或起白屑而得名。《外科正宗》说:"白屑风多生于头、面、耳、项、发中,初起微痒,久则渐生白屑,叠叠飞起,脱而又生。此皆起于热体当风,风热所化。"《外科真诠》又说:"白屑风初生发内,延及面目、耳项,燥痒日久飞起白屑,脱去又生。由肌热当风,风邪侵入毛孔,郁久燥血,肌肤失养,化成燥症也。"本病以青壮年患者最多,或在乳儿期发生。

【病因病理】

(1) 风热血燥：风热之邪外袭，郁久则血燥，血虚则生风，风燥热邪蕴阻肌肤，肌肤失去濡养，以致皮肤粗糙、干燥，表现以干性皮损为主。

(2) 肠胃湿热：由于过食肥肉油腻、辛辣酒类等，以致肠胃运化失常，生湿生热，湿热蕴结肌肤而成。表现以湿性皮损为主。

【辨证】

病变主要在头面部的眉弓、鼻唇沟、耳前后、颈后、背部、腋窝等处。常自头皮开始，向下蔓延，重者泛发全身。皮损形态多样。干性者，为大小不一的斑片，基底微红，上有弥漫而均匀的粉末状脱屑，在头皮部可堆叠很厚，梳发或搔抓时易于脱落，往往毛发干枯，伴有脱发。

湿性者，多为红斑、糜烂、流滋，有油腻性的脱屑和结痂，常有臭味。在耳后和鼻部可有皲裂。眉毛往往因搔抓折断而稀疏。严重者，泛发全身，成为湿疹样皮损。

病程缓慢，时常有急性发作。

【治疗】

1) 内治

(1) 辨证施治

① 干性者：宜养血祛风润燥，用祛风换肌丸或当归饮子加减；亦可用养阴清热化湿法，药用生地、玄参、麦冬、生石膏(打碎)、蛇舌草、生山楂、侧柏叶、土大黄、车前草、虎杖等。

② 湿性者：宜清热化湿通腑，用茵陈蒿汤或防风通圣散加减。

(2) 成药验方：三黄丸 4.5g，每日 2 次，吞服；或清解片每次 5 片，每日 2~3 次吞服。

2) 外治

(1) 头皮部用白屑风酊，或侧柏叶酊外搽，每日 3 次。

(2) 面部用痤疮洗剂，或颠倒散洗剂外搽，每日 2 次。

(3) 湿性者用青黛膏搽后，扑三石散。

【预防】

忌食辛辣，少吃油腻、肥肉和浓茶、咖啡、烟、酒等，保持大便通畅，不用刺激性强的肥皂洗涤。

6.20 粉刺

颜面、胸、肾等处生丘疹如刺，可挤出白色碎米样粉汁，故名粉刺。《诸病源候论》说："面疱者，谓面上有风热气生疱，头如米大，亦如谷大，白色者是。"本病好发于青春发育期的男女；成年后的男子，也可发病。

【病因病理】

(1) 肺经风热：面鼻属肺，丘疹色红，乃肺经风热熏蒸，蕴阻肌肤。

(2) 肠胃湿热：由于过食辛辣油腻之品，生湿生热，结于肠内，不能下达，反而上逆，阻于肌肤而成。

(3) 脾失健运：由于运化失调，水湿内停，日久成痰，湿郁化热，湿热挟痰，凝滞肌肤所致。

【辨证】

基本损害为毛囊性丘疹,多数呈黑头粉刺样,周围色红。用手指挤压,有小米或米粒样白色脂栓排出;少数呈灰白色的小丘疹,以后色红,顶部发生小脓疱,破溃痊愈,遗留暂时色素沉着或有轻度凹陷的疤痕;有的形成结节、脓肿、囊肿及疤痕等多种形态的损害,甚至破溃后形成多个窦道和疤痕,严重者呈橘皮脸。临床上常以一二种损害较为明显,油性皮脂溢出往往同时存在。

发病部位以颜面为多,亦可见于胸背上部及肩胛处,胸前、颈后、臀部等处亦可发生。自觉稍有瘙痒或疼痛,病程缠绵,往往此伏彼起,新疹不断继发,有的可迁延数年或十余年,一般到30岁左右可逐渐痊愈。

临床辨证可分为:

(1) 肺经风热证:表现为颜面潮红,粉刺焮热、疼痛,或有脓疱、苔薄黄、舌红、脉细数等症状。

(2) 肠胃湿热证:皮疹红肿疼痛,伴有便秘溲赤、纳呆腹胀、苔黄腻、脉滑数等症状。

(3) 脾失健运证:皮疹色红不鲜,反复发作,或结成囊肿,或伴有纳呆、便溏、神疲乏力、苔薄白、脉濡滑等症状。

【治疗】

1) 内治

(1) 肺经风热证:宜疏风宣肺清热为主,用枇杷清肺饮加减。

(2) 肠胃湿热证:宜清热化湿通腑,用茵陈蒿汤加减。

(3) 脾失健运证:宜健脾化湿,用参苓白术散加减。

加减法:不论何型,若咽干口渴唇燥者,加玄参、天麦冬(各)、天花粉;结节囊肿难以消退者,加莪术、夏枯草、海藻、牡蛎;伴月经不调者,加当归、白芍、益母草;有慢性肝病者,加平地木、虎杖、茶树根。

2) 外治 颠倒散洗剂或痤疮洗剂外搽,每日3~5次。

【护理】

(1) 经常用温水、硫磺肥皂洗涤颜面。

(2) 禁止用手挤压皮疹。

(3) 不食或少食油腻及辛辣食物;多吃新鲜蔬菜及水果。

6.21 酒皶鼻

因鼻色紫红如酒渣而得名。早在《素问·热论》中就有记载,如说:"脾热病者,鼻先赤。"又《素问·生气通天论》中说:"劳汗当风,寒薄为皶,郁乃痤。"《诸病源候论》中说:"此由饮酒,热势冲面,而遇风冷之气相搏所生,故令鼻面生皶,赤疱匝匝然也。"

本病多见于中年以后的男女或嗜酒之人。

【病因病理】

由于肺胃积热上蒸,复遇风寒外束,血瘀凝结而成。或因嗜酒之人,酒气熏蒸,复遇风寒之邪,交阻肌肤所致。

【辨证】

皮损以红斑为主,多累及鼻准、鼻翼、两颊、前额等部位。少数鼻部正常,只发于两颊和额部。依据临床症状,可分为三型。

(1) 红斑型：皮肤呈弥漫性潮红，开始时为暂时性，时隐时现，遇寒风、进食辛辣等刺激性食物，或情绪紧张激动时更为明显。日久则持续不退。表面油腻光滑，可见毛细血管扩张，有的数年后可发展成丘疹型。

(2) 丘疹型：在潮红色斑片的基础上，出现散在性粉刺样丘疹或小脓疱，有的呈豆大坚硬的丘疹，鼻部有明显的毛细血管扩张，形如红丝缠绕，自觉轻微瘙痒，皮色由鲜红逐渐变成紫褐。可迁延多年，极少数可发展成鼻赘型。

(3) 鼻赘型：临床少见。多是晚期患者。表现为鼻尖部的丘疹增大，可以融合，高出皮面，结节增大，皮肤肥厚，表面凹凸不平，皮色紫红，即为鼻赘。

【治疗】

1）内治　宜凉血清热、和营祛瘀，用凉血四物汤加减。

加减法：酒气熏蒸所致者，加制大黄、苦参片。

2）外治

(1) 用一扫光外涂，或颠倒散洗剂外搽，每日3次。

(2) 用蜡脂膏摊于纱布上敷贴患处；或用纱布一层包箍药膏，搓擦患处，每日2～3次。初擦时如局部皮肤稍有潮红、丘疹、水疱等反应，仍可继续使用，3～4天后即能适应，每次需擦5min。

3）针刺　患处可用七星针轻刺，每日1次。

6.22　油风

本病因突然头发脱落、头皮鲜红光亮，故名油风。《外科正宗》说："油风乃血虚不能随气荣养肌肤，故毛发根空，脱落成片，皮肤光亮，痒如虫行，此皆风热乘虚攻注而然。"可发于任何年龄，常在过度劳累，睡眠不足或受到刺激后发生。

【病因病理】

由于血虚不能随气濡养皮肤，以致毛孔开张，风邪乘虚袭入，风盛血燥，发失所养而成片脱落；或因情志抑郁，肝气郁结，过分劳累，心气乃伤，气滞血瘀，毛发失养所致；又因肝藏血，发为血之余，肾主骨，其荣在发，肝肾不足，亦能导致脱发。

【辨证】

起病突然，患者多在无意中发现，头发脱落，呈圆形或不规则形，小如指甲，大如钱币或更大，数目不等，皮肤光滑而亮。一般无自觉症状。少数头发可全部脱光，叫全秃。严重者眉毛、胡须、腋毛、阴毛也完全脱落，毳毛也可脱落，称普秃。

油风有自愈倾向，但很易再行脱落，以致病程可持续数月或更久。在恢复时，患部新发长出，初起都细而柔软，呈淡黄或灰白色，日久逐渐变粗、变硬、变黑，最后与健康毛发相同。

临床辨证可分为：

(1) 血虚风燥证：脱发时间较短，轻度瘙痒，伴有头昏、失眠、苔薄、脉细数等症状。

(2) 气滞血瘀证：病程较长或伴有头痛、胸胁疼痛，病变处或有外伤血肿史，夜难安眠，或舌有瘀斑，脉象沉细等症状。

(3) 肝肾不足证：病程日久，甚至全秃或普秃，多伴有头昏、耳鸣、失眠、目眩、苔剥舌淡、脉细等症状。

【治疗】

1) 内治

(1) 辨证施治：

① 血虚风燥证：宜养血祛风，用神应养真丹加减。

② 气滞血瘀证：宜理气活血，用逍遥散合通窍活血汤加减。

③ 肝肾不足证：宜补益肝肾，用七宝美髯丹加减。

(2) 成药验方：养血生发丸每日 9g，分吞。或首乌片(成药)、当归片每次各 5 片，每日 3 次。或养血安神片(成药)，每次 10 片，每日 3 次。与情志有关者，可用代赭石粉 3g，吞服，每日 1 次。

蒲公英 30g、黑豆 5000g 加水煮熟，去蒲公英渣，再加冰糖 120g，收干，每日吃 60g。

2) 外治　毛姜外擦，或川乌粉调醋外搽，每日 2 次；或用鲜生姜切成薄片，烤热后反复擦患处，每日 1 次。或用 5%～10% 斑蝥酊、10% 辣椒酊等外擦每日多次。

3) 针刺　如病期延久，可在脱发处用七星针移动击刺，每日 1 次。

6.23 多形性红斑

多形性红斑是以红斑为主，兼有丘疹、水疱等多形性损害的急性炎症性皮肤病。中医文献早有记载，《诸病源候论·雁疮候》中叫"雁疮"，如"雁疮者，其状生于体上，如湿癣疳疡，多著四肢，乃遍身，其疮大而热，疼痛。得此疮者，常在春秋二月、八月，雁来时则发，雁去时便瘥，故以为名。亦云：雁过荆汉之域，多有此病。"《医宗金鉴》中称"猫眼疮"，如"此证一名寒疮，每生于面及遍身，由脾经久郁湿热，复被外寒凝结而成。初起形如猫眼，光彩闪烁，无脓无血，但痛痒不常，久则近胫。"本病多于青壮年男女，常见于冬春两季，也有在夏季发作者。

【病因病理】

总由禀性不耐所致。或因风寒外袭，以致营卫不和而成；或因风热外感，湿热内蕴，郁于皮肤为病；或火毒炽盛蕴结肌肤；也可因病灶感染、药物、鱼、虾、蟹等引起。

【辨证】

皮损多形性是本病的特点。初起多为红斑或丘疹，也可有风团或水疱等，可相互融合。红斑颜色鲜红，或暗红到紫红，典型者中心部常发生重叠水疱，形成特殊的虹彩状。损害好发于手背、手掌、指缘、足背、足底、颜面、颈旁，有时粘膜亦可发生，少数累及全身皮肤。常呈对称性。

发病急骤，常伴有明显的全身症状，如畏寒、发热，关节疼痛等。每次发作经历 2～3 周，愈后有暂时性鳞屑或色素沉着斑，但可反复发作。自觉烧灼、疼痛，如发生风疹块损害时，感到瘙痒。

严重者皮损广泛，累及口腔粘膜。皮损有红斑、丘疹、水疱、大疱或紫癜，甚至伴有内脏病变。初起即有高热、头痛、乏力等全身症状。

临床辨证可分为：

(1) 风寒证：每于气候寒冷潮湿时发作或加重，在天气转暖时症状减轻或消失。红斑呈暗红色，指(趾)可肿胀，皮肤温度偏低。可伴有恶寒、肢冷、腹痛、便溏、苔薄白、脉濡缓。以后遇寒冷侵袭每多复发。

(2) 风湿热证：不分季节和气候冷热，部分患者多发于夏季。红斑呈鲜红色，可有较多水疱，常伴有发热、咽痛、口干、关节酸楚、便秘、溲赤、苔薄黄或黄腻、脉滑数。大多愈后易复发。

（3）火毒证：常发病突然，先有怕冷高热，头痛无力，咽干喉痛，胸痛咳嗽，甚至有呕吐腹泻，关节疼痛等症状。除全身皮疹外，口腔、阴部粘膜亦可广泛累及，有红斑、大疱、糜烂、出血、结痂、苔黄舌红、脉滑数。

【鉴别诊断】

（1）冻疮：多见于冬季。在皮肤露出部，不见于粘膜，手掌、足底也很少发病。有瘙痒，遇热尤甚，不对称，并有皮色暗红或青紫的斑块。

（2）药物性皮炎：可有多形红斑样皮损，但有致敏用药史。

【治疗】

1）内治

（1）辨证施治：

① 风寒证：宜和营祛寒，用桂枝汤加味。

② 风湿热证：宜疏风清热利湿，用茵陈蒿汤合消风散加减。

加减法：咽痛者，加玄参、知母；关节痠痛者，加防己、秦艽；热盛者，加板蓝根、黄连，去牛蒡、桑叶；痒甚者，加苦参片、徐长卿。

③ 火毒证：宜清热解毒、凉血利湿，用普济消毒饮加减。

加减法：恶心呕吐者，加姜半夏、陈皮、炒竹茹；腹泻者，将银花、黄芩改为银花炭、黄芩炭。

（2）严重者宜中西医结合治疗。

2）外治

（1）皮肤糜烂者，用三黄洗剂外搽；或青黛膏外涂，每日3～4次。

（2）粘膜糜烂者，用青吹口散外吹，每日4～5次。

【护理】

（1）风寒证者，宜注意保暖，避免冷水、冷风等刺激。

（2）忌食鱼、虾、蟹、蒜、韭等发物。

6.24 结节性红斑

本病是生于两小腿伸侧的红色或紫红色的结节性皮肤病。多见于青年女性，以春季、秋季发病者为多。

【病因病理】

外感风邪，内有湿热，蕴蒸肌肤，以致经络阻隔，瘀血凝滞而成。

【辨证】

发病前常有或轻或重的畏寒、发热、头痛、咽痛、骨节痠痛、神疲乏力等症状。皮损好发于两小腿伸侧，呈鲜红色的结节高出皮面、大小不等，自蚕豆大到杏核大或核桃大，如数个结节融合在一起，可如鸡蛋大。皮损境界明显，颜色由鲜红渐变为暗红。约经1周左右，颜色及结节渐渐消退，不留痕迹。在缓解期，往往残存数个小结节，且新的损害可以陆续出现，结节不易化脓破溃。发疹较多时，除小腿伸侧外，亦可见于小腿屈侧、前臂、股部等处。自觉疼痛，压之更甚。

急性发病，经过迅速，一般在6周左右自愈，但亦有长达数月者。在工作劳累后、感冒后、妇女行经期多易复发。

【治疗】

1) 内治　宜疏风清热、和营利湿,用四物消风饮加减。

加减法:畏寒发热、咽痛、头痛消失后,去荆芥、牛蒡、桔梗;骨节痠痛者,加羌活、独活、威灵仙、木瓜;下肢肿甚者,加防己、赤小豆、冬瓜皮等。

表证解后,宜桃红四物汤。

2) 外治　用金黄膏或玉露膏外敷。

6.25　红斑性狼疮

本病属结缔组织疾病范围,因其有自身免疫现象,故亦属于自身免疫性疾病。临床上分为盘状红斑性狼疮和系统性红斑性狼疮。前者主要表现为皮疹,多为慢性局限性;后者多见于20~40岁的女性,除表现皮疹外,同时累及内脏器官,病变一般呈进行性经过。在中医文献中,尚未找到类似红斑性狼疮的明确记载,但从临床表现的症状看,似属中医的"温热发斑"、"痹证"、"水肿"、"心悸"、"胁痛"等范围。

【病因病理】

总由先天禀赋不足,肝肾亏损而成。因肝主藏血,肾主藏精,精血不足则虚火上炎;兼因腠理不密,日光曝晒,外热入侵,两热相搏,热毒入里,瘀阻脉络,内伤及脏腑,外阻于肌肤所致。或因热毒炽盛,燔灼营血引起急性发作;或邪热渐退,表现阴虚火旺肝肾不足的证候;或因肝气郁结,久而化火,而致气血凝滞;或因病久气血两虚而致心阳不足;但病之后期每多阴损及阳,累及于脾,以致脾肾阳虚,水湿泛滥,膀胱气化无权。在整个疾病过程中,热毒炽盛之证可以相继或反复出现,甚或热毒内陷,热盛动风,病情往往虚实互见,变化复杂。

【辨证】

1) 盘状红斑性狼疮　皮损主要在面部,亦可发生在耳壳、头皮、手背、口唇、颈背等处。初为红色或淡红色,黄豆大小、境界清楚的斑片。皮疹逐渐扩大,边缘可略隆起呈环状,中心部分消退,有色素减退及轻度萎缩,颜色较红,可见毛细血管扩张。损害表面有粘着性鳞屑,鳞屑下可见到扩大的毛囊口哆开,状如筛孔。剥下的鳞屑下面有角质栓,犹如钉板,四周常有色素沉着带。皮疹多为不定型或类圆形如盘状,发生于鼻梁和面颊者,典型者常呈蝴蝶状。粘膜上的损害,一般为灰白色的小片糜烂,绕以紫色红晕。可有瘙痒和烧灼感。

病程慢性,夏季或日晒后加重,日久损害可趋于静止状态,有中心色素减退,周围色素沉着的萎缩性疤痕。日久个别患者可癌变。极少数患者可因日光曝晒或过度劳累等原因,损害加剧而转变成系统性红斑性狼疮。

2) 系统性红斑性狼疮　临床表现多种多样,或仅少数器官受损,如皮肤、关节、肾脏等;或数个系统同时被累及,常以皮肤及关节的损害为最初症状。

(1) 皮肤症状:绝大多数的患者有皮疹,一般呈广泛性对称性分布。初起时多在面部,主要分布于两颊、鼻梁、前额、下颌、耳缘等处,或四肢同时发生,损害为大小不等、不规则的水肿性红斑,颜色鲜红或紫红,边缘清或不清。鼻柱和面颊的损害常融合成蝶形。在掌跖、四肢大小关节面、肩胛、上臂、臀部等易受摩擦的部位,可见压之不退色的水肿性红斑,其上可发生坏死,干燥后结成厚痂。皮疹发生在指甲根周围者,为紫红色斑片,高热时红肿光亮,时隐时现;发生在口唇者,多为下唇部红斑性唇炎的表现。皮损严重者,可有全身泛发性多形性红斑、紫红斑、水疱等，口腔、外阴粘膜有糜烂、溃破，头发可逐渐稀疏脱落。部分患者可有典型的盘状红斑性狼疮的皮疹。红斑消退时常遗留色素沉着或脱色性斑片。手部遇冷时有雷诺氏现象，常为本病的早期症状。有少数病人在整个病程中始终没有皮疹表现，应予注意。

(2) 全身症状：

① 发热：一般均有不规则的发热，多数呈低热，有的高热，甚至可达 40～41℃，特别是急性活动期。

② 关节痛：约90%左右的病人都有关节痛，可侵犯四肢大小关节，多呈风湿性关节炎的表现。

③ 肾脏损害：见于75%左右的患者，可见到各种肾炎的表现，重者可出现水肿、腹水、肾病性高血压，甚至发生尿毒症。女性患者发病后多有月经紊乱或停经。

④ 心血管系统：可以有心包炎、心肌炎、心内膜炎的表现，有时可伴发血栓性静脉炎、血栓闭塞性脉管炎。

⑤ 呼吸系统：主要表现为间质性肺炎和胸膜炎。

⑥ 消化系统：胃肠病变主要表现为恶心 呕吐、纳呆、腹泻、腹痛、便血等。少数病例有慢性肝炎样表现。

⑦ 神经系统：常表现为脑膜炎、脑炎、脑血管意外、脊髓炎和周围神经炎等。精神症状表现为顽固性失眠、情绪不安、记忆力减退、幻觉、妄想、哭笑无常和强迫观念等。

⑧ 其他：半数患者有局部或全身淋巴结肿大，质地柔软，一般不痛。少数病人眼部表现为视网膜病变。

(3) 实验室检查：血常规呈中度贫血，血红蛋白和红细胞减底，白细胞计数常在 $4.0 \times 10^9/L(4000/\mu l)$ 以下；血沉加快；血小板计数多在 $100 \times 10^9/L(100\,000/\mu l)$ 以下；尿中有蛋白及红白细胞和管型；蛋白电泳白蛋白减少，γ球蛋白及 α_2 球蛋白增多，血浆白、球蛋白可倒置；约半数病人肝功能不正常；红斑性狼疮细胞检查在病情发展时，阳性率可达80%以上，但不是特异性的，在其他结缔组织疾病中亦可找到，使用过激素的患者，其阳性率低。但结合临床表现，本实验阳性对明确诊断，仍有很大价值；免疫荧光抗核抗体或抗核因子试验，阳性率可高达90%以上，其滴度高者对本病诊断意义较大。

临床辨证可分为：

热毒炽盛证：皮损为水肿性鲜红色斑片，可有瘀点、瘀斑、血疱，甲下和眼结膜出血点；高热、烦燥、神昏、口渴、大便干结、小溲短赤、苔黄糙而干、舌质红绛、脉弦滑或洪数。

阴虚火旺证：皮损红斑不鲜艳，低热持续不退、时高时低、口干唇燥、头昏乏力、耳鸣目眩，腰部、关节痠痛，时有盗汗，头发脱落稀疏，月经不调，大便不润，小溲黄赤，苔薄黄舌质红，脉细数。

气滞血瘀证：胁部常胀痛，右侧为甚，胃纳不佳，泛泛欲恶，肝脏肿大，压痛明显，肝功能不正常，或有脾脏肿大，瘀点瘀斑，苔薄舌红，脉细数。

心阳不足证：胸闷心悸，或有痠痛，夜难安眠，口干唇燥，形寒怕冷，面色㿠白，苔薄白、舌淡红而胖，脉细弱或结代，心电图异常。

脾肾阳虚证：红斑不显或无皮损，低热怕冷、腰部痠楚、关节疼痛、头发稀疏、月经不调或闭经、神疲乏力、自汗盗汗、动则气急、身肿腹胀、不思纳食、便溏溲少，或面如满月、颈项肥粗,苔少质淡、舌体胖、边有齿印,脉濡细或沉细。

【治疗】

盘状红斑性狼疮

1) 内治　滋阴补肾,六味地黄丸 9g,吞服,青蒿梗 9g,煎汤送服,常服之。

2) 外治　外搽白玉膏

系统性红斑性狼疮

1) 内治

(1) 辨证施治

① 热毒炽盛证:宜凉血清热解毒,用犀角地黄汤加减。热毒内陷神昏者,加安宫牛黄丸或紫雪丹;热盛动风痉厥者,加羚羊角、钩藤等。

② 阴虚火旺证:宜滋阴降火,用六味地黄丸、大补阴丸加减。

③ 气滞血瘀证:宜疏肝解郁、理气活血,用逍遥散、血府逐瘀汤加减。

④ 心阳不足证:宜益气养心,用生脉散、苓桂术甘汤加减。

⑤ 脾肾阳虚证:宜温肾壮阳、健脾利水,用附桂八味丸、真武汤加减,重者用参附汤。

(2) 宜中西医结合治疗。

2) 外治:白玉膏或黄柏霜外擦。

【护理与预防】

(1) 避免日光照射。

(2) 食营养丰富的食物,忌酒类和刺激性的食品。水肿时应限制食盐。

(3) 避免劳累,注意保暖,急性发作期应卧床休息。

(4) 节制生育。

(马绍尧　顾伯康)

7 肛门直肠疾病

7.1 概论

肛门直肠疾病包括痔、肛隐窝炎、肛裂、肛门直肠周围脓肿、肛瘘、脱肛、直肠息肉及肛管直肠癌等。在中医文献中统称为痔疮、痔瘘。

【解剖与生理概述】

肛门直肠是消化道的末端,是通于体外的出口。直肠生发于内胚层,肛管生发于外胚层。齿线为其分界,是临床上区分内痔与外痔的重要标志。

直肠上端在第三骶椎水平面,为乙状结肠的延续部分,下端在尾骨尖稍下方,与肛管相连接,全长约12cm。直肠在盆腔内的位置与骶椎腹面的关系很密切,因而也具有与骶椎同样的曲度,肠腔大小在上端与乙状结肠同,下端则扩大为直肠壶腹,肠管上1/3前面与两侧为腹膜所盖,中1/3前面腹膜向前反折成为直肠膀胱或直肠子宫陷凹,直肠下1/3完全在腹膜以外。肠壁肌层与结肠相同,但在下部肥厚成为肛门内括约肌。直肠粘膜较厚,有3个半月形的皱襞,内有环肌纤维,称为直肠瓣。

肛管长约3cm,其外端为肛门,上端与直肠相连接,周围有内、外括约肌环绕。肛管的表层,上部为移行上皮,下部为鳞状上皮,在直肠粘膜与肛管皮肤交界处粘膜呈6~10个纵行皱折,称为直肠柱或肛柱。两个直肠柱下端之间有半月形粘膜皱襞,称为肛门瓣;肛门瓣与直肠柱之间的肠壁粘膜形成向上开口的袋状间隙,称为隐窝或窦。隐窝底部有腺体的导管开口。由于这些解剖结构,直肠粘膜与肛管皮肤之间形成一条不整齐的交界线,称为齿线。齿线上有2~6个三角形乳头状突起,称为肛乳突(图7-1)。

肛门括约肌分为外括约肌与内括约肌。外括约肌有三部分:皮下部、浅部和深部。皮下

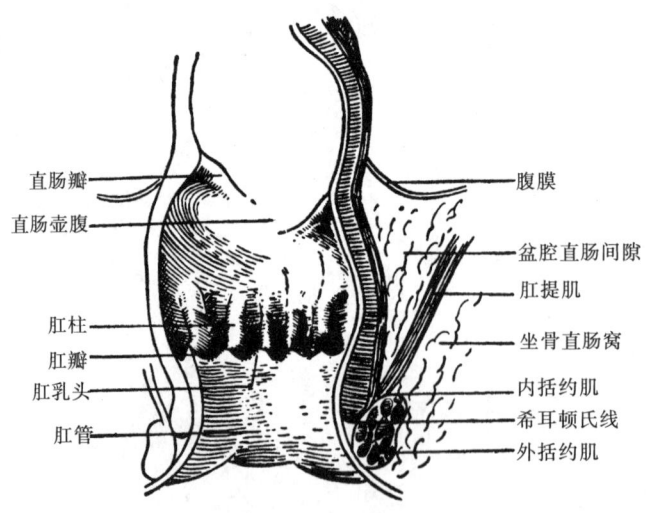

图7-1 直肠肛管解剖

部是环状肌束,不附着于尾骨,围绕肛管下端,位于内括约肌的外下方,两括约肌之间有一沟,称为括约肌间沟,恰与肛门白线相当。皮下部外括约肌常在手术时切断,不致引起大便失禁。浅部肌纤维起源于尾骨,在内括约肌水平面分为两束,围绕肛管再合而为一止于会阴。深部外括约肌位于浅部的上外侧,也是环状肌束,不附着于尾骨。内括约肌为不随意肌,实际上是肥厚的直肠环肌,围绕肛管的上部。外括约肌深、浅两部围绕直肠纵肌及肛门内括约肌,并联合肛提肌的耻骨直肠肌,环绕肛管直肠连接处,组成一肌环,称为肛管直肠环。此环如在手术时切断,即可引起肛门失禁。

肛管和直肠周围有五个间隙:①两个盆腔直肠间隙位于肛提肌以上,腹膜反折以下,直肠的两旁;②一个直肠后间隙位于直肠后方,骶骨前面,两侧骨盆直肠间隙的后中间,间隙内有骶神经丛和交感神经支以及直肠下动脉和骶中动脉;③两上坐骨直肠窝在肛管的两旁,在肛提肌以下,坐骨、闭孔内肌的内侧。间隙内有肛门动脉和神经。在肛管前方和后方,感染时脓液可以从一个坐骨直肠窝通至对侧坐骨直肠窝,形成所谓"蹄铁形"脓肿。

肛门直肠的血液供应来自四支动脉,即直肠上动脉、直肠下动脉、肛门动脉及骶中动脉(图7-2)。① 直肠上动脉是肠系膜下动脉的末段,在直肠上端后面分为两支,沿直肠两侧下行,在齿线以上分出许多小支与直肠下动脉、肛门动脉吻合。②直肠下动脉为髂内动脉的分支,其大小与分布没有一定的规律。③肛门动脉由阴部内动脉分出,在肛管分为数小支。④骶中动脉是腹主动脉的连接分支,一般很小,与直肠上动脉、直肠下动脉吻合。

肛门直肠有两个静脉丛,一为直肠上静脉丛,在齿线上,直肠粘膜下,汇集成数支静脉,穿过直肠壁成为直肠上静脉,经肠系膜下静脉,入脾静脉和门静脉,这些静脉无瓣膜,穿过肌层时易受压迫,直肠下静脉丛扩张即成为内痔,成为发生内痔的原因;一为直肠下静脉丛,在齿线下,直肠肌层以外,肛管皮肤以下,汇集于直肠下静脉、肛门静脉,流入髂内静脉。直肠

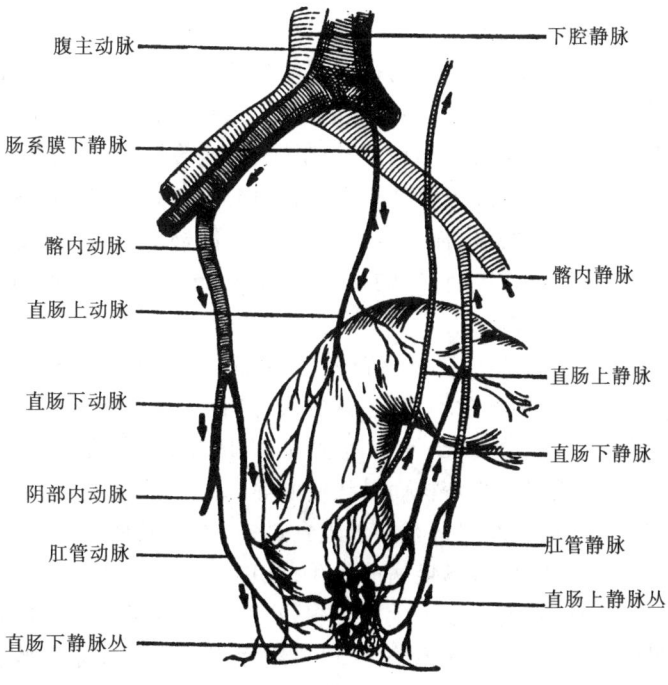

图7-2 直肠肛管血液供应

上静脉丛和直肠下静脉丛,在肛门白线附近互相交通,使门静脉系与体静脉系统相通,在门静脉高压病人,此处是一侧枝循环通路。

肛门直肠的淋巴组织分为上下2组。①上组在齿线以上包括直肠粘膜下层、肌层、浆膜下以及肠壁外淋巴网。从肠壁外淋巴网的淋巴液可流向3个方向:向上至直肠后骶骨前淋巴结,再至乙状结肠系膜根部淋巴结,最后至腹主动脉周围淋巴结;向旁至肛提肌上淋巴结,再至闭孔淋巴结,最后至髂内淋巴结;向下至坐骨直肠窝淋巴结,然后穿过肛提肌至髂内淋巴结。②下组包括外括约肌、肛管及肛门周围皮下淋巴网,经会阴部汇流至腹股沟淋巴结。上下组淋巴网经过吻合支可以相通。

直肠的神经支配与结肠相同,属于植物神经系统。肛门的神经支配为体神经系统的阴部内神经的分支,分布至肛提肌、外括约肌、肛管及肛门周围皮肤。所以齿线以上粘膜痛感迟钝,而肛管和肛门周围皮肤感觉异常敏锐,而且肛门部刺激可以引起反射性肛提肌和外括约肌痉挛。

肛管与直肠,主要生理功能是排便,吸收水分和部分药物。在正常情况下,粪便储存于乙状结肠内,直肠内无粪便。排便是由于结肠出现总蠕动,粪便下行至直肠内,使直肠下端膨胀而引起便意,同时外括约肌因反射性抑制而松弛,肛提肌收缩使粪便排出。

【病因病理】

肛门直肠疾病中常见的发病因素有风、湿、热、燥、气虚、血虚等。现将各种因素致病特点及引起疾病的机理扼要分述如下:

(1) 风:《证治要诀》说:"血清而色鲜者,为肠风……。"《见闻录》说:"纯下清血者,风也。"说明风邪可引起下血。而风多挟热,热伤肠络,血不循经而下溢,风又善行而数变,故由风邪引起的便血,其色泽较鲜红,下血暴急呈喷射状。

(2) 湿:湿分内外,外湿多因坐卧湿地,久居雾露潮湿之处而发;内湿多因饮食不节,恣食生冷、肥甘、损伤脾胃而生。湿性重着,常先伤于下,故肛门病中因湿而发病的较多。湿与热结,致肛门部气血纵横,经络交错而发内痔。湿性秽浊,热伤络脉,则下血色如烟尘,正如《见闻录》说:"色如烟尘者,湿也……。"湿热蕴阻肛门,经络阻隔,气血凝滞,则易形成肛门直肠周围脓肿;湿热下注大肠,肠道气机不利,经络阻滞,瘀血凝聚,发为直肠息肉。

(3) 热:《丹溪心法》说:"痔者,皆因脏腑本虚,外伤风湿,内蕴热毒……。"热乃火之轻,火乃热之极,热积肠道,易耗伤津液,而致热结肠燥,则大便秘结不通,久之可导致气血不畅,瘀滞不散,结而为痔;热盛则迫血妄行,或灼伤肠络,血不循经,则血下溢而成便血。热与湿结,蕴阻肛门而发肛门周围脓肿。

(4) 燥:《医宗金鉴》说:"肛门围绕折纹破裂、便结者,火燥也。"燥有内外之分,而引起肛门直肠疾病者,多为内燥。常因饮食不节,恣饮醇酒,过食辛辣等物,以致燥热内结,燥邪易耗伤津液,无以下润大肠,则大便干结;或素有血虚,血虚津乏,肠道失于濡润,而致大便干燥,排便努挣,常使肛门裂伤或擦伤痔核而易致便血等。

(5) 气虚:《疮疡经验全书》说:"又有妇人生育过多,力尽血枯,气虚下陷,及小儿久痢,皆能使肛门突出。"这说明了肛门直肠疾病的发生,气虚也是其因素之一。一是脾胃本身功能失常,致中气不足而为病,也有因妇人生育过多,小儿久泻久痢,老年气血衰退,以及某些慢性疾病等,皆能导致中气不足,气虚下陷,无以摄纳而引起直肠脱垂不收,内痔脱出不纳。同时,气血相依,气行则血行,气虚则血虚,五脏六腑、四肢百骸失于濡养,抗病能力降低,故在肛门直肠周围发生脓肿时,初期症状不明显,溃后脓水稀薄,多由气血不足所致。

(6) 血虚:导致血虚的原因,除失血过多而外,还有脾胃功能不足,生血乏源而致。在肛门疾病中,常因长期便血而致血虚,血虚则气虚,气虚则无以摄血而致下血,更导致血虚,如此往复,形成恶性循环。血虚生燥,无以润滑肠道,则大便燥结,易于擦伤痔核而便血;气血相依,血虚气也不足,故发生肛瘘则多久不愈合。

总之,上述各种因素,有的可单独致病,有的则多种因素同时存在,在病程中,有的为实证,有的为虚证,有的则虚中挟实,所以在临证时,必须"审证求因"进行全面的分析。

【辨证】

1) 症状 肛门直肠疾病常见的症状有便血、肿痛、脱垂、流脓、便秘、分泌物等。由于病因不同,表现的症状及轻重程度亦不一致。

(1) 便血:便血是内痔、肛裂、直肠息肉、直肠癌的共有症状。血不与大便相混,附于大便表面,或便时点滴而下,或一线如箭,血多而无疼痛者,多为内痔;便血少而有肛门疼痛者,多为肛裂;儿童便血,大便次数和性质无明显改变者,多为直肠息肉;血与粘液相混,其色晦暗,肛门有重坠感者,应考虑有直肠癌的可能。便血鲜红,每因风邪引起,而风多挟热,热伤肠络,迫血妄行,则血下溢,故血出如箭。可伴有口渴、便秘、尿赤、舌红、脉数等症状,属风热肠燥之候。便血色淡,多为血虚肠燥,可伴有面色无华、心悸、神疲、乏力、舌质淡、脉沉细等症状。

(2) 肿痛:肿胀高突,疼痛剧烈者,多为湿热阻滞,伴有胸闷腹胀、体倦身重、食欲不振、发热、苔黄腻、脉濡数等症状,常见于肛门周围脓肿、外痔肿痛。微肿微痛者,每因气血不足,兼湿热下注之虚中挟实证,伴有发热不高、神疲乏力、头晕心悸、便溏或结、舌质淡红、苔黄或腻、脉濡细等症状,常见于肛门周围脓肿而疼痛不明显者。

(3) 脱垂:内痔脱出,直肠脱垂而不易回纳者,多因气虚血弱,中气下陷,无以摄纳,伴有面色无华、头晕眼花、心悸气短、自汗盗汗、舌质淡、脉沉细弱等症状。内痔脱出嵌于肛门而肿痛者,则为湿热下迫,复因染毒,气血瘀滞,热盛熏灼则局部糜烂,伴有寒热并作、口干喜饮、大便秘结、小便短赤、舌质红、苔黄或腻、脉弦数等症状。

(4) 流脓:常见于肛门周围脓肿或肛瘘,脓出黄稠带粪臭者,多为湿热蕴阻肛门,热盛肉腐而成脓,伴有发热、口苦、身重体倦、食欲不振、小便赤、苔黄或腻、脉弦或数等;脓出稀薄不臭,或微带粪臭者,则因气血虚衰,抗病力减弱,兼湿热下注肛门而成虚实挟杂之证,伴有低热、面色萎黄、神疲纳呆、自汗盗汗、舌质淡红、脉濡细等。

(5) 便秘:腹满胀痛,拒按而大便秘结者,多为燥热内结,热结肠燥,尚伴有面赤、口臭、身热、心烦、小便短赤、舌质红、苔黄燥、脉数等。腹满作胀,喜按而大便燥结者,多为血虚肠燥,伴有面色㿠白、头晕心悸、神疲乏力、舌质淡、脉细无力等。

(6) 分泌物:常见于内痔脱出、直肠脱垂、肛瘘等。多为湿热下注或热毒蕴结所致,尚伴有局部肿痛、口干、食欲不振、胸闷不舒、便溏或结、小便赤、舌质红、苔黄或腻、脉弦滑或数等症状。

2) 部位 肛门病的部位常用膀胱截石位表示,以时钟面的十二等分标记法,将肛门分为十二个部位。前面(会阴)称 12 点;后面(尾骶)称 6 点;左面中央称 3 点;右面中央称 9 点;其余依次类推。内痔好发于肛门齿线以上 3、7、11 点处,赘皮外痔多发生于 6、12 点处,环形的结缔组织性外痔多见于经产妇;血栓痔好发于肛缘 3、9 点处;肛裂好发于 6、12 点处;肛瘘瘘管外口发生于3、9点前面的,其管道多为直行;发生于3、9点后面的,其管道往往弯曲,且其内口多在6点处附近;凡瘘管外口距肛缘近的,其管道亦短(指通向肛内),凡瘘管外口距肛缘较远的,则其管道亦长;环肛而生的马蹄形肛瘘,其内口往往在6点处附近。通过辨部位对各病的发生情况可直接用图表示,作为记录之用。同时对常见肛门直肠病的好发部位以及瘘管管道的发展规律,可以具有一个初步的概念

【检查方法】

1) 检查时注意事项 肛门直肠疾病的诊断,在详细询问病史后,必须进行肛门直肠检查,才能作出明确的诊断。检查时,操作必须轻柔,勿使病员感到痛苦,并事先给予病员适当的解释和安慰。不可在病员毫无思想准备的情况下突然进行,以免病员不协作。

作肛门直肠检查时要取适当的姿势。然后告诉病人张口作深呼吸或排便动作。在指套或肛门镜上涂以润滑剂,先将指端或镜头抵压肛门口,待肛门部松弛时,慢慢插入。

2) 体位 肛门直肠疾病在进行检查和治疗时,常用下述几种体位。各种体位均有一定的优点,应根据检查和治疗的要求选用一种或两种体位。

(1) 侧卧位:使患者向左或向右,双腿充分向前屈曲,靠近腹部,要使臀部及肛门充分暴露。为常用的检查与治疗的体位(图7-3)。

(2) 膝胸位:病人跪伏在检查床上,胸部贴近床面,臀部抬高使肛门充分露出,适用于检查直肠下部、直肠前壁和身体矮小肥胖病人(图7-4)。

(3) 截石位:病人仰卧,两腿放在腿架上,将臀部移到手术台边缘,使肛门暴露良好,为肛门直肠手术时常用体位(图7-5)。

(4) 倒置位:病人俯卧床上,髋关节弯曲,两膝跪于床端,臀部抬高,头部稍低。为肛门直肠手术时常用体位。

(5) 蹲位:病人作蹲踞或向下用力增加腹压,可查到Ⅱ、Ⅲ期内痔、脱肛、息肉痔(图7-

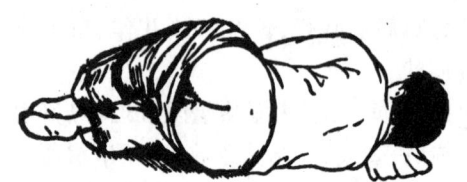

图7-3 侧卧位

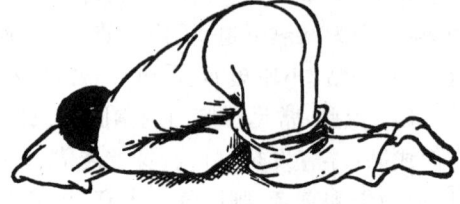

图7-4 膝胸位

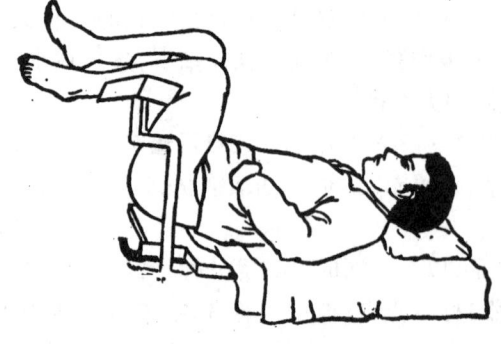

图7-5 截石位

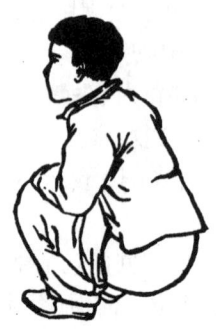

图7-6 蹲位

6)。

(6) 弯腰扶椅位：病人向前弯腰，双手扶椅，露出臀部。此种体位方便，不需要特殊设备，适用于团体检查。

3) 视诊、直肠指检及器械检查

(1) 肛门视诊：病人取侧卧位，医生用双手将病人臀部分开，首先从外面检查肛门周围有无内痔、息肉脱出、直肠脱出、外痔、瘘管外口等。然后嘱病人象解大便一样努责。医生用双手指将肛门自然张开，或用吸肛器吸出。观察内痔位置、数目、大小、色泽、有无出血点，同时也可看到有无肛裂等情况。

(2) 直肠指检：病人取侧卧位，嘱病人放松肛门，医生以戴有手套或指套的右手食指，涂上润滑剂，轻轻插入肛门，进行触诊检查。可以发现肛管和直肠下端有无异常改变，如皮肤变硬、波动感、硬结、狭窄、括约肌紧张度。肛瘘可触到管道走行方向的硬索和内口部位。向上可触到齿线以上部位有无异常改变，如乳头肥大、狭窄、硬结、肿块以及肛管直肠环的功能情况。直肠的前壁，在男性可以触到前列腺和膀胱；在女性可以触到子宫颈；两侧可以触到坐骨直肠窝、骨盆侧壁；其后方可以触到骶骨和尾骨。直肠指检在肛肠检查中十分重要，可以发现直肠下部、肛管以及肛门周围的病变。

(3) 窥肛器检查：病人取侧卧位，先将窥肛器外套及塞芯装在一起，涂上石蜡油或软皂，嘱病人张口，然后慢慢插入肛门内，应先向病人腹侧方向伸入，待通过肛管后，再向尾骨方向推进，待肛镜全部插入后抽去塞芯，在灯光照明下，仔细观查有无溃疡、息肉，再将窥肛器拔出到齿状线附近，查看有无内痔、肛瘘内口、乳头肥大、肛隐窝炎等。

(4) 乙状结肠镜检查：除肛门狭窄和妇女月经期间不宜作检查外，对于直肠和乙状结肠的疾病有可疑时都可以进行乙状结肠镜检查。尤其对直肠和乙状结肠肿瘤的早期诊断有重要意义。对原因不明的便血、粘液便、脓血便、慢性腹泻、肛门直肠疼痛、粪便变形等症，应用乙状结肠镜检查，以便明确诊断。操作方法：在检查前一晚清洁灌肠，镜检时将涂上石蜡油的镜筒缓缓插入肛内，开始时指向脐部，进入肛门后，当放入直肠约5cm的深度时拿掉闭孔器，开亮电灯，装上接目镜和橡皮球，打入空气。一面察看，一面把乙状结肠镜缓慢地放入直肠壶腹，再将镜端指向骶骨，距离肛门8cm处可见直肠瓣。距肛门15cm处可见肠腔缩窄，即直肠与乙状结肠交界部位。再调转方向，在直视下将镜筒放入乙状结肠，可以放入三十余厘米深度。当推进镜筒时常须打入空气，使肠腔鼓起。检查完皆，需慢慢将乙状结肠镜向外抽出。检查时注意粘膜颜色，有无瘢痕、炎症、出血点、分泌物、结节、溃疡、肿块等病理改变。对于肿块、溃疡、息肉可作活体组织检查，进一步明确诊断。取下组织后之伤口，用棉球蘸上止血散或5%酚甘油压迫止血。

4) 实验室检查　根据病人的具体情况作必要的实验室检查。如血常规、出凝血时间、大小便常规，有时作血沉或其他检查。对一般的内外痔和肛瘘病人可作血红蛋白、白细胞等检查即可。

5) X线检查　可疑肺部病变和肿瘤转移，可作胸部摄片；钡剂灌肠可查直肠和结肠形状及是否通过顺利，有无梗阻或狭窄。直肠和结肠外部病变，如骶骨前畸胎瘤，可见有直肠移位。复杂性肛瘘，瘘管通道不清，内口不明的可作碘化油或15%碘化钠水溶剂从外口注入造影。

【治疗】

1) 内治 一般应用于Ⅰ期内痔或年老体弱患者；或Ⅱ、Ⅲ期内痔兼有其他的严重疾病，如肝脏病、肾脏病、腹部肿瘤等；或血栓性外痔初起和一切肛门炎症初起阶段等。

(1) 清热凉血：适用于风热肠燥便血，血栓外痔初起，方用凉血地黄汤或槐角丸加减。

(2) 清热利湿：适用于肛周脓肿实证，用萆薢渗湿汤或龙胆泻肝汤加减。

(3) 清热解毒：适用于肛周脓肿实证、外痔肿痛，用黄连解毒汤或仙方活命饮加减。

(4) 养血补血：适用于素体气血不足或久病气血虚弱者，用四物汤、八珍汤加减。

(5) 清热通腑：适且于热结肠燥便秘者，用大承气汤或脾约麻仁丸加减。

(6) 生津润燥：适用于血虚津乏、便秘者，用润肠汤或五仁汤。

(7) 补中益气：适用于小儿或年老体衰或经产妇气虚下陷的直肠脱垂或内痔脱出，用补中益气汤。

2) 外治

(1) 熏洗法：以药物加水煮沸或用散剂冲泡，先熏后洗，或用毛巾蘸药汁趁热敷患处，冷则再换。此法具有活血、消肿、止痛、止血、收敛等作用。适用于内痔脱垂、嵌顿、术后水肿、结缔组织性外痔肿痛、血栓性外痔初期、脱肛等。方用五倍子汤、苦参汤加减；也可用食盐、朴硝各30g，花椒3g加开水冲泡熏洗。

(2) 敷药法：即以药物敷于患处，每日大便后，先坐浴，再外敷药物，每日1~2次，方用九华膏、五倍子散、黄连膏、消痔膏等。具有消炎、止痛、生肌、收敛、止血等作用。此外，尚有清热消肿的金黄膏。提脓化腐的九一丹；生肌收口的生肌散、白玉膏等。适应证同熏洗法。

3) 手术 有关肛门直肠病的各种手术治疗，如结扎疗法、挂线疗法，见中医外科总论。其他各种手术法，则详见有关各病。

【预防】

(1) 加强锻炼身体，增强体质，促进全身气血流畅和增加肠道蠕动。

(2) 注意饮食卫生，少吃辛辣刺激食物，多吃蔬菜水果，以帮助大便通畅。

(3) 保持大便通畅，不要久忍大便，养成定时排便习惯，不要长期服泻剂。

(4) 保持肛门清洁卫生，要经常浴洗；保持干燥；便纸要柔软，防止擦伤。

(5) 对肛门部有关的疾病应及时治疗：①发现肛门部附近有疖、痈、湿疮等病及时治疗，防止诱发肛瘘。②发现有蛲虫、滴虫等症应及时驱虫治疗，防止诱发湿疹、肛裂、肛门瘙痒症等病的发生。

【附】 腰俞麻醉

(1) 适应证：肛门直肠的大小手术。如复杂性肛瘘、肛门周围脓肿、内外痔切除术、肛门括约肌修补术、直肠固定术等。

(2) 禁忌证：骶尾骨畸形，腰俞穴局部感染。

(3) 常用药物：①2%普鲁卡因10~30ml或1~2%利多卡因10~30ml。手术时间长者，可酌情加1:1000肾上腺素，每100ml 4~6滴。② 0.5%布匹卡因15ml。

(4) 操作方法：病人取侧卧位，屈曲双腿，尽量暴露腰骶部。寻找腰俞穴(骶裂孔)，其解剖标志是第四骶骨棘突和左右两骶骨角，三点构成一个三角形，相当于骶裂孔的位置。骶裂孔表面覆盖骶尾韧带和皮肤。肥胖者标志不易摸清。局部常规消毒铺巾，术者戴无菌手套，左手摸清骶裂孔的位置，垂直进针，针通过骶尾韧带即有落空感，抽吸无回血，推药阻力不大,证实位置准确,可缓缓推药15~30ml。待3~5min后发挥麻醉效果。一般可维持1.5h,如果加用肾上腺素,可维持2h左右。布匹卡因麻醉效果可维持7~9h。

(5) 注意事项:①先作普鲁卡因皮试。②注射麻醉药的速度不宜过快。③针口斜面应向尾骨尖,使药液扩散范围小,增强麻醉效果。④注射麻醉药时,应抽吸无回血后方可注射;防止麻醉药直接注入血管,引起药物毒性反应。⑤如遇有药物毒性反应,令病人平卧数分钟,症状即可消失,无需特殊处理;严重者可肌注苯巴比妥钠0.1g或50%葡萄糖溶液40~60ml静脉注射。

7.2 痔

痔是直肠末端粘膜下和肛管皮下的静脉丛发生扩大、曲张所形成柔软的静脉团。祖国医学对痔的定义,《增韵》谓"隐疮也",可知凡疮疡生于隐蔽的地方,都可名痔。以字义来解释,痔与峙同义。《医学纲目》谓"如大泽中有小山突出为痔。人于九窍中,凡有小肉突出皆曰痔,不独于肛门边生也。"有关痔的成因,早在《内经》中已有论述:"因而饱食,筋脉横解,肠澼为痔。"在《外科正宗》曰:"此患不论老幼男妇皆然,盖有生于肛门之内,又突于肛外之傍。"更明确区分了内痔、外痔的不同。尔后,历代医学家对痔的辨证治疗,不断充实发展,并在实践中积累了丰富的经验。

痔多见于成年人,由于痔的发生部位不同,可分为内痔、外痔和混合痔。

7.2.1 内痔

生于肛门齿线以上,粘膜下的痔上静脉丛发生扩大和曲张,所形成柔软的静脉团称为内痔。是肛门直肠病中常见的疾病,好发于截石位的3、7、11点处,又称为母痔区,其余部位发生的痔,均称为子痔。

【病因病理】

《丹溪心法》说:"痔者,皆因脏腑本虚,外伤风湿,内蕴热毒,……以故气血下坠,结聚肛门,宿滞不散。而冲突为痔也。"简单扼要地指出,内痔的发生,主要是由于静脉壁的薄弱,失去了正常的弹性;兼因饮食不节,燥热内生,下迫大肠,以及久坐、负重、远行等,致血行不畅,而血液瘀积,热与血相搏,则气血纵横,筋脉交错,结滞不散而成。

【辨证】

内痔的主要症状为便血,较大的内痔伴有脱垂,由于病程的长短不同,可以分为三期。

1) 辨痔的分期

(1) Ⅰ期:痔核较小,质柔软,其色鲜红,常因大便擦破痔核而出血,所下之血,或一线如箭,或点滴不已,无疼痛,不脱出,以便血为特征。

(2) Ⅱ期:痔核较大,质较柔软,其色鲜红或青紫,大便时可脱出肛外,便后自行回纳,便血或多或少。

(3) Ⅲ期:痔核更大,表面微带灰白色(纤维型内痔),大便时痔核脱出肛外,甚至行走、咳嗽、喷嚏、站立时也会脱出,不能自行回纳,须用手推回或平卧、热敷后才能回纳,便血不多或不出血。

合并症:Ⅱ、Ⅲ期内痔,痔核脱出而嵌顿时,可致肿痛,痔核糜烂、坏死;长期的便血,可引起贫血。

2) 辨出血

(1) 实证：《见闻录》说："色如烟尘者，湿也；鲜红者，热也。"故风挟热者，下血鲜红，或便前便后，或量多量少，或如射如滴；湿热下注者，其血色污浊，苔黄或腻，脉弦滑。

(2) 虚证：下血色淡而清，或晦而不鲜，面少华色，神疲倦怠，舌质淡，脉细或弱。

3）辨脱出

(1) 气虚：痔核脱出不纳，肛门有下坠感，气短懒言，食少乏力，舌质淡红，脉弱无力。

(2) 血虚：痔核脱出，便血量多色清，头晕目眩、面色㿠白、心悸，唇舌色淡，脉细。

4）辨肿胀痒痛　此证多以实证为主，证见痔核脱出嵌顿，表面色黯糜烂，有粘液渗出，全身有发热不适、口干、便秘、小便短赤、苔黄、脉数。

5）辨便秘

(1) 实证：腹胀满疼痛、拒按、口干、嗳气、心烦，苔黄燥，脉数实。

(2) 虚证：腹胀满喜按，头晕眼花，心悸汗出，咽干，唇白，舌质淡，苔中剥，脉细数。

【治疗】

1）内治　多数适用于Ⅰ、Ⅱ期内痔；或内痔嵌顿伴有继发感染；或年老体弱；或内痔兼有其他严重慢性疾病，不宜手术者。本病常见症状主要表现为出血、脱出、肿胀、痒痛、便秘等，在临床上针对风、燥、湿、热等病因治疗。

(1) 出血：实证宜清热凉血祛风，用凉血地黄汤加减。若为湿热下注者，宜清利湿热，用脏连丸加减。虚证宜养心健脾、益气补血，用归脾汤或十全大补汤。

(2) 脱出：气虚宜补气升提，用补中益气汤。血虚宜补血养血，用四物汤加味。

(3) 肿胀痒痛：宜清热祛风，除湿活血，用止痛如神汤。

(4) 便秘：实证宜通腑泄热，用大承气汤。虚证宜润肠通便，用五仁丸、润肠汤。

2）外治

(1) 熏洗法：以药物加水煮沸，先熏后洗；或用毛巾蘸药汁乘热敷患处，冷则更换。具有活血消肿、止痛、止痒、收敛等作用。常用五倍子汤、苦参汤，如痒甚者可加花椒。

(2) 外敷法：即以药物敷于患处，如五倍子散、消痔散，具有清火、消肿、止痛、收敛、止血作用。

(3) 塞药法：即以药物作成锭剂，塞入肛内，如痔疮锭等，具有消肿、止血、镇痛作用。

(4) 枯痔法：即以药物如枯痔散、灰皂散，敷于Ⅱ期、Ⅲ期能脱出肛外的内痔痔核表面，具有强度腐蚀作用，能使痔核干枯坏死，达到痔核脱落痊愈的目的。枯痔散用于痔核表面鲜红色或青紫色的疗效更佳；灰皂散，用于痔面微带灰白色的亦能收到疗效，但灰皂散的副作用较大，涂药时容易伤及正常组织，对较大的内痔挤在一起时，难于上药，对混合痔容易引起肿胀疼痛，此法目前已少采用。

3）手术

(1) 注射法：注射法在国内外均早已采用。国外以硬化萎缩为目的，国内以枯脱为目的。由于不断的改进了注射法和注射剂，因而扩大了注射疗法的适应证，不仅对Ⅰ、Ⅱ期内痔效果好，就是对Ⅲ期内痔效果也较好。

适应证：①Ⅰ、Ⅱ、Ⅲ期内痔。②内痔兼有贫血者。③混合痔的内痔部分。

禁忌证：①外痔。②内痔伴有肛门周围急慢性炎症或腹泻。③内痔伴有严重肺结核或高血压，肝、肾疾病及血液病患者。④因腹腔肿瘤引起的内痔和临产期孕妇。

常用药物：5~10%石炭酸甘油、5%鱼肝油酸钠、4~6%明矾液、消痔灵、枯痔液、新六号枯痔注射液等(使痔核硬化萎缩的药物如5%石炭酸甘油、4%明矾液、消痔灵;而使之枯脱坏死的,如枯痔液、新六号枯痔液)。

操作方法:

① 硬化萎缩注射法,病人侧卧,一般不用麻醉,在肛镜直视下用0.1%新洁尔灭液作局部消毒,以皮试针筒(25号针头)抽取5%石炭酸甘油,或4%~6%明矾液,于痔核上距齿线0.5cm处的粘膜下层,针头斜向15°进行注射,每个痔核注射0.3~0.5cm(图7-7),总量不超过1ml。一般每次注射不超过3个痔核。注射后当天避免过多活动,并不宜排便,相隔7天后再进行注射,一般需要3~4次治疗。对止血有明显的效果。但要防止注射部位过浅,以免引起粘膜溃烂;过深则易引起肌层组织发生硬化。

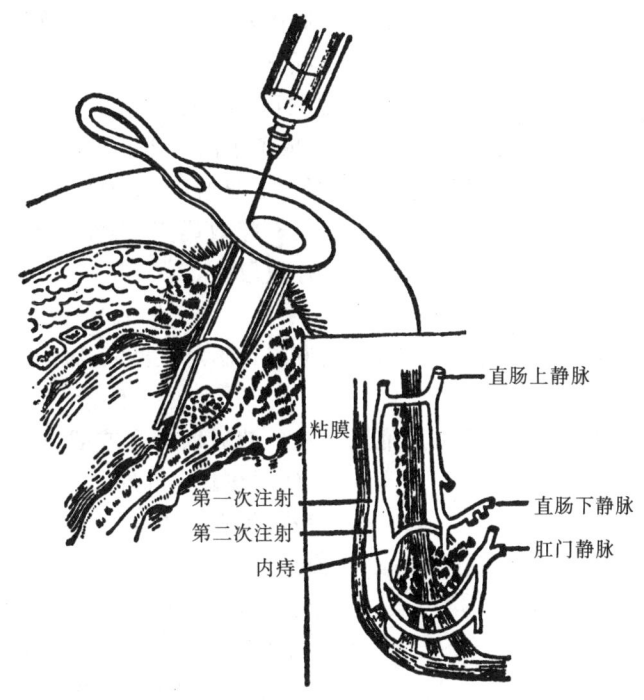

图 7-7 硬化注射法

② 消痔灵注射法,取侧卧位或截石位,肛门部常规消毒后,在腰俞穴麻醉或局部麻醉下,在肛门镜下,或将内痔暴露出肛门外,检查内痔的部位、数目,并作直肠指检,确定母痔区有无动脉搏动。粘膜用新洁尔灭液消毒。用不同浓度的消痔灵液,分四步注射:i.痔的上动脉区注射,用1:1浓度(即消痔灵液用1%普鲁卡因液稀释1倍),一般注射1~2ml。ii.痔区粘膜下层注射,用2:1浓度,在痔核中部进针,刺入粘膜下层后成扇形注射,使药液尽量充满粘膜下层血管丛中,注入药量多少的标志,以痔核弥漫肿胀为度,一般注射3~5ml。iii.痔区粘膜固有层注射,当第二步注射完毕,缓慢退针,多数病例有落空感,可作为针尖退到粘膜肌板上的标志,注药后粘膜呈水泡状,一般注射1~2ml。iv.洞状静脉区注射,用1:1浓度,在齿线上0.1cm处进针,刺入痔体的斜上方0.5~1cm,成扇形注射,一般注药1~3ml。1次注射总量15~30ml。注射完毕,肛门内放入凡士林纱条,外盖纱布,胶布固定。本疗法使痔体充分着药,达到彻底硬化萎缩之目的,治愈率达96%,是目前治疗内痔的最新注射方法。

③坏死枯脱注射法:病人取截石位,在腰俞穴位麻醉或局部麻醉下,使肛门部充分暴露,以0.1%新洁尔灭液棉球消毒,将内痔翻出肛门外,用蚊式止血钳于齿线上方将痔核夹住一部分拉出固定,右手持盛有枯痔注射液的注射器,在齿线上0.3~0.5cm处,刺入痔核粘膜下层,缓缓将药液由低到高,呈柱状注入痔核内,使痔核略微膨大变色为度。以此逐个将所有的内痔进行注射后,将痔核推回肛门内。

注意事项:①注射时必须注意严格消毒,每次注射都须涂以新洁尔灭液于进针处。②必须用25号针头进行注射,否则针孔大,进针处容易出血。③进针后应先作回血试验,注射药液宜缓缓进行。④进针的针头勿向痔核内各方乱刺,以免过多的损伤痔内血管,引起出血,致使痔核肿大,增加局部的液体渗出,延长痔核的枯脱时间。⑤注意勿使药液注入外痔区,或注射位置过低使药液向肛管扩散,造成肛门周围水肿和疼痛。⑥操作时应先注射小的痔核,再注射大的痔核。以免小痔核被大痔核挤压、遮盖,而增加操作的困难。

(2) 插药疗法(枯痔钉疗法):插药法是祖国医学治疗内痔的一种有效方法,早在宋代《太平圣惠方》中记载以砒霜、黄蜡搅拌合匀,捻成条子治疗痔疾。《外科正宗》又说:"以三品一条枪,插至七日,痔变黑色,疮边渐渐裂缝,至十五日脱落。"都说明枯痔钉具有腐蚀作用,能使痔核干枯坏死,达到痊愈的目的。本方法具有疗效确实、操作简单、痛苦少等优点。但对痔面呈灰白色(纤维化)、质较硬的Ⅲ期内痔疗效较差。

适应证:各期内痔及混合痔的内痔部分。

禁忌证:各种急性疾病,严重的慢性疾病,肛门直肠急性炎症,腹泻,恶性肿瘤,出血素质患者。

操作方法:术前嘱病人排空大便或灌肠1次。然后取侧卧或截石位,充分暴露肛门,将内痔缓缓翻出肛外,以左手食、中指拉紧和固定痔核,作表面消毒。右手拇、食两指捏住枯痔钉或二黄枯痔钉的尾段,距齿线上0.3~0.5cm处,沿肠壁纵轴成25~35°方向行旋转插入粘膜下痔核中心,一般深约1cm,插钉多少视痔核大小而定,一般每痔1次插4~6根;间距0.3~0.5cm(图7-8)。剪去多余的药钉,但应使钉外露1mm,才能保持固定和防止插口出血,药钉插毕后,即将痔核推回肛门内,同时塞入黄连膏,约7天左右痔核萎缩脱落。

注意事项:①插钉不要重叠,不宜过深,以免括约肌坏死、感染、疼痛。太浅则药钉容易脱

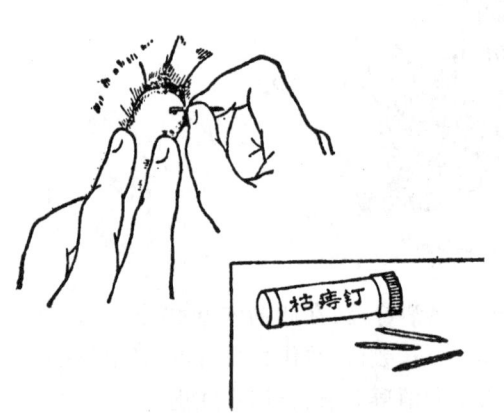

图7-8 插钉方法

落,易致插口出血。②先插小的痔核,后插大的痔核。如有出血者,先在出血点插钉一根即可止血。③一次插钉总数量不超过20根。

术后处理:①术后24h嘱患者不解大便,以防枯痔钉滑脱出血。如大便后内痔脱出,应立即推回,以免水肿嵌顿疼痛。②在治疗过程中,根据病情给予止血、消炎、通便等中西药物。

(3) 结扎疗法:早在《太平圣惠方》中就有记载:"用蜘蛛丝,缠系痔鼠乳头。不觉自落。"以后用药制丝线,纸裹药线缠扎Ⅱ、Ⅲ期内痔或外痔根部,能阻断病变部气血的流通,达

到坏死的目的。目前又有改进,如钳夹胶圈套扎和胶圈套扎法等,方法日趋完善,疗效也显著提高。

贯穿结扎法

适应证:Ⅱ、Ⅲ期内痔,对纤维型内痔更为适宜。

禁忌证:①肛门周围有急性脓肿或湿疮者。②内痔伴有痢疾或腹泻患者。③因腹腔肿瘤引起的内痔。④内痔伴有严重肺结核,高血压,肝脏、肾脏疾患或血液病的患者。⑤临产期孕妇。

术前准备:①用等渗盐水或1%软皂水300ml作清洁灌肠;如在门诊手术者,嘱先排空大便。②病人取侧卧位(患侧在下)或截石位,尽量暴露臀部。③肛门周围剃毛,并以1:5000高锰酸钾溶液冲洗、拭净。④用0.1%新洁尔灭液行肛周消毒后铺消毒巾。

操作方法:①局麻或腰俞麻醉后以0.1%新洁尔灭棉球清洁肛管及直肠下段,再用双手食指进行扩肛,使痔核暴露。②用弯血管钳夹住痔核基底部,用左手向肛外同一方向牵引,右手用持针钳夹住已穿有丝线的缝针,将双线从痔核基底部中央稍偏上穿过。③将已贯穿痔核的双线交叉放置,并用剪刀沿齿线剪一浅表裂缝,再分端进行"8"字形结扎或作"回"字形结扎(图7-9)。④结扎完毕后,用弯血管钳挤压被结扎的痔核,亦可在被结扎的痔核内注射6%明矾溶液,加速痔核的坏死。⑤最后将存留在肛外的线端剪去,再将痔核送回肛内,并用红油膏、八二丹少许涂入肛内,用纱布、橡皮膏固定。

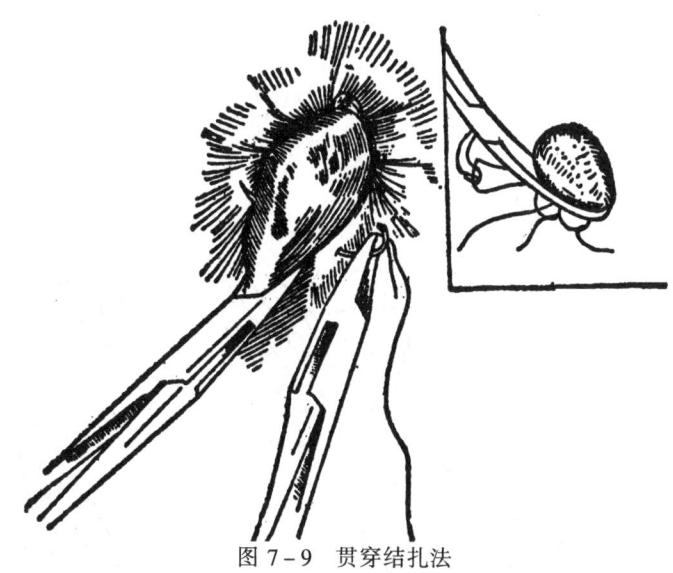

图7-9 贯穿结扎法

环形内痔采取分段结扎,先将环形内痔划分为几个痔块,在所划分的痔块的一侧,用两把止血钳夹起粘膜,于中间剪开,同法处理痔块的对侧。然后用止血钳将痔块基底夹住,同时去掉痔块两侧的止血钳,于齿线附近剪开一小口用圆针丝线贯穿"8"字结扎。同法一一处理其他痔块。

注意事项:①结扎内痔时,宜先扎小的痔核,后扎大的痔核。②缝针穿过痔核基底部时,不可穿入肌层,否则结扎后可引起肌肉层坏死或并发肛门周围脓肿。③结扎术后当天不要解大便,如便后痔核脱出时,应立即将痔核送回肛内,以免发生水肿,加剧疼痛反应。④在结扎后的7~9天,痔核脱落阶段,嘱病人减少行动,大便时不宜用力努张,以避免术后的大出血。

胶圈套扎法

本法是通过器械将小乳胶圈套入痔核根部,利用胶圈较强的弹性阻止血循环,促使痔核缺血、坏死、脱落,进而治愈内痔。

适应证:Ⅱ、Ⅲ期内痔及混合痔的内痔部分。

禁忌证:同贯穿结扎法。

应用器械:①斜面肛门镜。②组织钳。③特制乳胶圈,壁厚0.3cm,内径0.2cm,长0.3cm。也可用自行车气门芯胶管代用(上海乳胶厂制)。④套扎器械的主件,包括套圈及杆两部分,用不锈钢制成;套圈,为一圆环,圆径1cm,内外两圈,内圈高0.5cm,外圈高0.3cm,内圈固定不活动,以圈套痔核。外圈能上下移动,内圈套装小胶圈,按压杆部时,外圈推动小胶圈,滑出内圈到痔核根部,套扎住痔核;杆部,为一长20cm,带柄的金属杆,分上、下两杆,上杆与外套圈连接,下杆固定不活动,按压上杆时,外套圈下移,推出小胶圈;扩胶圈器,是将小胶圈套装于内套圈之用,该器为一圆锥体,底部大小以适能嵌入内套圈,用时将小胶圈自尖端套入。逐渐扩大,滑入内套圈后,即取去扩胶圈器。

操作方法:①让病人排便后,取膝胸位或侧卧位。②先作直肠指检,以排除其他病变。③

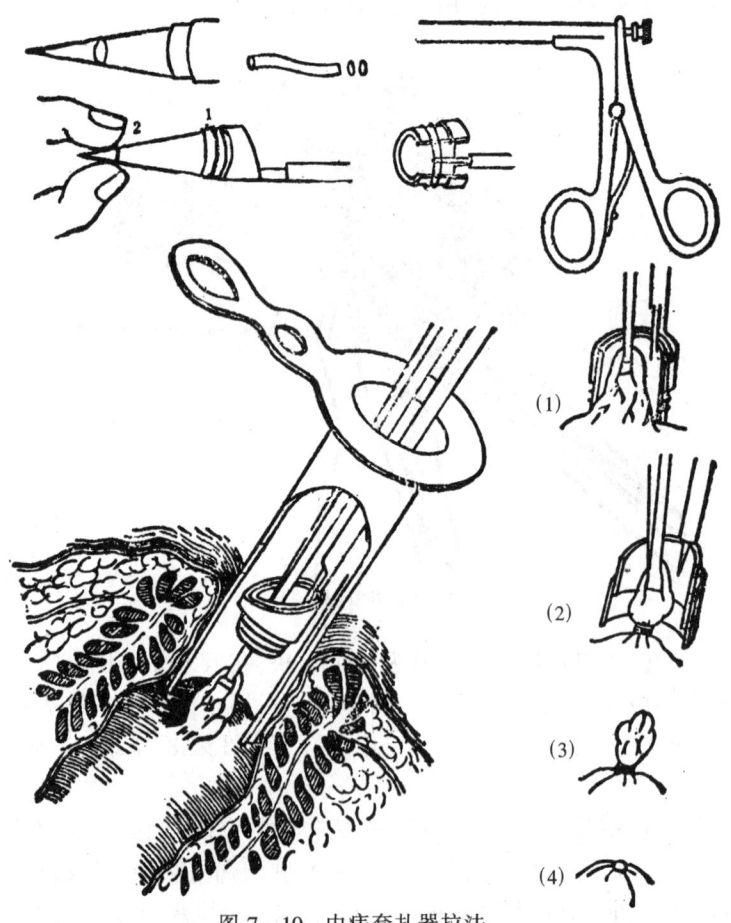

图7-10 内痔套扎器拉法

插入肛门镜,检查痔核位置及数目,选定套扎部位。④使用长棉花签,清洁套扎部位,即用新洁尔灭消毒手术野,充分暴露痔核区,由助手固定肛门镜,术者左手持套扎器套住痔核,右手持组织钳,经套扎圈钳夹痔核根部,将痔核牵拉入套扎器内,按压套扎器柄,使套圈的外套向痔核根部移动。将胶圈推出扎到痔核根部(图 7-10),然后松开组织钳,与套扎器一并取出,最后退出肛门镜

术后处理及换药同贯穿结扎法。

4) 手术后的常见反应及处理方法

(1) 疼痛:手术后用 1% 普鲁卡因 10ml,于中髎或下髎封闭(每侧 5ml),或口服去痛片、安乃近等。影响睡眠时可肌注苯巴比妥钠 0.1 克。

(2) 小便困难:嘱病员术后多饮开水,或用车前子 15 g 水煎代茶;下腹部热敷或针刺三阴交、关元、中极,留针 15~30min。或用 1% 普鲁卡因 10ml 长强穴位封闭。

(3) 出血:内痔结扎不牢而脱落,或内痔枯萎脱落时,可出现创面渗血,甚至小动脉出血。对于创面渗血,可用凡士林纱条填塞压迫,或用止血散外敷;至于小动脉出血,必须显露出血点,进行缝扎彻底止血。

(4) 发热:一般因组织坏死吸收而引起的发热,不起过 38℃,除加强观察外,无需特殊处理。局部感染引起的发热,应用清热解毒药或抗生素等。

(5) 水肿:朴硝 30g 煎水熏洗,每日 1~2 次;或用 1:5000 高锰酸钾溶液作热水坐浴后,消痔膏外敷,也可用热水袋外敷。

7.2.2 外痔

外痔发生于肛管齿线以下,是痔外静脉丛扩大曲张或反复发炎而成,其表面被皮肤覆盖,不易出血,其形状大小不规则。

本病多因湿热下注或肛门裂伤,毒邪外侵等,致气血运行不畅,经脉阻滞,或因热迫血下行,瘀结不散而成。

外痔主要症状为坠胀、疼痛,有异物感。根据其发展过程,可分为结缔组织外痔、静脉曲张性外痔和血栓性外痔。

7.2.2.1 结缔组织外痔
多由急慢性炎症反复刺激,使肛门缘皱襞的皮肤发生结缔组织增生、肥大所致,痔内无曲张的静脉丛。

【辨证】

肛门边缘处赘生皮瓣,逐渐增大,质地柔软,一般无疼痛,不出血,仅觉肛门有异物感,偶尔染毒而肿胀时,才觉疼痛,俟肿胀消失后,赘皮依然存在;若发生于截石位 6、12 点处的外痔,多由肛裂引起;若发生于 3、7、11 点处的外痔,多由Ⅱ、Ⅲ期内痔脱垂而引起;若呈环状的,多发生于经产妇。

【治疗】

一般无需治疗,当外痔发炎肿痛时,可用熏洗法和外敷黄连膏。对于结缔组织外痔反复发炎或赘皮较长影响清洁卫生者,可考虑手术切除。

7.2.2.2 静脉曲张性外痔
多因为Ⅱ、Ⅲ期内痔反复脱出,或因经产妇妊娠后腹压增高等,而致浅部静脉及皮下淋巴回流受阻,引起肛管齿线以下痔外静脉丛扩大和曲张而成。

【辨证】

静脉曲张性外痔,发生于肛管齿线以下,表面呈青紫色而光滑。其形呈椭圆形或环状不

规则。便后、久蹲或吸引时,可见曲张的静脉团,并有肛门坠胀或异物感,不能立即消散。有静脉曲张外痔的患者,多伴有内痔。

【治疗】

1) 内治　当肿胀疼痛时,宜清热除湿活血散瘀,用萆薢化毒汤合活血散瘀汤加减。

2) 外治　一般不需外治,当肿胀疼痛时,可用苦参汤加减熏洗,外敷黄连膏。

3) 手术　可作静脉丛切除术

适应证:单纯性静脉曲张性外痔。

操作方法:取截石位或侧卧位,在局麻或腰俞麻醉下,肛门局部消毒,用组织钳提起外痔组织,用剪刀环绕其痔根四周,作一梭形切口,切口上端,必须指向肛门为中心,再用剪

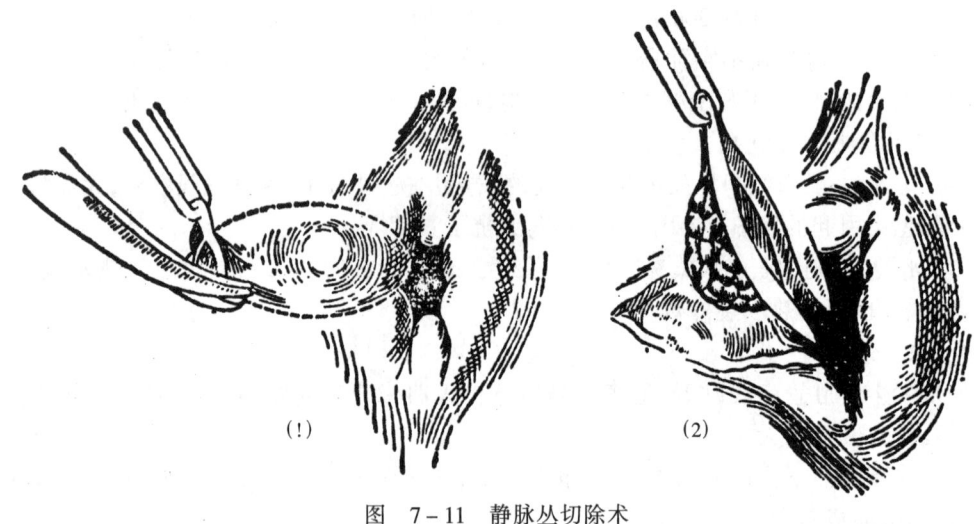

图 7-11　静脉丛切除术

刀分离皮下曲张的静脉丛,将皮肤连同皮下组织一并切除(图7-11);若肛门不松弛,皮肤不多余者,可作放射切口,将曲张静脉丛剥离切除。术后用凡士林纱条引流,无菌纱布压迫,宽胶布固定。术后每日便后用1:5000高锰酸钾溶液坐浴,更换敷料至痊愈。

7.2.2.3　血栓性外痔　因便秘而在排便时用力过猛,或剧烈运动后,致痔外静脉破裂、血块凝结而形成血栓。好发于肛门外的两侧皮下,即截石位3、9点处。

【辨证】

肛门部突然剧烈疼痛,并出现一肿物,这肿物十分敏感,稍触碰即引起疼痛,因此排便、坐下、走路,甚至咳嗽等动作时均可加重疼痛。检查时在肛门处可发现在皮肤表面上隆起一黯紫色圆形硬结节,与周围皮肤分界明显,触痛较甚,自觉有异物感。

【治疗】

1) 内治　宜清热凉血,用凉血地黄汤加减。

2) 外治　初起用苦参汤熏洗,外敷黄连膏。

3) 手术　可作血栓外痔剥离术。

适应证:血栓外痔较大,血块不能吸收,局部炎症水肿局限者。

操作方法:取侧卧位,病侧在下方,局部消毒。用1%普鲁卡因溶液作局部浸润麻醉后,在肿块中央作放射状或梭形切口,用止血钳将血块分离,并摘除,然后修剪伤口两侧皮瓣,使

伤口敞开,用凡士林纱条嵌塞,外盖无菌纱布,宽胶布固定。术后每天大便后按常规换药,并注意保持肛周清洁,以利伤口愈合。

7.2.3 混合痔

混合痔是内、外痔静脉丛曲张,相互沟通吻合,括约肌间沟消失,使内痔部分和外痔部分形成一整体者为混合痔。

【辨证】

《外科大成》说:"内外痔,肛门内外皆有,遇大便即出血疼痛。"扼要说明了混合痔兼有内痔、外痔双重症状,而且内痔部分和外痔部分相连,因此本病多发于肛门截石位 3、7、11 点处,以 11 点处更为多见。

【治疗】

1) 内治　详见内痔的内治法。

2) 外治　详见 7.1 中的外治。

3) 手术　一般可作外痔剥离、内痔结扎法。

操作方法:取截石位,局部消毒,局部浸润麻醉或腰俞穴位麻醉,将混合痔充分暴露,在其外痔部分作"V"字形皮肤切口,用血管钳钝性剥离外痔皮下静脉丛,一直剥离到齿状线稍上。然后用弯形血管钳夹住被剥离的外痔皮瓣和内痔基底部,在内痔基底正中用圆针粗丝线贯穿作"8"字形结扎,剪去"V"字形内的皮肤及静脉丛,使在肛门部呈一放射状伤口(图 7-12)。同法一一处理其他痔核,创面外用止血散,凡士林纱条敷盖,术后当日限制大便,以后每次便后用 1:5000 高锰酸钾溶液或温水坐浴,换药。

如混合痔,外痔静脉丛不很明显,可在外痔中间作一放射状切口,然后用止血钳剥离静

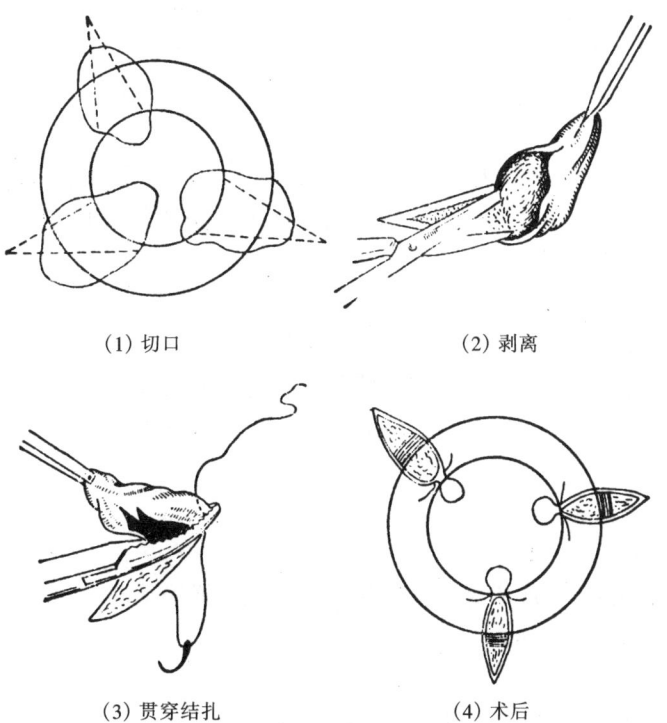

(1) 切口　　(2) 剥离

(3) 贯穿结扎　　(4) 术后

图 7-12　外痔剥离内痔结扎术

脉丛,剪修两侧皮瓣,成一小"V"字形伤口。外痔剥离时要选好切口,照顾外痔部分的整体关系,手术中注意保留适当的粘膜和皮肤,以防术后肛门直肠狭窄。术后处理参阅贯穿结扎法。

7.3 肛隐窝炎

肛隐窝炎是肛窦、肛门瓣发生急慢性的炎症,又称肛窦炎。常并发肛乳头炎、肛乳头肥大。肛隐窝炎是肛周化脓性疾病的重要诱因,因此对本病的早期诊断、治疗有积极的意义。

【病因病理】

多因饮食不节,过食醇酒厚味、辛辣炙煿;或虫积骚扰,湿热内生、下注肛部;或因肠燥便秘,破损染毒而成。

【辨证】

病人感觉肛门部不适,偶有刺痛,排便时因粪便压迫肛窦,疼痛加重,痛数分钟即止;如括约肌受刺激而挛缩,则疼痛加剧,并可波及臀部及股后侧。发病时若有便秘,粪便常带少许粘液,此种粘液常在粪便前流出,有时混有血丝;若并发乳头肥大,而从肛门脱出,可使肛门潮湿瘙痒。

【治疗】

1) 内治　清热利湿,选用止痛如神汤或凉血地黄汤加减。

2) 外治

(1) 熏洗法:用苦参汤煎水先熏后洗,每日2次。

(2) 塞药:痔疮宁栓,每日坐浴后塞入肛内,每日2次,或用红油膏、九华膏搽入肛内。

3) 手术　肛窦内已成脓者,或并有乳头肥大、隐性瘘管者,宜手术治疗。

(1) 切开引流法:

适应证:单纯隐窝炎,染毒肉腐成脓;或有隐性瘘管。

操作:肛门部消毒,在局麻或腰俞穴位麻醉下,取截石位或侧卧位,在双叶肛门镜下,暴露病灶,沿肛窦作纵行切口,使引流通畅,创口用黄连膏纱条或红油膏纱布条压迫止血。术后每日便后坐浴、换药。

(2) 切除法:

适应证:本病伴有乳头肥大者。

操作:准备同上,在双叶肛门镜下,暴露病灶,将肛窦、肛门瓣作纵行切口,并剥离至肛乳头根部,用止血钳夹住肛乳头基底部,贯穿结扎切除,然后用黄连膏纱条压迫。术后处理同上。

7.4 肛裂

肛管的皮肤全层裂开,并形成感染性溃疡者称肛裂。好发于肛门中线的前后方,一般男性多见于后部,女性多见于前部。

【病因病理】

《医宗金鉴》说:"肛门围绕,折纹破裂,便结者,火燥也。"故阴虚津乏,或热结肠燥,而致大便秘结,排便努责,而使肛门皮肤裂伤,然后继发感染而逐渐形成慢性溃疡。本病的发生与下列因素有关：

(1) 外伤因素：干硬的粪便引起肛管皮肤的损伤，是产生肛裂的基础。

(2) 感染因素：肛隐窝感染，主要是肛门后正中的肛隐窝炎，炎症向肛管皮下部蔓延，致皮下脓肿破溃而成。

(3) 肛门内括约肌痉挛因素：由于肛管部位的慢性刺激，使肛门内括约肌处于痉挛状态，粘膜肌层和肛管皮肤弹性减弱，紧张力增强，致肛管皮肤撕裂。

【辨证】

《外科大成》谓："钩肠痔，肛门内外有痔，折缝破烂，便如羊粪，粪后出血秽臭大痛者。"明确指出了本病具有疼痛，出血，便秘等三大特征。

(1) 疼痛：周期性疼痛为肛裂的主要症状，常因排便时，肛管扩大刺激溃疡面，引起阵发性灼痛或刀割样疼痛，持续数分钟即减轻，称为疼痛间歇期。排便后又因括约肌持续性痉挛而剧烈疼痛，可持续数小时，使病人坐卧不安，十分痛苦，直到括约肌疲劳松弛后，疼痛逐渐缓解，称为肛裂疼痛周期（图 7-13）。病情严重时，咳嗽、喷嚏都可引起疼痛，并向骨盆及下肢放射。

(2) 出血：大便时出血，量不多，鲜红色，有时染红便纸，或附着于粪便表面，有时滴血。

(3) 便秘：肛裂病人多数有习惯性便秘，因其恐惧大便时疼痛，不愿大便，故便秘加重，形成恶性循环。

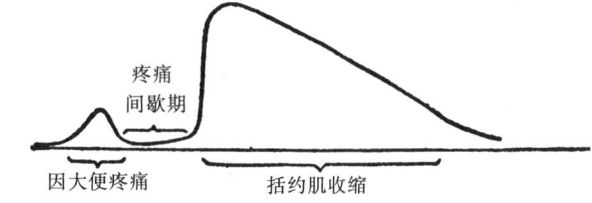

图 7-13 肛裂疼痛间歇期图解

分类：

(1) 早期肛裂：仅在肛管皮肤上有一个小的梭形溃疡，创面较浅，边缘整齐而有弹性，容易治愈。

(2) 陈旧性肛裂：早期肛裂未经适当治疗，继续感染，由于括约肌经常保持收缩状态，造成创口引流不畅，于是边缘变硬变厚，裂口周围组织发炎、充血、水肿，使浅部静脉及淋巴回流受阻，引起水肿及结缔组织增生，形成赘皮性外痔。在裂口上端齿线附近并发肛窦炎、肛乳头炎，形成单口内瘘及乳头肥大。溃疡基底因炎症刺激结缔组织增生，栉膜增厚变硬形成栉膜带，妨碍括约肌松弛，致使裂口边缘不整齐，缺乏弹性，形成较深大溃疡而不易愈合。又因栉膜带及末梢神经暴露在裂口表面，稍受刺激即会引起括约肌痉挛，发生剧烈疼痛，肛裂手术时必须切断栉膜带（图 7-14）。

【治疗】

1) 内治　宜清热润燥通便为主，用凉血地黄汤合脾约麻仁丸；若阴虚内热而致便秘者，宜养阴清热润肠，用润肠汤。

3) 外治

(1) 早期肛裂：可用生肌玉红膏或黄连膏外敷。每日便后用 1:5000 高锰酸钾溶液

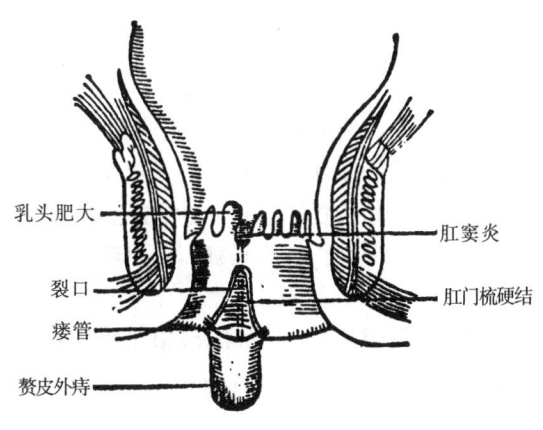

图 7-14 肛裂的病理改变

坐浴,促进血液循环,保持局部清洁,减轻刺激;可用苦参汤煎水坐浴;或用花椒、食盐水坐浴。

2)陈旧性肛裂:①先用5%石炭酸甘油涂擦患处,后用酒精擦去,或用七三丹等药去腐后,改用黄连膏外敷。②封闭疗法,于长强穴用0.5%~1%普鲁卡因5~10ml作扇形注射,隔日1次,5次为1个疗程;亦可于裂口基底部注入长效止痛液(亚甲蓝0.2g、盐酸普鲁卡因2g,加水至100ml,过滤消毒)3~5ml,每周1次。

3)手术

(1)扩肛法:适用于早期肛裂,无赘皮外痔,乳头肥大等合并症者。

操作方法:取截石位或侧卧位,在腰俞麻醉下,术者戴橡皮手套,并将双手食指和中指涂上润滑剂,先用右手食指插入肛内再插入左手食指,两手腕部交叉,两手食指掌侧向外侧扩张肛管,以后逐渐伸入两中指,持续扩张肛管3~4min,使肛管内外括约肌松弛,故术后即可止痛。肛裂创面经扩大并开放,引流通畅,创面很快愈合。手术中注意勿用暴力快速扩张肛管,以免造成粘膜和皮肤撕裂。术后,每日便后用1:5000高锰酸钾溶液坐浴。

(2)切开疗法:用于陈旧性肛裂,伴有赘皮外痔、乳头肥大等。

操作方法:侧卧位或截石位,局部消毒、麻醉,在肛裂正中纵行切口或侧切口,上至齿线,切断栉膜带及部分内括约肌环形纤维,下端向下适当延长,切断部分外括约肌皮下组肌纤维,使引流通畅,同时将赘皮外痔、肥大乳头等一并切除,修剪溃疡边缘发硬的疤痕组织,成一顶小底大的开放伤口,用红油膏纱布条,再用纱布覆盖固定。术后,便后坐浴,换药至痊愈。

(3)纵切横缝法:适用于陈旧性肛裂伴有肛管狭窄者。

操作方法:在腰俞穴麻醉下,病人取侧卧位或截石位,局部消毒后,沿肛裂正中作一纵切口,上至齿线上0.5cm,下至肛缘外0.5cm,切断栉膜带及部分内括约肌纤维,如有潜行性瘘管、赘生痔、肛乳头肥大、肛窦炎也一并切除,修剪裂口创缘,再游离切口下端的皮肤,以减少张力,彻底止血,然后用细丝线从切口上端进针,稍带基底组织,再从切口下端皮肤穿出,,拉拢切口两端丝线结扎,使纵切口变成横缝合,一般缝合3~4针。外盖凡士林纱条,塔形纱布压迫,宽胶布固定。

术后处理:进流质饮食或软食两天;控制大便1~2天。便后用1:5000高锰酸钾液坐浴,肛内注入九华膏换药,5~7天拆线。

7.5 肛门直肠周围脓肿

肛门直肠周围间隙,发生急慢性化脓性感染而形成脓肿者称为肛门直肠周围脓肿(图7-15)。但由于发生的部位不同,而有不同的名称,如于肛门旁皮下,称为肛门旁皮下脓肿;于坐骨直肠窝,称为坐骨直肠窝脓肿;于骨盆直肠间隙,称为骨盆直肠间隙脓肿;于直肠后间隙;称为直肠后间隙脓肿。属于祖国医学"脏毒"、"悬痈"、"坐马痈"、"跨马痈"等范畴。

【病因病理】

多因过食肥甘、辛辣、醇酒等物,湿热内生,下注大肠,蕴阻肛门;或肛门破损染毒,致经络阻塞,气血凝滞而成。也有因肺脾两虚,湿热乘虚下注而致。

【辨证】

本病主要为肛门周围疼痛、肿胀,伴有不同程度的全身症状,不易消退,溃后每多成为肛

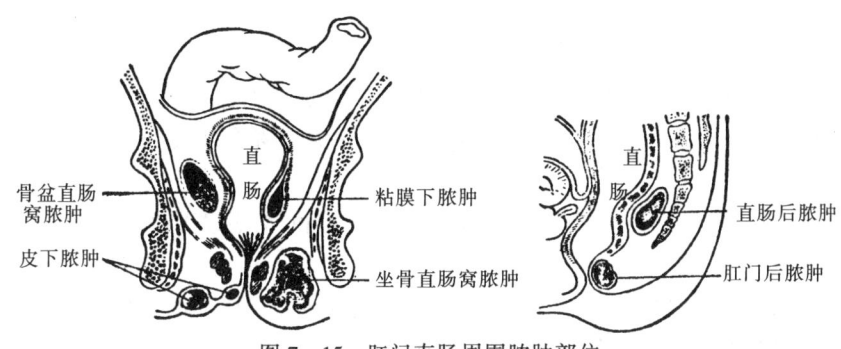

图 7-15 肛门直肠周围脓肿部位

瘘。

1）辨虚实

(1) 实证：局部红、热、肿、痛，病情发展迅速。溃后脓液黄色稠厚而带粪臭味。伴有全身不适、寒热交作、大便秘结、小便短赤、舌苔黄腻、脉弦滑数。

(2) 虚证：局部红、热、肿、痛不明显，成脓较慢，溃后脓液淡白稀薄，不臭或微带粪臭味，溃口凹陷。全身倦怠无力，一般不发热或有虚热，舌苔薄腻，脉弦细或濡缓。如属肺虚者，可兼见咳嗽咯血、骨蒸盗汗；属脾虚者，兼见神倦纳呆、大便溏薄。

2）辨部位　肛门直肠周围脓肿的部位和深浅不同，症状也有差异，如提肛肌以上的间隙脓肿，位置深隐，全身症状重，而局部症状轻；提肛肌以下的间隙脓肿，部位浅而易见，局部红、热、肿、痛较明显，而全身症状较轻。

(1) 肛门旁皮下脓肿：发于肛门周围的皮下组织内，局部红、热、肿、痛；脓已成，按之则有波动感，而全身症状不明显。

(2) 坐骨直肠窝脓肿：位于肛门与坐骨结节之间，感染区域比肛门皮下脓肿广泛而深。初期只感肛门部不适或微痛，逐渐伴有发热、畏寒、头痛、食欲不振等全身症状，随后局部症状加重，肛门有灼痛或跳痛，在排便、咳嗽、行走时疼痛加剧，甚则坐卧不安。肛门指诊，患侧丰满，有明显压痛和波动感。

(3) 骨盆直肠间隙脓肿：位于提肛肌以上，腹膜以下，位置深隐，局部症状不明显，有时仅有直肠下坠感，但全身症状明显。肛门指诊，可触到患侧直肠壁处有浸润变硬、压痛、隆起及波动感。

(4) 直肠后间隙脓肿：症状与骨盆间隙脓肿相同，直肠内有明显的坠胀感，骶尾部可产生钝痛，并可放射至下肢。在尾骨与肛门之间，有明显深部压痛。肛门指诊，直肠后方肠壁处有触痛、隆起和波动感。

【治疗】

1）内治

(1) 实证：宜清热解毒利湿为主，用黄连解毒汤合龙胆泻肝汤加减。

(2) 虚证：宜养阴清热祛湿为主，用青蒿鳖甲汤合三妙丸加减。

2）外治

(1) 初起：实证用金黄膏、黄连膏外敷；虚证用冲和膏外敷。

(2) 成脓：脓已成，宜早期切开引流，但应根据脓肿部位深浅和病情的缓急选择下述手术方法。

一次切开法

适用于浅部脓肿,切口呈放射状,长度应与脓肿等长,使引流通畅,同时寻找齿线处感染的肛隐窝或内口,即将切口与内口之间的组织切开,并搔刮清除,以避免形成肛瘘。

一次切开挂线法

适用于高位脓肿,如由肛窦感染而致坐骨直肠窝脓肿,骨盆直肠间隙脓肿,肛门直肠后脓肿及马蹄形脓肿等。

操作方法:在腰俞穴麻醉下,病人取截石位,局部消毒,于脓肿波动明显处,或穿刺抽脓指示部位,作放射状或弧形切口,及多切口,充分排脓后,以食指分离脓腔间隔,然后用双氧水或生理盐水彻底冲洗脓腔,修剪切口扩大成梭形(可切取脓腔壁送病理检查)。然后以球头探针,自脓肿切口探入并沿脓腔底部轻柔地探查内口,另一食指伸入肛内引导协助寻找内口,探通内口后,将球头探针拉出以橡皮筋线扎于球头部,通过脓腔拉出切口,将线两端收拢结扎,创口内填以红油膏纱布条,外敷纱布,宽胶布固定。

术后处理:酌情应用抗生素及缓泻剂,每次便后用 1∶5000 高锰酸钾液坐浴,换药。挂线一般约 10 天自行脱落,10 天后不脱落,可酌情紧线或剪除,此时创面已修复浅平,再经换药后,可迅速愈合,无肛门失禁等后遗症。但须注意术后有否高热、寒战等,如有则应及时处理。

分次手术

适用于体质虚弱或不愿住院治疗的深部脓肿。切口应在压痛或波动明显部位,尽可能靠近肛门,切口呈弧状或放射状,须有足够长度,用红油膏纱布条引流,以保持引流通畅。待形成肛瘘后,再按肛瘘处理。病变炎症局限和全身情况良好者,如发现有内口,可采用切开挂线法,以免二次手术,但必须配合足量的抗生素,控制术后感染。

(3) 溃后:用九一丹纱条引流,脓尽改用生肌散纱条。日久成瘘者,按肛瘘处理。

脓肿手术中应注意的事项:

定位要准确:一般在脓肿切开引流前应先穿刺,俟抽出脓液后,再行切开引流。

切口:浅部脓肿可行放射状切口,深部脓肿应行弧形切口,避免损伤括约肌。

引流要彻底:切开脓肿后要用手指去探查脓腔,分开脓腔内的纤维间隔以利引流。

预防肛瘘形成:术中应切开原发性肛隐窝炎即肛瘘内口,可防止肛瘘形成。

7.6 肛瘘

肛瘘多是肛门直肠周围脓肿的后遗症。一般由原发性内口、瘘管和继发性外口三部分组成,亦有仅具内口或外口者。内口为原发性,绝大多数在肛管齿线处的肛窦内;外口是继发的,在肛门周围皮肤上,常不止一个。本病在临床上分为化脓性和结核性两类。

【病因病理】

肛门直肠周围脓肿溃后,余毒未尽,蕴结不散,血行不畅,或因肺、脾两虚所致。故宋·《太平圣惠方》说:"夫痔瘘者,由诸痔毒气,结聚肛边……穿穴之后,疮口不合。时有脓血,肠头肿疼,经久不差,故名痔瘘也。"

【辨证】

1) 肛瘘的主要症状 可分为局部症状和全身症状,主要以局部流脓、疼痛和瘙痒症状为主,但在急性炎症期和慢性复杂性肛瘘,可伴有全身症状,如发热、贫血、消瘦和食欲不振

(1) 流脓:流脓不绝,久不收口,为肛瘘的特征。如过于疲劳,则脓水更多,有时可有粪便流出。一般初形成的肛瘘,流脓较多,粪臭味,色黄而稠;久之,则脓水渐少,或时有时无,呈间歇性流脓。如果脓液已少而突然又增多,并兼有肛门部疼痛者,常表示有急性感染或有新的支管形成。

(2) 疼痛:肛瘘畅通时,一般不觉疼痛,而仅有局部坠胀感。若外口自行闭合,脓液积聚,可出现局部疼痛,或有寒热;若溃破后脓水流出,症状可迅速减轻或消失。但也有因内口较大,粪便流入管道而引起疼痛,尤其是排便时疼痛加剧。

(3) 瘙痒:因脓液不断刺激肛门周围皮肤而引起的瘙痒,同时可伴发肛周湿疮。

2) 辨虚实

(1) 实证(化脓性肛瘘):一般局部可扪得硬索状物,外口呈凸形,脓水较稠厚。或伴有口干、发热、便秘、小便赤、苔黄、脉弦数等症状。

(2) 虚证(结核性肛瘘):局部无硬索状物扪得,外口凹陷呈潜行性,脓水稀薄,伴有虚热、盗汗、舌质淡红、脉细数等症状。

3) 分类

(1) 单纯性肛瘘:指肛门旁皮肤仅有一个外口,直通入齿线上肛隐窝之内口,称为内外瘘,又叫完全瘘;若只有外口而无内口,称为外瘘,又叫外盲瘘;若只有内口与瘘管相通,而无外口的,称为内肛瘘,又叫内盲瘘。

(2) 复杂性肛瘘:是指在肛门内、外有三个以上的开口,或管道穿通两个以上间隙,或管道多而支管横生,或管道绕肛门而生,形如马蹄,称为马蹄形肛瘘。

按1975年全国肛肠外科会议,统一标准分类法,以外括约肌深部划线为标志,瘘管经过此线以上为高位,在此线以下为低位,可归纳如下:

低位单纯性肛瘘:只有一个瘘管,并通过外括约肌深层以下,内口在肛窦附近。

低位复杂性肛瘘:瘘管在外括约肌深层以下,有两个以上外口,或两条以上管道,内口在肛窦部位。

高位单纯性肛瘘:仅有一条管道,瘘管穿过外括约肌深层以上,内口位于肛窦部位。

高位复杂性肛瘘:有两个以上外口及管道有分支窦道,其主管通过外括约肌深层以上,有一个或两个以上内口者。

4) 肛瘘的发展规律 将肛门两侧的坐骨结节划一条横线,当瘘管外口在横线之前距肛缘4cm以内,内口在齿线处与外口位置相对,其管道多为直行;如外口在距离肛缘4cm以外,或外口在横线之后,内口多在后正中齿线处,其瘘管多为弯曲或马蹄形。

【治疗】

一般以外治法为主。内治法多用于手术前后,以增强体质、减轻症状、控制炎症发展。

1) 内治 凡实证者,宜清热利湿,用二妙丸、萆薢渗湿汤加减;虚证者,宜养阴清热,用青蒿鳖甲汤加减。肺虚加沙参、麦冬;脾虚加白术、淮山药。若气血不足,宜养血补气,用八珍汤加减。

2) 外治 以手术治疗为主。是将瘘管全部切开,必要时可将瘘管周围的瘢痕组织作适当修剪,使引流畅通,创口逐渐愈合。手术成败的关键,在于正确地找到内口,并将内口切开或切除,否则创口就不能愈合,即使暂时愈合,日久又会复发。目前常用的手术疗法,有挂线疗法、切开疗法、切开与挂线疗法相结合等三种,分述如下。

(1) 挂线疗法:远在明代就已采用。《古今医统》中说:"药线日下,肠肌随长,僻处既补,水逐线流,未穿疮孔,鹅管内消。"简要叙述本疗法的简便、经济,不影响肛门功能,具有瘢痕小、引流畅通等优点,仍是目前治疗肛瘘较好的方法。

适应证:适用于距离肛门4cm以内,有内外口的低位肛瘘;亦作为复杂性肛瘘切开疗法或切除疗法的辅助方法。

禁忌证:①肛门周围有皮肤病患者。②瘘管仍有酿脓现象存在者。③有严重的肺结核病,梅毒或极度虚弱者。④有癌症者。

操作方法:①取侧卧位,屈曲两腿,病侧在下,经局部消毒,以腰俞麻醉或以1%普鲁卡因溶液作局部浸润麻醉。②先在球头根丝探针尾端缚扎1橡皮筋,再将探针头从瘘管外口轻轻向内探入,在肛管齿线附近找到内口。然后,将食指伸入肛管,摸查探针球头,并将探针弯曲,从肛门口拉出,但要注意在插入探针时不能用暴力,以免造成假道。③将探针从瘘管内口完全拉出,使橡皮筋经过瘘管外口进入瘘管(图7-16)。④提起橡皮筋,切开瘘管内外

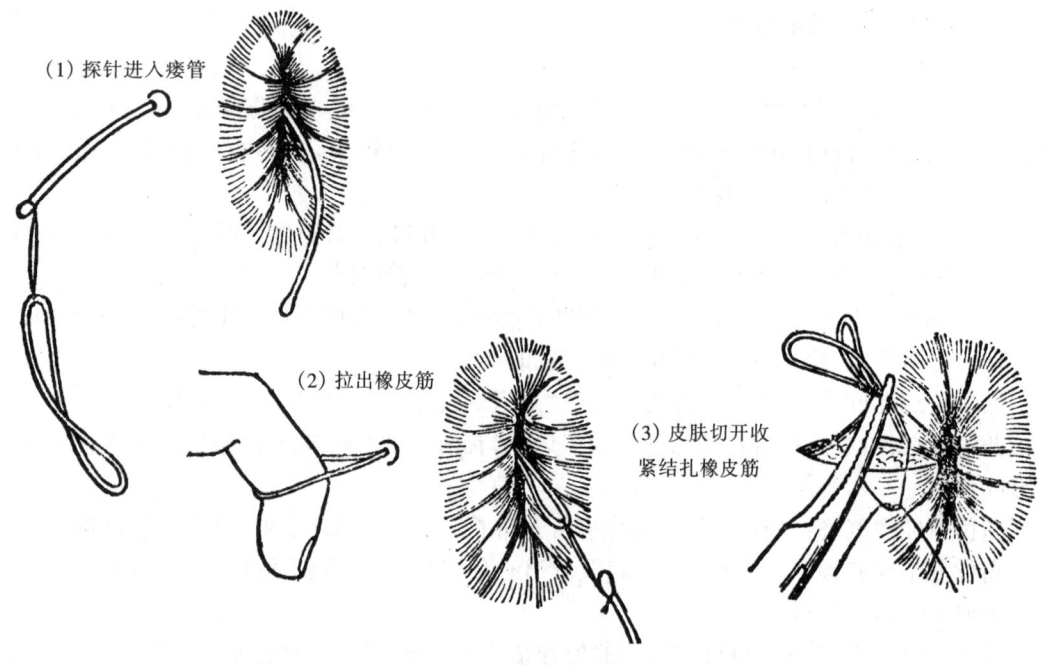

图7-16 橡皮筋挂线法

口之间的皮肤及皮下组织,拉紧橡皮筋,紧贴皮下切口用止血钳夹住,在止血钳下方用粗丝线收紧橡皮筋,并以双重结结扎之,然后在结扎线外1.5cm处剪去多余的橡皮筋,松开止血钳,用红油膏纱布条嵌入伤口压迫止血,外垫纱布,宽胶布固定。

若以药线挂线,将药线收紧,打一、二扣活结,以备以后紧线;也可将药线的一端穿入另一段药线内,由肛门牵出,使线绕瘘管周围成为双股线,然后收紧,打一活结,每隔1～2日紧线1次,直至挂线脱落。

术后处理:①术后须保持大便通畅,必要时可给予润下剂。②术后疼痛可给予止痛剂或采用耳针。③每日便后用1:5000高锰酸钾溶液坐浴,换药。④一般挂线后,橡皮筋在7天左右可以脱落,若10天以后不脱落,可以剪开,如结扎橡皮筋较松,需要再紧线1次。⑤伤口必须从基底部开始生长,防止表面过早粘连封口。⑥管道切开后,改用生肌散纱条或生肌

玉红膏纱条换药至收口。⑦肛瘘在切开或挂开后,可有少量脓水流出,四周肿胀逐渐消散,如仍有较多脓水,肿硬不消者,应检查有无支管或残留的管道。⑧如有局部感染,给以清热解毒药物内服。

(2) 切开疗法:

适应证:低位单纯性肛瘘和低位复杂性肛瘘。对高位肛瘘切开时,必须配合挂线疗法,以免造成肛门失禁。

禁忌证:同挂线疗法。

操作方法:①取截石或侧卧位,在腰俞麻醉或局部浸润麻醉下,常规消毒,铺无菌巾;②先在肛门内塞入一块盐水纱布,再用钝头针头注射器从瘘管外口注入1%亚甲蓝或龙胆紫溶液,如纱布染有颜色,则可有助于寻找内口,也便于在手术时辨认瘘管走向;③将有槽探针从瘘管外口轻轻插入,遇阻力时即停止,然后沿探针方向切开皮肤和皮下组织及瘘管外壁,使瘘管部分敞开;④再将有槽探针插入瘘管的残留部分,逐步地用同样的方法切开探针的表面组织,直到整个瘘管完全切开为止;⑤瘘管全部敞开后,用刮匙将瘘管壁上染有美蓝的坏死组织和肉芽组织刮除;⑥修剪创口两侧的皮肤和皮下组织,形成一口宽底小的创面,使引流通畅;仔细止血,创面填塞红油膏纱布条,外垫纱布,宽胶布压迫固定。

手术时注意事项:①如瘘管在肛管直肠环下方通过,可以一次全部切开瘘管。如瘘管通过肛管直肠环的上方,必须加用挂线疗法。即先切开外括约肌皮下部、浅部及其下方的瘘管,然后用橡皮筋由剩余的管道口通入,经内口引出,缚在肛管直肠环上,这样可避免因一次切断肛管直肠环,而造成肛门失禁。如肛管直肠环已纤维化者,也可一次全部切开无须挂线。②瘘管于外括约肌深、浅两层之间通过者,该处肌肉未形成纤维化时,不能同时切断两处外括约肌,在切断括约肌时,要与肌纤维成直角,不能斜角切断。③高位肛瘘通过肛尾韧带,可以作纵行切开,不能作横行切断肛尾韧带,以免造成肛门向前移位。

术后处理:同挂线疗法。

7.7 脱肛

脱肛又称肛管直肠脱垂,是直肠粘膜、肛管、直肠和部分乙状结肠向下移位,脱出肛门外的一种疾病。多见于小儿和老年人。

【病因病理】

由于气血不足,气虚下陷,不能收摄,以致肛管直肠向外脱出。如小儿气血未旺,老年人气血衰退,中气不足,或妇女分娩用力耗气,气血亏损,以及慢性泻痢,习惯性便秘,长期咳嗽均易致气虚下陷,固摄失司而成。

本病的发生且与下列因素有关:

(1) 儿童时期骨盆腔内支持组织发育不全,不能对直肠承担充分的支持作用。以及儿童骶骨弯曲尚未长成,影响直肠与肛管之间角度的形成,直肠成垂直状态,且较活动,如果久病体弱,营养不良,直肠粘膜下层松弛,容易与肌层分离,形成直肠粘膜脱垂。

(2) 年老体弱,妇女多次分娩,肌肉张力减退,骨盆肌肉松弛,因而直肠周围组织亦松弛,失去支持固定作用,造成直肠脱垂。

(3) 长期腹泻、便秘、前列腺肥大、膀胱结石、慢性咳嗽等持续性增加腹压的疾病。

(4) 晚期内痔、直肠息肉、肿瘤等疾病,经常脱出,将直肠粘膜向下牵引。如Ⅲ期内痔合并直肠粘膜脱垂；直肠息肉合并直肠粘膜脱垂。

(5) 神经性疾病或神经营养障碍引起所支配的直肠周围组织和肛门括约肌松弛无力，而引起直肠粘膜、直肠、肛管脱垂。

由于直肠粘膜及直肠反复脱出肛门外，使肛门括约肌长期受到扩张而松弛无力，故肛管直肠脱垂常伴发肛门松弛。

【辨证】

起病缓慢，无明显全身症状，早期大便时直肠粘膜脱出，便后能自行回纳。因长期反复脱出，直肠粘膜充血、水肿或糜烂，常有血性粘液从肛门流出，刺激肛门周围皮肤，引起瘙痒。若身体虚弱，日久失治，由于直肠各层组织向下移位，直肠或部分乙状结肠脱出，甚至咳嗽、蹲下或行走时亦可脱出。有时不易回复，须用手推回或卧床休息方能回纳。病人常有大便不净和大便不畅，或下腹部坠痛，腰部、腹股沟及两侧下肢有酸胀和沉重感觉。因直肠粘膜经常暴露在外，容易发生充血、水肿、溃疡、出血。

直肠脱垂常分为三度：

(1) 一度脱垂：为直肠粘膜脱出，脱出物淡红色，长 3～5cm，触之柔软，无弹性，不易出血，便后可自然回复。

(2) 二度脱垂：为直肠全层脱出，长 5～10cm，呈圆锥形，淡红色，表面为环状而有层次的粘膜皱襞，触之较厚，有弹性，肛门松弛，便后有时需用手回复。

(3) 三度脱垂：直肠及部分乙状结肠脱出，长达 10cm 以上，呈圆柱形，触之很厚，肛门松弛无力。

【鉴别诊断】

一度直肠粘膜脱垂应与内痔脱出鉴别。详见下表(表 7-1)：

表 7-1 一度直肠粘膜脱垂与内痔脱出鉴别表

类　别	形　状	颜　色	出　血
一度直肠粘膜脱垂	呈环状粘膜皱襞	鲜红或淡红色	不易出血
内痔脱出	痔核分颗脱出	暗红或青紫色	容易出血

【治疗】

分内、外药物治疗，针灸、注射和手术治疗。内、外药物及针灸治疗可以增强盆腔内张力，增强对直肠支持固定作用。对一度直肠脱垂，尤其对于儿童可收到较好疗效。但对于二、三度直肠脱垂仅能改善症状，很难彻底治愈。注射与手术治疗，主要是通过注射或结扎方法，引起直肠与周围组织或直肠各层组织粘连固定，使直肠不再下脱。

1) 内治　宜补气、升提、固摄为主，用补中益气汤；脱垂较重，不能回纳者，宜重用升麻、柴胡、党参、黄芪，加金樱子、五倍子、诃子，增强收涩作用；出血较多加地榆、槐花、侧柏炭。此外，亦可用人参芦，每日 1 个，研末温开水送服。

2) 外治　宜收敛、固涩为主。

(1) 熏洗：以苦参汤加石榴皮、枯矾、五倍子，煎水熏洗，每日 2 次。

(2) 外敷：五倍子散或马勃散外敷。

3) 针灸

(1) 体针及电针:取穴长强、百会、足三里、承山、八髎、提肛穴。
(2) 梅花针:在肛门周围外括约肌部位点刺。
4) 注射法
(1) 粘膜下注射法:将药液注入直肠粘膜下层,使分离之直肠粘膜与肌层粘连固定。此法分为直肠粘膜下层点状注射法和柱状注射法两种。
适应证:一、二度直肠脱垂,以一度直肠脱垂效果最好。
禁忌证:直肠炎、腹泻、肛周炎及持续性腹压增加疾病。
药物:6~8%明矾溶液。
操作:取侧卧位或截石位,局部消毒后,将直肠粘膜暴露肛外,或在肛门镜下,齿线上1cm,环形选择2~3个平面;或纵行选择4~6行。每个平面或每行选择4~6点,各点距离相互交错,每点注药0.2~0.3ml,不要过深刺入肌层,或太浅注入粘膜内,以免无效或坏死。总量一般为6~10ml,注射完毕,用塔形纱布压迫固定。柱状注射,在暴露肛外直肠粘膜3、6、9、12点齿线上1cm,粘膜下层作柱状注射。长短视脱出长度而定,每柱药量2~3ml,注射完毕,送回肛内。注射当日适当休息,不宜剧烈活动。流质饮食,控制大便1~3天。一般1次注射后可收到满意效果,如疗效不佳,7~10天后再注射1次。
(2) 直肠周围注射法:
适应证:二、三度直肠脱垂,通过注射药物使直肠与周围组织粘连。
禁忌证:肠炎、腹泻、肛门周围急性炎症。
药物:6~8%明矾溶液。
术前准备:术前晚上和术前各灌肠1次。
操作:在腰俞麻醉或局麻下,取截石位。局部和肛内消毒。术者戴无菌手套,选定在距离肛沿1.5cm,3、6、9三个进针点,然后用细长腰穿针头和20ml注射器,吸入注射药液,选3点处刺入皮肤、皮下进入坐骨直肠窝,大约进入4~5cm,针尖遇到阻力,即达肛提肌,穿过肛提肌,进入骨盆直肠间隙,此时,另手食指伸入直肠内,仔细寻摸针尖部位,确定针尖在直肠壁外,再将针深入2~3cm,为了保证针尖不刺入直肠壁内,以针尖在直肠壁外可以自由滑动为准。然后缓缓注入药物6~8ml,使药物呈扇形均匀散开。用同法注射对侧,最后在6点处注射,沿直肠后壁进针,刺入4~5cm,到直肠后间隙,注药4~5ml,三点共注射药量20~24ml。注射完毕,局部消毒后,用无菌纱布覆盖。卧床休息,控制大便3天。注射后1~3h内肛门周围胀痛,一般可自行缓解。术后2~3天,有时有低热,如不超过38℃,局部无炎症者为吸收热,如超过28℃,局部有红、肿等炎症改变时,应给予消炎药物。
此外,还有直肠疤痕支持固定法和肛门紧缩术。

7.8 直肠息肉

本病是指直肠内的赘生物,中医称为息肉痔,是一种常见的直肠良性肿瘤。分为单发性和多发性两种,前者多见于儿童,后者多见于青壮年。息肉多数是腺瘤性。很多息肉积聚在一段或全段大肠称息肉病。少数可以发生恶性变,尤以多发性息肉恶性变较多。

【病因病理】
本病是湿热下迫大肠,以致肠道气机不利。经络阻滞,瘀血浊气凝聚而成。有人认为与遗传有关,或因慢性刺激,如溃疡性结肠炎、痢疾和血吸虫病等感染所致。

【辨证】

因息肉大小及位置高低的不同而临床症状有差异。位置较高的小息肉,一般无症状,当息肉发炎、表面糜烂,大便时往往有鲜血及粘液随粪便排出;直肠低位带蒂息肉,大便时可脱出肛门外,小的能自行回纳,大的便后需用手推回,常伴有排便不畅、下坠,或有里急后重感。多发性息肉常伴有腹痛、腹泻,如有继发性感染,稀便内常见泡沫、秽臭,有时带脓血及粘液,里急后重。久之则体重减轻、体弱无力、消瘦、贫血等。

【治疗】

1)内治 宜清热祛湿、活血祛瘀、软坚散结为主,适用于肠道多发性息肉。可选用:

(1)乌梅 250 g(去核,炒成炭)、僵蚕 250 g(微炒)、蜂蜜 500 g,蜜丸,每次 9 g,每日 3 次。

(2)半枝莲 30g、山豆根 12g、诃子 15g、苡仁 15g、白花蛇舌草 30g、黄芪 30g、白术 15g,水煎服,每日 3 次。

加减法:腹痛加延胡索、橘核、茴香;腹泻加黄连、马齿苋;便血加地榆、槐角、炒荆芥;体虚脾弱加党参、当归、淮山药、麦芽、山楂、鸡内金。

(3)紫花地丁 15g、蒲公英 15g、半边莲 30g、生地榆 9g、白花蛇舌草 30g、桃仁 9g、石见穿 12g、黄药子 12g、炙甘草 6g、干蟾皮粉 3g,水煎服。

2)外治

(1)灌肠法:①6%明矾液 50ml,保留灌肠,每日 1 次。②乌梅 12g、五倍子 6g、五味子 6g、牡蛎 30g、夏枯草 30g、海浮石 12g、紫草 15g、贯众 15g,浓煎为 150~200ml,每次 50ml,保留灌肠,每日 1 次。

(2)注射疗法:适用于小儿无蒂息肉。

药物:6%~8%明矾液,5%鱼肝油酸钠。

操作:侧卧位,局部消毒,局麻,在肛镜下找到息肉,消毒,将药液注入息肉基底部,一般用药 0.3~0.5ml。术后防止便秘,每日服麻仁丸 9 g。

(3)结扎法:适用于低位带蒂息肉。

操作:侧卧位或截石位,局部消毒,局麻扩肛后,用食指将息肉轻轻拉出肛外,或在肛镜下,看清息肉,用组织钳夹住息肉,轻轻拉出肛外,用圆针丝线在息肉基底贯穿结扎(图 6-17),然后切除息肉,注入九华膏或放置红油膏纱布条引流。

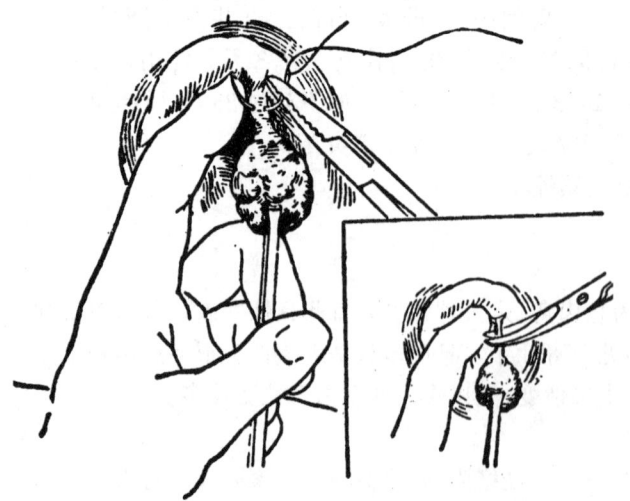

图 7-17 直肠息肉结扎法

(4)电烙法:适用于较高位的小息肉。

操作:膝胸位或俯卧位,在肛镜或乙状结肠镜下找到息肉,直接用电灼器烧灼息肉根部,无蒂息肉可烧灼中央部,但烧灼不宜过深,以防损伤深部组织。术后卧床休息 1h。1 周后复查,如脱落不完全可电灼第 2 次。

(5) 对多发性腺瘤,可考虑作直肠结肠切除术。

7.9 肛管直肠癌

本病是发生在肛管直肠的恶性肿瘤,肛管直肠癌病至后期,因肛门狭窄犹如锁住肛门一样,故中医称为锁肛痔。《外科大成》记载:"锁肛痔,肛门内外如竹节锁紧,形如海蜇,里急后重,便粪细而带匾,时流臭水……。"对本病的症状和预后作了详细的描述。在消化道恶性肿瘤中,发病率仅次于胃癌。发病年龄多在 40 岁以后,亦偶见青年人。

【病因病理】

由于忧思抑郁,以致气滞血瘀,湿热蕴结,乘虚下注,或由于嗜酒、久泻、久痢等诱发。临床上发现部分直肠息肉可转变为癌,在我国南方地区,直肠血吸虫病,由于虫卵沉积形成肉芽肿后亦可诱发癌变。

直肠癌为腺癌,好发于直肠上段及乙状结肠交界处。肛管癌原发于肛管皮肤,多为鳞状细胞癌。肛门部疤痕组织、湿疣、痔瘘等病变亦可诱发癌变。

转移途径:

(1) 直接蔓延:首先沿粘膜直接向周围及深层蔓延,并沿肠道环状进行,故容易形成肠腔狭窄,直接蔓延的速度较慢,据临床观察,癌肿侵及肠壁 1/4 环时,约需时 6 个月,环绕肠管 1 周约需时 18~24 个月。后期可穿过肠壁,蔓延至邻近器官。

(2) 淋巴转移:向上转移至沿直肠上静脉行走的淋巴结,肛管癌则可转移至腹股沟淋巴结。

(3) 血行转移:癌细胞可通过直肠上静脉、肠系膜下静脉、门静脉等转移至肝脏。

【辨证】

初期表现为直肠粘膜上或肛门皮肤上有一突起小硬结,无明显症状,病情进一步发展可出现以下病象:

(1) 排便习惯改变:为直肠癌常见的早期症状,表现为排便次数增多,便意频数,但无粪便排出;有时为便秘,同时肛门内有不适或下坠感觉。

(2) 便血:为直肠癌早期症状。大便带血,血为鲜红或暗红,量不多,常同时伴有粘液,此时常被误认为"痔疮"。病情进一步发展后,大便次数增多,有里急后重,排便不尽感。粪便内有血、脓、粘液,并有特殊的臭味。

(3) 大便变形:病程后期因肠腔狭窄,粪便少,大便形状变细,变扁,并出现腹胀、腹痛、肠鸣音亢进等肠梗阻征象。

(4) 转移征象:晚期癌肿若转移至肝脏,有肝肿大和黄疸,侵及骶骨神经丛时,在直肠内或骶骨部有剧列持续性疼痛,并向下腹部、腰部或下肢放射。侵及膀胱尿道时有排尿不畅及疼痛,同时,患者食欲不振,全身衰弱无力,贫血消瘦等恶病质出现。

(5) 直肠指检:肛管癌在肛门部可看到突起包块或溃疡,基底不平,质硬。约 80% 直肠癌位于手指可触及的部位,因此直肠指检,在直肠癌早期诊断上具有极其重要的意义。指检时可触到肠壁上硬结节性肿块或溃疡,肠腔常有狭窄,指套上染有血、脓和粘液。

(6) 直肠镜检查:不仅可以看到直肠内病变的范围,而且可以钳取小块组织作病理检查,以鉴别癌肿与炎性肿块;若指检未发现直肠病变,但临床症状明显,则应作乙状结肠镜或钡剂灌肠摄片检查,可见狭窄和钡影残缺,以明确诊断。

【鉴别诊断】

早期排便次数增多或便血,应与痢疾、肠炎、内痔出血等鉴别。直肠指检是最简便的鉴别方法。指检触到肿块后,必须与炎性肿块鉴别;肛管癌性溃疡应与肛瘘、湿疣等鉴别。做活体组织病理检查是比较可靠的方法。

【治疗】

1) 手术　本病一经诊断,就应早期手术治疗。

2) 内治

(1) 活血祛瘀、清热解毒、健脾化湿,可酌情选用:

① 桃仁 9 g、麻仁 12 g、乳香 3 g、没药 3 g、地榆 18 g、槐角 18 g、当归 18 g、紫花地丁 24 g、金银花 24 g、连翘 24 g、凤尾草 12 g、紫草 15 g,水煎服;小金片 4 片(吞服),每日 1 剂。

② 生地 9g、熟地 9g、黄连 3g、黄柏 9 g、黄芩 9g、党参 9g、苍术 9g、白术 9g、地榆 9g、乌梅 9g、红藤 30g、薏苡仁 30g、龙葵 30g、甘草 6g,水煎服,每日 1 剂。

气虚者可用四君子汤;血虚者可用四物汤;气血两虚者可用十全大补汤。

亦可选用葵树子 60g、蜜枣 30g,文火久煎,分 2 次服,每日 1 剂;或白花蛇舌草、半枝莲各 60g,文火煎服,每日 1 剂。

(2) 化疗:应用 5 - 氟脲嘧啶或环磷酰胺。

3) 外治

(1) 外敷:溃烂者外敷九华膏或黄连膏。

(2) 灌肠:败酱草 30g、白花蛇舌草 30g,水煎 80ml,保留灌肠,每日 2 次,每次 40ml。

(曹吉勋)

8 男性前阴病

8.1 概论

外科男性前阴病,原只限于外生殖器疾病。近代,临床上部分内生殖器及其附属器官疾病,如前列腺肥大引起的"癃闭",前列腺炎引起的"精浊"、"劳淋",精囊炎引起的"血精"等,都逐渐转属外科治疗,扩大了外科前阴病的范围。为了对男性前阴病有一个总的概念,兹将前阴与有关脏腑经络的归属,作一简单复习。

《灵枢·经脉篇》记有下列经络循前阴,"肝足厥阴之脉……循股阴入毛中,环阴器,抵少腹。""肾足少阴脉……上股内后廉,贯脊属肾,络膀胱。""膀胱足太阳脉……挟脊抵腰中,入循膂,络肾,属膀胱。"前阴各部在脏腑上的归属,《外科真诠》是这样划分的:玉茎(阴茎)属肝;马口(尿道)属小肠;阴囊属肝;子(睾丸)属肾;子之系(精索)属肝。

肾有两窍,一为精窍,一为溺窍,精与溺均出于尿道而泄之于体外。精、溺的产生与排泻与下述脏器有关。

精:《素问·上古天真论》说:"肾者主水,受五脏六腑之精而藏之,故五脏盛乃能写。"说明精来源于五脏六腑,而藏之于肾。至于精的排泻,《证治汇补》说:"遗精之主宰在心,精之藏制在肾。"故精的藏、泻,与心、肾有关。

溺:《素问·经脉别论》说:"饮入于胃,游溢精气,上输于脾。脾气散精,上归于肺,通调水道,下输膀胱。"《素问·灵兰秘典论》说:"膀胱者,州都之官,津液藏焉,气化则能出矣。"又说"三焦者,决渎之官,水道出焉。"说明溺的产生和排泻与脾、肺、膀胱、三焦等脏腑有关。

【病因病理】

这里是总述前阴病的病因病理,下面将有关脏腑在功能失调后所致的病理变化,分述于后。

(1)心:心为君主之官,为君火。脏腑之精悉输于肾,藏于肾。精受扰于火,心火动,肝肾之火亦动,可发生精浊、血精等病。

(2)肝:肝脉络阴器,外阴疾病与肝的关系最密切。其主要病理是肝失于疏泄,引起经络气滞血瘀、湿热下注或湿毒乘机侵袭,可发生子痈、囊痈、脱囊、水疝、癃闭等病。

(3)脾:脾与前阴及精溺无直接关系,但脾的功能失调可间接引起前阴疾病。脾虚水湿下注或津液凝聚为痰,可发生水疝、子痰、阴茎痰核等病。脾虚中气下陷,可使膀胱失约,发生小便淋漓失禁。

(4)肺:肺主气,司呼吸,通调水道,下输膀胱,故肺的功能失调可引起溺病。肺气失宣,水道不利,可发生癃闭;肺气虚弱,水道失制,可发生小便失禁。

(5)肾:肾开窍于二阴,肾藏精,睾丸属肾。因此,阴茎、睾丸、精、溺的病变,都与肾有关。从病理上归纳,不外肾阴虚与肾阳虚两大类。肾阴不足,水液不利;肾阳不足,气不运水,可发生癃、闭及水疝。阴虚火旺,炼津为痰,可发生阴茎痰核及子痰;火扰精室,可发生精浊与血精。

(6) 膀胱：膀胱的功能是藏溺，赖肾的气化以排泄，如肾气不足，气不化水，能引起膀胱功能失调。膀胱排溺不利，湿热内生，则发生溺的病变。

(7) 三焦：三焦为决渎之官，调节全身之水液，三焦功能障碍，就会发生溺的病变。由于三焦非实质脏器，其调节水液之功能是通过分属上中下三焦的脏器来完成，因此说三焦无独立的病理。

上述各个脏器功能失调所导致的前阴疾病，有时是一个脏器病变，有时是几个脏器同病，临证时要进行具体分析。

【辨证论治】

前阴病的种类较多，各个病所表现的证候有异有同，按同病异治、异病同治加以归纳，可以看出外科前阴病在辨证论治上的基本规律。

(1) 湿热下注证：包括湿毒侵袭，在前阴病中比较多见，因湿性下趋之故。本证的表现，有阴囊红肿热痛，睾丸肿大疼痛，囊内积水，尿急尿频，尿液黄赤，茎中热痛，白浊等。肝经湿热用龙胆泻肝汤；脾经湿热用萆薢分清饮；膀胱湿热用八正散。

(2) 气血瘀滞证：常见于病久之后，经脉疏泄失常，气血瘀滞。主要表现为睾丸硬结，少腹或会阴胀痛，排尿困难或闭塞不通。气滞为主者，如橘核丸、枸橘汤。血瘀为主者，处方如代抵挡丸、活血散瘀汤。

(3) 浊痰凝结证：主要表现是睾丸上慢性肿块或阴茎上结节。如皮色不变，亦不疼痛，则属阴证，宜温阳化痰散结法，处方如阳和汤。如局部皮肤发红发热、疼痛，或化脓破溃，是浊痰化热，治以清热化痰散结，处方如消核丸。

(4) 肾阴不足证：一般症状是腰膝酸痛、头目眩晕、盗汗失眠等。阴虚生内热，故阴虚者常火旺，可出现五心烦热、阳事易兴、精浊、血精、小溲黄热而淋漓不爽等证。方以六味地黄丸、大补阴丸随证加减。

(5) 肾阳虚衰证：一般症状是腰膝酸冷、阳萎遗精、小便频数、癃闭、囊内积水等证。阳虚生外寒，表现是尿液清白，肢冷畏寒，阴囊发凉，脉沉迟细弱。用桂附地黄丸、右归丸随证加减。

在男性前阴病中，除上述常见证候外，他如心火妄动可发生精浊、血精，肺气失宣可发生癃闭，中气下陷可发生小便失禁，寒湿凝聚可发生水疝等等，这些个别证候与治疗，就不再详述。

8.2 子痈

睾丸中医称谓肾子。子痈是指睾丸及副睾的急性化脓性感染。在早期外科文献中，子痈与囊痈不分，因为子痈严重时阴囊亦会红肿。直到清代《外科全生集》才另立子痈一病，并且作了鉴别。马培之在该书注说："子痈与囊痈有别，子痈则睾丸硬痛；睾丸不肿而囊肿者为囊痈。"

【病因病理】

肝脉循会阴、络阴器；睾丸属肾。子痈一病与肝肾有关。其原因有二：一为湿热下注，气血壅滞，经络阻隔而成，如湿热壅结不化，热胜则腐肉为脓，而形成脓肿；二为跌打损伤，睾丸络伤血瘀，如瘀血不能消散吸收，兼感邪毒，亦能化热酿脓。

【辨证】

由湿热下注所致者,起病较急,恶寒发热,一侧睾丸肿大疼痛,当炎症波及到子系(精索)时,子系亦肿硬疼痛;炎症波及到阴囊时,则阴囊皮肤红肿。化脓时皮肤光亮而软。脓液穿破阴囊后,症状即迅速消退,疮口亦逐渐愈合。

因外伤引起者,初起肿痛较急,而全身症状不显,感受邪毒后,瘀血化热酿脓时,才出现红肿热痛和全身发热。

急性症状消退后,睾丸常留有较硬的肿块,疼痛轻微或不痛。有时可并发水疝。在慢性过程中,可以有不定期的急性发作。

【鉴别诊断】

卵子瘟:《疡医大全》说:"又有身体发热,耳后忽生痄腮,红肿胀痛。腮肿将退,而睾丸忽胀,一丸极大,一丸极小,似乎偏坠而实非,盖耳旁乃少阳胆经之分,与肝经相为表里,少阳感受风热,而遗发于肝经也。"此病症状与子痈相同,特点是发于痄腮之后,睾丸肿痛,但不会化脓。

【治疗】

1) 内治 湿热下注者,宜清热解毒、利湿消肿,用枸橘汤加减,化脓时兼服透脓散。

加减法:全身高热,阴囊亦红肿焮热,加龙胆草、山栀、黄芩;湿重者,阴囊水肿明显,加车前子、木通;睾丸疼痛剧烈者,加橘核、金铃子、延胡索。外伤引起者,加桃仁、赤芍、红花。

慢性过程中宜疏肝散结、活血消肿,用橘核丸加减。

加减法:硬结难消,加三棱、莪术、炮山甲、鬼箭羽。阴囊内积水者,加赤苓、泽泻。

2) 外治 急性期用玉露膏、金黄膏外敷。阴囊水肿明显者,用50%芒硝溶液湿敷。并宜卧床休息,用布带或阴囊托将阴囊托起。脓肿形成时,穿刺证实后切开引流,按化脓性疾病常规换药。慢性期,用冲和膏外敷,或用葱归溻肿汤坐浴。

8.3 子痰

本病是生于睾丸部的疮痨性疾病。明、清文献中称为"穿囊漏",苏南地区(江苏南部)称为子痰。其特点是睾丸部有发展缓慢的肿块,化脓溃后,流出稀薄如痰的脓液,愈合困难。

【病因病理】

因肝肾亏损,络脉空虚,浊痰乘虚下注,结于睾丸而成。浊痰不消,久郁化热,热胜则肉腐为脓;化脓时可出现阴虚内热证候;病久不愈,严重者可出现阴阳两虚的表现。

【辨证】

本病多见于 20～35 岁的青壮年,起病及经过缓慢。

(1) 初起:睾丸痠胀隐痛,阴囊发凉,副睾上有不规则的硬结,子系增粗,上有串珠样的结节,多无全身症状。

(2) 成脓:数月或数年后,病变部分坏死化脓,睾丸与阴囊皮肤粘连,颜色暗红,伴有轻微的疼痛。重者全身可有低热、倦怠、盗汗、腰痠、食少、脉象细数等阴虚内热症状。

(3) 溃后:脓液穿破阴囊,脓液清稀如痰涎,夹有败絮状物,疮口凹陷,逐渐形成瘘管,不易愈合。此期阴虚内热的全身症状继续存在。病久不愈,兼见肢冷畏寒、面色㿠白、腰膝痠软、阴囊寒冷、脉弱无力等阴阳两虚的症状。

【治疗】

本病属于阴证虚证,治疗当以培补为主,化痰软坚为辅,使正气恢复,痰核渐消。

1) 内治

(1) 初起：睾丸属肾，应以补肾为本；温经通络、化痰散结为标。用阳和汤加橘核、荔枝核，兼服小金片。

(2) 成脓：治以滋阴清热，除湿化痰，佐以透脓解毒，用滋阴除湿汤合透脓散加减。

(3) 溃后：阴虚者，继服滋阴除湿汤。证见阳虚者，需补肾温阳，常服先天大造丸或右归丸。

2) 外治　未化脓者，用冲和膏外敷，或经常用葱归溻肿汤坐浴。脓肿形成不能吸收者，应切开排脓。溃后成漏，参照瘰疬换药。

8.4　囊痈

囊痈又名肾囊痈，是阴囊部的化脓性疾病。本病以《外科大成》论述最详，不但指出本病的特点是"阴囊红肿热痛也"，并且与疝气、水疝作了详细的鉴别。

【病因病理】

阴囊为足厥阴肝经所络。由湿热下注，经络阻隔，气血瘀滞而成。亦有因久着汗湿衣裤或坐卧湿地，感受外来湿毒而发。

【辨证】

阴囊红肿焮热，甚则肿大如瓢，亮如水晶，坠胀疼痛，股缝有臀核。全身发热，口干饮冷，小便赤热。治疗后热退痛定，肿胀能很快消退。如身热不退、肿痛不减，便欲成脓。

【鉴别诊断】

(1) 子痈：主要是睾丸肿痛，如炎症蔓延到阴囊，阴囊亦会红肿。囊痈只阴囊红肿，一般不会波及睾丸。

(2) 水疝：阴囊肿大，亮如水晶，但不红不热，除坠胀感外，一般没有疼痛与全身症状。透光试验阳性。

(3) 脱囊：病情急而重，阴囊由红肿而迅速紫黑腐烂。甚至睾丸暴露。囊痈皮肤红肿，不会紫黑腐烂。

【治疗】

1) 内治　宜清泄肝经湿热，用泻热汤加减。化脓时兼服透脓散。溃后肝肾阴虚，服滋阴除湿汤。

加减法：阴囊水肿严重者，加车前子、泽泻、木通。

2) 外治　初起用玉露膏、金黄膏外敷。水肿严重者，用50%芒硝溶液湿敷。有脓时切开引流；切开时先将睾丸推开，避免损伤鞘膜及睾丸。溃后先提脓祛腐，后以生肌收口处理。注意卧床休息，并用阴囊托将阳囊托起。

8.5　脱囊

脱囊又名囊脱，是阴囊部的急性坏死性疾病。特点是阴囊红肿、迅速坏死、睾丸暴露。此病多见于农村，好发于不注意个人卫生的老人。此病在早期外科文献中属于囊痈范畴，至清代《疡科心得集》始有详细记载："又有脱囊，起时寒热交作，囊红睾肿，皮肤湿裂，隔日即黑，间日腐秽，不数日间其囊尽脱，……"

【病因病理】

常因个人卫生差,少洗澡或经常坐卧湿地,感受湿毒而生。老年人常因肝肾不足,毒邪最易乘机侵袭。

【辨证】

初起阴囊红肿,2～3天后,阴囊肿胀严重,皮肤裂开、潮湿,迅速紫黑溃烂,渗出有臭味的液体。全身恶寒发热,舌红苔黄,脉象洪数。如治疗及时顺利,全身热退,局部坏死组织与正常组织分界清楚,炎症迅速局限为顺证。如高热不退,腐烂蔓延不止,阴囊皮肤大片坏死,睾丸外露,甚至脱出为逆证,有发生毒邪内陷的可能。

【治疗】

此病来势暴急,病情险重,如能及时治疗,一般都能控制其发展及治愈。

1) 内治　治以清肝利湿解毒,内服龙胆泻肝汤,加土茯苓30g。待全身热退,阴囊腐烂停止,再服滋阴除湿汤调理。

2) 外治　红肿期用玉露散、金黄散以水加少量蜂蜜调敷(不宜用凡士林调敷,因油膏能阻止热和水分的蒸发,反而加速组织坏死腐烂)。坏死腐烂时,用三黄汤(大黄、黄连、黄柏)或紫苏煎汤清洗及冷敷,后涂5%蟾酥合剂;待坏死组织脱落,再用生肌散或生肌玉红膏收口。如囊皮缺损面积过大,无法遮盖睾丸时,用缝线将残余囊皮加以缝合,以利愈合。

8.6　水疝

本病是指睾丸鞘膜积液所引起的阴囊肿大。其特点如《外科大成》所说:"若水疝,虽肿而光,虽痛有时,不红不热,按之软而即起者为异耳。"本病分先天性与继发性两种,前者多见于婴儿,后者多见于成人。

【病因病理】

(1) 先天性水疝:《婴童百问》说:"又有水疝名偏坠,……小儿生下亦有如此者,不痛不疼,此皆不须攻击,不治而自愈。"指出婴儿水疝来自先天,而且多可自愈;并认为是"水窦不行"所引起。睾丸属肾,肾主水,下通阴。如婴儿先天不足,肾的气化不全,水液易于集注而成。

(2) 继发性水疝:《儒门事亲》认为:"得于饮水醉酒,使内过劳,汗出而遇风寒湿之气,聚于囊中,故水多,令人为卒疝。"说明后天水疝来于饮食不节,脾胃损伤,正气虚弱,外感风寒湿热之邪,水湿集注囊中而成。

此外尚有睾丸外伤、血瘀络阻、水液不行所致。

【辨证】

阴囊肿大,偏坠一侧,触之囊内有光滑而软的肿物;肿胀严重时,阴囊光亮如水晶,坠胀不适。

(1) 先天性水疝:阴囊肿大,甚则亮如水晶,不红不热,亦不疼痛,睡卧时逐渐缩小,行立时则逐渐胀大。常见于婴幼儿,有时可自愈。

(2) 继发性水疝:湿热下注者,一般发病较快,阴囊潮湿而热,小便短赤,或有睾丸肿痛及全身发热。寒湿凝聚者,发病缓慢,阴囊肿大,久则皮肤顽厚,发凉,坠胀不适,肿胀严重时,阴茎隐缩,影响排尿。

外伤引起者,有明显的外伤史,伴有睾丸肿痛。

透光试验是本病简单有效的诊断方法。

【治疗】

1) 内治

(1) 先天性水疝:宜温肾通阳、化气行水,用济生肾气丸,酌加葫芦巴、鹿角霜、巴戟天等。

(2) 继发性水疝:湿热下注证,宜清热利湿,用大分清饮加减。寒湿凝聚证,宜温肾散寒、化气化水,用加味五苓散;病久者,温肾散寒、化瘀行水,用宝鉴当归四逆汤。

外伤引起的,用活血散瘀汤加行水之品。

2) 外治

(1) 先天性水疝或继发性水疝湿热证,用五倍子、枯矾各10g,每日1剂,加水300ml,煎0.5h,待温,将阴囊放入药液内浸泡,亦可用纱布蘸药液湿敷患处。每日2～3次,每次20～30min。下次浸泡时需将药液加温。

(2) 继发性水疝寒湿证,用小茴香、橘核各100g,研成粗末,炒热,装布袋内热熨,每次20～30min,每日2～3次。下次使用时仍需炒热;可连续用3～5天再换药。

(3) 鞘膜内积水过多者,用注射器穿刺抽水。《疡科心得集》说:"又有一种水疝,……宜用针针之,引去水气则安。内服五苓等利湿之药。"说明抽水是有效的治疗方法。

经上述治疗后无效者,可行睾丸鞘膜翻转术。

8.7 阴茎痰核

阴茎痰核是阴茎海绵体发生纤维性硬结。特点是在阴茎背部有条索或斑块状结节。明·汪机著的《外科理例》在囊痈的医案中,有"一弱人茎根结核如大豆许,劳则肿痛。"的记载,类似本病。

【病因病理】

前阴者,宗筋之所聚,太阴、阳明之所合。脾胃失运,则浊痰内生,下注宗筋,凝结而成。肝肾阴虚火旺者,浊痰易于化热,而见有痰火证候。

【辨证】

(1) 浊痰凝结证:痰核生于阴茎背侧,于皮下可触及索条状或斑块样硬结,一个或数个不等。一般不会溃破。平时无明显感觉,阴茎勃起时能引起弯曲、疼痛,严重者可影响性生活。

(2) 阴虚痰火证:硬结表面皮肤微红、微痛,或有全身低热、咽干、腰腿痠软无力等。

【治疗】

1) 内治

(1) 浊痰凝结证:宜健脾和胃、化痰散结,用化坚二陈汤,兼服小金片。

(2) 阴虚痰火证:宜滋阴降火、化痰散结,用六味地黄丸、大补阴丸,兼服消核丸。

2) 外治 用玉枢丹或二白散加酸醋调敷。

8.8 前列腺炎

急性前列腺炎的主要表现,是尿急、尿频、尿痛、会阴部痛,重者可有恶寒发热,属于热淋范围,临床少见。慢性前列腺炎的主要表现是少腹、会阴、睾丸部有不适感,尿道中常有白色分泌物溢出,属于"精浊"、"劳淋"范围,是男性中壮年常见的生殖系疾病。

【病因病理】

《类证治裁》淋浊篇说:"浊在精者,相火妄动或逆精使然,至精溺并出。"相火妄动的主要成因,是房劳过度或欲念不遂,精室不能闭藏,精离其位,与尿并出所致。

如体素肾阴不足者,相火易炽;肾阳不足者,肾气易伤。如饮食不节、劳累过度、房室不洁,则湿热易于乘虚侵袭精室,以致精室不能闭藏,排尿时有浊液滴出。

病久相火久遏不泄,湿热长期不清,则精道气血瘀滞,症以会阴、少腹、睾丸胀痛不适为主。

【辨证】

主要表现为排尿不适或有灼热感,排尿终末或大便时尿道常有白色分泌物滴出;有时可发生尿急、尿频、尿痛等症状。在腰骶、会阴及直肠等处坠胀隐痛,有时牵及耻骨上、阴茎、睾丸。

直肠检查,急性者,前列腺肿胀、饱满,并有明显压痛。慢性者,前列腺为正常大小,也可稍大或稍小,其硬度增加或有结节,并可有压痛。

(1) 湿热壅阻证:小溲频急,茎中热痛、刺痒不适,尿色黄浊,尿末或大便时有白浊滴出。会阴、腰骶、睾丸有明显的胀痛不适。此证主要见于急性前列腺炎,慢性前列腺炎亦常见有湿热证候,但症状轻微。

(2) 阴虚火动证:腰膝酸软,头晕眼花,失眠多梦,遗精,阳事易兴,不仅尿末、大便时有浊滴出,欲念萌动时亦常自行溢出。

(3) 肾阳不足证:头晕,精神不振,腰痠膝冷,阳萎,早泄,甚至稍劳后即有白浊溢出。

(4) 气血瘀滞证:小腹、会阴、睾丸坠胀隐痛不适,或有血尿、血精。舌质可有紫点或瘀斑,脉多沉涩,多见于久病患者。

【治疗】

1) 内治　虚证,以补益为主;实证,以疏导为主。

(1) 湿热壅阻证:宜清利湿热,用八正散或龙胆泻肝汤,或用大分清饮。

(2) 阴虚火动证:宜以补肾滋阴,清泄相火,用知柏地黄汤合萆薢分清饮。

(3) 肾阳不足证:宜以温肾固精,用金锁固精丸合右归丸加减。

(4) 气血瘀滞证:宜活血散瘀,用前列腺汤加减。

以上四种证候,往往不是典型的单一出现,因此需要灵活的辨证论治。

2) 外治　对湿热下注或气血瘀滞证,可用下列方法。

(1) 金黄散 15~30g,山芋粉或藕粉适量,水 200ml,调煮成薄糊状,微冷后(43℃)作保留灌肠,每日1次。

(2) 葱归溻肿汤坐浴,每次 20min,每日 2~3 次。

8.9　前列腺增生症

此症又称前列腺良性肥大,是老年男性的一种常见病,发病率随年龄增长而逐渐增加。有症状的前列腺肥大,主要是尿频、排尿困难、急性尿闭或尿失禁;早期往往仅为夜尿次数增多。明代楼英在《医学纲目》中说:"癃闭合而言之一病也,分而言之,有暴久之殊。盖闭者暴病,为溺闭,点滴不出,俗名小便不通是也。癃者久病为溺癃,淋漓点滴而出,一日数十次或百次。"显然本病属于癃闭范畴。

【病因病理】

《素问·灵兰秘典论》说:"三焦者,决渎之官,水道出焉。"因此本病之癃闭在病因病理上也不出三焦的范围。

(1) 上焦:肺主治节,为水之上源,通调水道,下输膀胱。肺病则肺气不能输布,影响水道通调,以尿闭或尿不能畅出为主。

(2) 中焦:脾胃功能紊乱,湿热下注膀胱,而气化失常,尿不能正常渗泄,以尿闭及滞涩为主。脾气虚弱,不能收摄,膀胱失于约束,水不能蓄,以遗尿失禁为主。

(3) 下焦:老年肾气渐衰,阴阳容易失调。如相火偏亢,真阴不足,膀胱水液不利,以小便频数、滞涩不爽为主。如肾阳虚衰、下元虚寒、气化不足,以小便频数、淋漓不尽为主。

如因努力负重、房劳竭力、过食辛辣、血瘀膀胱、水液排泄受阻,以尿闭或点滴不爽为主。

【辨证】

前列腺肥大,轻者并不引起尿路梗阻而发生小便障碍;重者,开始小便次数增多,以夜间为明显,随着小便排出困难,有尿意不尽之感,严重时要用力努挣才能排出。由于尿液长期不能排尽,而发生慢性尿潴留,以致尿液自行溢出或夜间遗尿。

在病变过程中,常因受寒、劳累、房室过度、过食辛辣刺激等,引起湿热壅滞或瘀阻膀胱,而突然发生排尿困难,甚至尿闭,膀胱胀痛,使病人辗转不安。

直肠指检,肥大的前列腺常有不同程度的胀大,表面光滑而无结节,边缘清楚,中等硬度而富有弹性,中央沟变浅或消失。其大小常用以下符号表示。正常前列腺的大小如栗子。若大如鸽蛋则作+;大如鸡蛋则作++;大如鸭蛋则作+++;更大者则用++++表示。

(1) 肺失治节、水道不利证:临床以肺经燥热为多见,除小便不畅、甚至点滴不通外,兼见咽干、口燥、呼吸不利、咳嗽痰喘等证。

(2) 湿热下注、膀胱滞涩证:小便频数不爽,尿黄而热,茎中痒痛,甚则尿闭不通,小腹急胀,舌红苔腻或黄腻,脉数。

(3) 中气下陷、膀胱失约证:小便不能控制,失禁或夜间遗尿。精神倦怠,少气懒言,面色少华,舌淡苔白,脉弱无力。

(4) 肾阴不足、水液不利证:小便频数不爽,淋漓不尽。伴有头晕目眩、腰痠膝软、失眠多梦。阴虚有热者,舌红咽干、尿黄而热、脉象细数。

(5) 肾阳不足、气化无权证:传摄无力,小便自溢而失禁或尿闭不出。精神萎靡,腰痠膝冷,面色㿠白,畏寒喜暖,舌淡苔白,脉沉细或迟弱。

(6) 下焦蓄血、瘀阻膀胱证:小便努责方出或点滴全无。会阴、小腹胀痛,偶有血尿或血精,舌质正常或呈紫色及瘀斑,脉沉弦或细涩。

【治疗】

本病以溺闭不通、淋漓不爽、用力努责为实证。小便不能控制、失禁或遗尿为虚证。暴闭多实,久癃为虚。实证以通利为主,虚证以补益为宜。

1) 内治

(1) 肺气失宣、水道不利证:宜开泄肺气、清热利水,用黄芩清肺饮加杏仁、桔梗、桑皮之类。

(2) 湿热下注、膀胱滞涩证:宜清热化湿、通利膀胱,用八正散加减。

(3) 中气下陷、膀胱失约证:宜补中益气、制约膀胱,用补中益气汤或补元煎。

(4) 肾阴不足、水液不利证:宜滋肾养阴、清利膀胱,用知柏地黄汤加味。

(5) 肾阳不足、气化无权证：尿闭者，宜补肾温阳、化气行水，用济生肾气丸加减。失禁或遗尿，用螵蛸丸。

(6) 下焦蓄血、瘀阻膀胱证：宜活血散瘀、通利膀胱，用代抵挡丸加萹蓄、瞿麦。

2) 外治　主要用于暴闭，小便不通者。

(1) 食盐 500g，炒热，布包，乘热熨小腹部，冷后炒热再熨。

(2) 皂角粉少许，吹鼻取嚏。

(3) 导尿：在无菌操作下，放入导尿管引流尿液。如尿潴留时间较长，膀胱极度膨胀的病人，应分次导尿；一般可先放出 500ml，其余部分可在几小时内放出。

3) 针刺　在急性尿闭时，针中极、归来、三阴交、膀胱俞等穴；灸气海、关元、水道等穴。

8.10　血精

血精是男性性交时射出含有带血的精液。《诸病源候论》中早有记载："此劳伤肾气故也。肾藏精，精者，血之所成也。虚劳则生七伤六极，气血俱损，肾家偏虚，不能藏精，故精血俱出也。"此病只在精中有血液为肉眼所见时才被发现。

【病因病理】

《医宗必读·赤白浊》对此病论述较详："浊病即精病，非溺病也。精者血之所化，浊去太多，精化不及，赤未变白，故成赤浊，此虚之盛也。所以少年天癸未至，强力行房，所泄半精半血；少年施泄无度，亦多精血杂出。"说明房室过度是血精主要原因。其发病或因先天不足，体虚阴亏，虚火自炎，精室被扰，迫血妄行，血从内溢；或青壮之年，相火妄盛，手淫或强力入房，逼令精出，精室血络受损，血随精流；或因性交不洁，湿热之毒乘机侵袭，循经上炎，血热妄行所致。

【辨证】

本病主要症状是性交或遗精时射出含有血液的精液。

(1) 阴虚火旺证：腰膝痠软，头晕眼花，夜间盗汗，心烦口干，苔薄黄舌质红，脉来细数。

(2) 相火炽盛证：小溲黄热，茎中刺痛，尿频尿急，或有少腹、会阴、睾丸不适。

【治疗】

本病以肾阴不足为本；火扰精室为标。治以滋肾养阴、清火凉血为大法，以六味地黄丸合二至丸为基本方，再辨证用药。

(1) 阴虚火旺证：加服大补阴丸，以加强滋阴降火的作用。

(2) 相火炽盛证：兼服龙胆泻肝丸，重清肝经之火。

(3) 湿热侵袭证：兼服八正散。湿热清利后，再用基本方巩固。

本病除药物治疗外，并应节制房事，才能收效。

（刘再朋）

9 外科其他疾病

9.1 烧伤

因热力(火焰,灼热的气体、液体或固体)作用于人体而引起的损伤,称为烧伤。见于《千金翼方》。又称汤火伤、汤泼火伤、汤火疮、水火烫伤等。由于近代科学技术的发展,出现了化学烧伤、放射性烧伤、电击伤,然在平时和战时仍以火焰烧伤和烫伤为多见。

早在晋代·《肘后方》中就有"烫火灼伤用年久石灰敷之,或加油调"和"猪脂煎柳白皮成膏"外敷的记载。南齐·《刘涓子鬼遗方》中亦有相类似的内容,如"火烧人肉坏死,宜用麻子膏外敷"。由此可见,古代对烧伤已经相当重视,而且初步积累了一些治疗经验。至唐代则叙述更为详细,例如《千金方》说:"凡火烧损,慎勿以冷水洗之。"否则"火疮得冷,热气更深转入骨,坏人筋骨难瘥"。又说:"治火烧闷绝,不认人……以冷水和蜜饮之。""火疮用栀子、黄芩、白蔹煎汤以淋疮,会溜去火热毒。"至清代更进一步阐明了烧伤的辨证与预后,如《外科秘录》说:"汤烫疮……轻则害在皮肤,重则害在肌肉,尤甚者害在脏腑。""火烧疮遍身烧如黑色者难救,或烧轻而不致身黑者犹可疗也,然而皮焦肉卷,疼痛难熬,有百计千方用之不验者,以火毒内攻,而治之不得法也,故治火烧之症,必须内外同治,则火毒易解也。"以上记载,有些至今尚在临床中应用。

【病因病理】

由于强热的作用,侵害人体,以致皮肉腐烂而成。主要有沸水(油)、火焰、电、放射线或化学物质等。轻者,仅使皮肉损伤,不影响内脏;严重者,则不仅皮肉损伤,而且火毒炽盛,伤及体内阴液,或热毒内攻脏腑,以致脏腑不和,阴阳平衡失调,变证甚多。

【辨证】

首先要估计烧伤面积和深度,烧伤面积愈大,深度愈深,则其病愈重。因此,正确估计烧伤面积和深度,对病人的处理和预后有重大的意义。

1) 烧伤面积的计算

(1) 手掌法:伤员五指并拢时手掌的面积,占其全身体表面积的1%。此法计算简便,常用于小面积或散在的烧伤计算。

(2) 中国九分法:将全身体表面积分为11个9等分,如头、面、颈部为9%,双上肢为 $2 \times 9\% = 18\%$,躯干前后包括外阴为 $3 \times 9\% = 27\%$,双下肢包括臀部为 $5 \times 9\% + 1\% = 46\%$。

(3) 儿童烧伤计算法:在各个不同年龄期的婴儿和儿童,身体各部体表百分比亦不同,年龄越小,头部相对体表面积越大,而下肢体表面积越少。其他部位相比,体表面积与成人大致相同。计算公式如下:

$$头颈面部:9 + (12 - 年龄) = ?\%$$
$$双下肢:41 - (12 - 年龄) = ?\%$$

2) 烧伤深度计算法　烧伤深度一般采用三度四分法,即Ⅰ度、Ⅱ度(又分浅Ⅱ度、深

表 9-1 烧伤深度的计算

分度	深度		创面表现	创面无感染时的愈合过程
Ⅰ度(红斑)	达表皮角质层		红肿热痛,感觉过敏,表面干燥	2~3 天后脱屑痊愈,无瘢痕
Ⅱ度(水疱)	浅Ⅱ度	达真皮浅层,部分生发层健在	剧痛,感觉过敏,有水疱,基底部呈均匀红色、潮湿,局部肿胀	1~2 周愈合,无瘢痕,有色素沉着
	深Ⅱ度	达真皮深层,有皮肤附件残留	痛觉迟钝,有水疱,基底苍白,间有红色斑点、潮湿	3~4 周愈合,可有瘢痕
Ⅲ度(焦痂)	达皮肤全层,甚至伤及皮下组织、肌肉和骨胳		痛觉消失,无弹力,坚硬如皮革样,蜡白焦黄或炭化,干燥。干后皮下静脉阻塞如树枝状	2~4 周焦痂脱落,形成肉芽创面,除小面积外,一般均须植皮才能愈合,可形成瘢痕和瘢痕挛缩

Ⅱ度)和Ⅲ度烧伤(图9-1,表9-1)。

3) 烧伤伤情判断 凡人体遭受沸水、烈火等损伤,除局部发生病理改变外,甚则热毒内攻,出现严重的全身症状,故必须综合局部和全身情况进行伤情判断,可分为轻证与重证。

轻证:总面积在 10%(儿童 5%)以下的Ⅱ度烧伤。局部皮肤潮红疼痛,或有水疱,若表皮脱落,则露出鲜红创面,可以渐干而愈。一般无全身症状。

重证:总面积在 10~30%(儿童 6~15%)之间的Ⅱ度烧伤,或Ⅲ度烧伤在 10% 以上,或头面、颈、手、会阴烧伤,或电灼伤、化学烧伤等。局部红肿热痛,甚则肉色灰白,或皮焦肉卷,易于感染,流水溢脓,臭腐难脱,疼痛剧烈,难以安睡,且愈后每致形成疤痕。由于热毒炽盛,邪毒扩入营血,甚至内攻脏腑而出现严重的全身症状。

(1) 火热伤津证:热为阳邪,必耗伤阴津,证见发热、口干引饮、便秘、尿短而赤、唇红而干,舌苔黄或黄糙,或舌光无苔、舌质红而干,脉洪数或弦细而数。

(2) 阴伤阳脱证:在火盛伤津的发展过程中,亦可出现热深厥深、阴液涸竭、阳无所附、阴阳离决的危重证候。证见体温

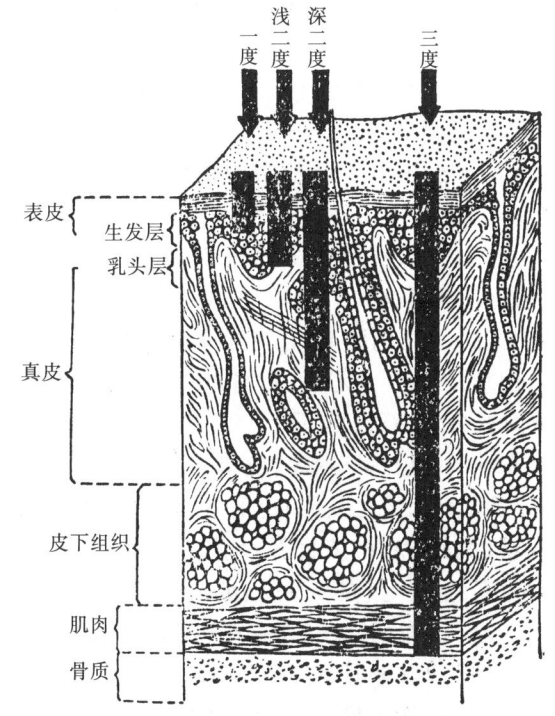

图 9-1 烧伤深度示意图

不升、呼吸气微、表情淡漠、神志恍惚、嗜睡、语言含糊不清、四肢厥冷、汗出淋漓,舌面光剥无苔或舌苔灰黑,舌质红绛或紫黯,脉微欲绝,或脉伏不起。

(3) 火毒内陷证:火热蕴毒、溃蚀肌肤,致毒热炽盛、内侵脏腑,产生变证。证见壮热烦渴、躁动不安、口干唇焦、大便秘结、小便短赤,舌苔黄或黄糙,或焦干起刺,舌质红或红绛而干,脉弦数等。若热毒传心,可见烦躁不宁、神昏谵语;若热毒传肺,可见呼吸气粗、鼻翼煽

动、咳嗽痰鸣、痰中带血;若热毒传肾,可见尿闭浮肿或血尿;若热毒传肝,可见痉挛抽搐、头摇目窜;若热毒传脾,可见腹胀便秘,或有便溏粘臭而频,或有呕血便血。

(4) 气血两伤证:邪热渐退,气阴未复,证见低热或不发热,形体消瘦、面色无华、神疲乏力、食欲不振、夜卧不宁、自汗、盗汗、创面皮肉难生,苔薄白或薄黄,舌淡红或胖嫩,舌边齿印,脉细数或濡缓等。

(5) 脾胃虚弱证:邪热已退,脾胃损伤,证见口舌生糜、口干津少、嗳气呃逆、纳呆食少、腹胀便溏,光剥无苔,或舌质淡胖、苔白、舌质暗红,脉细数或细弱等。

以上是烧伤辨证的一般规律,但烧伤病证多来势迅猛,复杂多变,如内陷脏腑的见证,往往几个脏腑同时受损,因此在立法处方上,必须灵活辨证。

此外,对重症伤员,辨舌苔与脉象,有一定的重要性。

辨舌苔:初期舌质多淡红,或有浮浊苔;火毒内攻则舌红苔黄而干;阴津损耗则舌多光绛,甚而起芒刺。病情好转则舌苔渐生,舌红转淡;体力渐复时,正常舌苔也渐出现。故舌苔变化,对观察病情转变和判断预后有很大的帮助。

辨脉象:烧伤的脉象,一般是洪大弦数,尤以数脉居多,即使在治愈后往往还可持续一个较长时间,随着气阴恢复后才逐渐缓和。如合并全身化脓性感染时,脉数更甚,如由数疾之脉转沉迟时,这是脉症不符,为病情趋向恶化。

【治疗】

1 内治 烧伤轻证,一般不须内治;对于重证,必须内外治并重,治疗原则以清热解毒、益气养阴为主。

(1) 火热伤津证:宜养阴清热为主,用黄连解毒汤、银花甘草汤、清营汤、犀角地黄汤加减。

(2) 阴伤阳脱证:宜扶阳救逆、固护阴液,用参附汤合生脉散、四逆汤;若冷汗淋漓者,加煅龙骨、煅牡蛎。

(3) 火毒内陷证:宜清营凉血解毒为主,用清营汤、黄连解毒汤合犀角地黄汤、清瘟败毒饮加减;若热毒传心者,加清心开窍之品,用安宫牛黄丸或紫雪丹;若热毒传肺者,加清肺化痰之品,如生石膏、知母、贝母、桔梗、鱼腥草、桑白皮、海浮石等;若热毒传肾者,尿少或尿闭,加车前子、淡竹叶、白茅根、猪苓、泽泻;血尿,加大小蓟、白茅根、琥珀、干地黄等;若热毒传肝者,加平肝熄风之品,如羚羊角、钩藤、龙齿、石决明等;若热毒传脾而腹胀便秘者,加大黄、玄明粉、枳实、厚朴、莱菔子、大腹皮等;便溏粘臭而频者,加葛根、白头翁、神曲、广木香等;呕血便血者,加三七、白及、侧柏炭、槐花炭、地榆炭等。

(4) 气血两虚证:宜调补气血为主,用八珍汤加黄芪,托里消毒散加减。

(5) 脾胃虚弱证:宜调理脾胃为主,用益胃汤、参苓白术散,加西洋参、石斛、淮山药、扁豆、野蔷薇;呃逆嗳气者,加淡竹茹、制半夏、柿蒂。

2) 外治 烧伤创面是烧伤后一系列严重变化的根源,故创面的正确处理是很重要的,必须保持创面清洁,预防和控制感染。不同的创面,不同的阶段,选用不同的方法。现就小面积的烧伤创面处理介绍如下:

(1) 初期:创面清洁后,用清凉膏、万花油外搽,或地榆、大黄粉各等分,研末,麻油调敷,也可用虎地酊(虎杖、地榆、70%酒清)喷洒创面,每2~4h 1次,12~24h结痂,以后每日3~4次。

(2) 中期:创面有感染者,用黄连膏、红油膏、生肌玉红膏外敷;渗液多时,用2%黄连液、2%黄柏液或银花甘草液湿敷。

(3) 后期:腐脱生新时,用生肌白玉膏掺生肌散外敷;疤痕疙瘩形成者,用黑布膏药外敷。

【预防】

(1) 加强劳动保护和防火灭火设备,开展防火宣传教育,注意安全操作及积极做好烧伤的预防工作。

(2) 在家庭、幼儿园,开水、热粥、热汤要放好,以免烫伤小孩;注意不让小孩玩火。

9.2 冻疮

凡人体受寒冷侵袭,引起局部血脉凝滞,皮肤肌肉损伤的疾患,称为冻疮。见于《诸病源候论·冻烂肿疮候》,如说:"严冬之月,触冒风雪寒毒之气,伤于肌肤,气血壅涩,因即瘃冻,焮赤疼肿,便成冻疮,乃至皮肉烂溃,重者支节堕落。"本病多发于手足耳鼻及面部等暴露部位,以严寒冬季在户外工作者多见。

【病因病理】

主要致病因素有两个方面:一为寒冷外袭,尤其在潮湿刮风的情况下更易发生;二为元气虚弱,不耐其寒。《外科启玄》说:"冻疮多……受其寒冷,致令面、耳、手足初痛次肿,……亦有元气弱之人,不耐其冷者有之。"故凡素体虚弱,外受寒邪,则经络阻塞,气血凝滞而成。轻者其伤浅,仅皮肤络脉气血凝滞,患部失去温煦濡养而受损;重者其伤深,肌肉脉络气血涩不通,患处不得温养,或暴冻着热,以致肌肤坏死、发生溃烂,甚至可损及筋骨。

【辨证】

轻者,初起在受冻部位皮肤先为苍白,继则红肿,自觉灼痛或瘙痒,或有麻木之感,一般10天左右可自行消散而愈。

重者,受冻部位皮肤呈灰白或暗红或紫色,并有大小不等的水疱或肿块,疼痛剧烈,或局部感觉消失,如果出现紫血疱,势将腐烂。一般收口较慢,往往需经1~2个月,或气温转暖时方能痊愈。若溃烂范围较大,合并感染者,常伴有寒战、高热等全身症状,甚至发生邪毒内陷的重证。

【治疗】

1) 内治 一般不需服药。若气血衰弱者,宜调补气血,温通血脉,用人参养荣汤加醇酒服之。若严重冻疮,气血未虚,宜和营祛寒、温经通络,用桂枝加当归汤。若溃烂染毒,邪毒炽盛或邪毒内陷重证者,宜凉血、清热解毒为主,用黄连解毒汤、犀角地黄汤加减。

2) 外治

(1) 初起轻者,用软布垫在伤处,时常揉搓,使气血流通;或用温水,或用文旦皮适量,水煎待温,频洗,使受冻处觉热或僵木消失则已。如日久冻僵疙瘩不散,用红灵酒,或姜汁、辣椒频擦,使气血畅通。

(2) 若已溃烂,用马勃膏、生肌玉红膏外敷。或按一般溃疡处理。

【预防】

(1) 普及预防冻伤知识,改善必要的防寒设备。

(2) 增强体质,加强耐寒锻炼;寒冷作业时勤活动。

(3) 对手、耳、鼻等暴露部分予以保护。鞋袜不要过紧,并注意保持干燥,潮湿后及时更换。衣着应温暖,而且松紧适宜。

(4) 受冻后,不宜立即烤火。如发现已有冻伤,应及早治疗。

9.3 毒蛇咬伤

我国的蛇类约有160余种,其中毒蛇约占1/3,华南地区较多,主要出没于山林、田野、海边等处。毒蛇咬伤在我国南方地区比较常见,是一种对劳动人民危害较大的外伤病。

我国劳动人民用中草药防治毒蛇咬伤有丰富的经验。解放后,大力发掘民间验方,开展科学研究,经过整理、提高,初步创立了一套简易有效和结合我国实际情况的防治措施。

【常见毒蛇生态简介】

我国毒蛇中,危害较大且能致人死亡的有10种,具有神经毒者有银环蛇、金环蛇、海蛇;血循毒者有蝰蛇、尖吻蝮蛇、竹叶青蛇和烙铁头蛇;混合毒者有眼镜蛇、眼镜王蛇和蝮蛇。一般来说,毒蛇的体表特征为头呈三角形,尾短而钝,身体斑纹色彩鲜明。毒蛇的唇腭上有一对毒腺和毒牙,毒蛇咬伤时,毒液从腺体排出,沿毒牙的小管或沟进入伤口,引起中毒。

(1) 银环蛇:别名过基峡,头比颈大,呈椭圆形,蛇体有黑白相间的横纹带,但腹侧中断。属前沟牙毒蛇,栖于平原及山脚多水之处,常在晚上活动(图9-4①)。

(2) 金环蛇:头比颈大,稍呈黑色椭圆形,蛇体有黄黑相间的横纹带,属前沟牙毒蛇,栖于山地或水边,多在晚上活动(图9-4②)。

(3) 海蛇:种类很多,形态斑纹各有不同,但都具有侧扁尾巴,以便于水中活动,属前沟牙毒蛇,栖居于浅海中。

(4) 蝰蛇:别名百步金钱,蛇背有浓褐色链状椭圆形斑三列,各椭圆形斑的边缘为黑色,最外缘为白色,属管牙毒蛇,多栖于山地(图9-4③)。

(5) 竹叶青蛇:别名青竹蛇,头呈三角形,瞳孔垂直红色,颈细,全身鲜绿色,尾端焦红色,属管牙毒蛇,多栖于山林、菜地中,常在早晨和晚间活动。(图9-4④)。

(6) 尖吻蝮蛇:别名五步蛇,头大呈三角形,颈细,吻端有一翘起的吻突,头背棕黑,头侧土黄色,正背有20个左右规则的大方斑,方斑由左右两侧大三角斑在脊中线合拢形成,属管牙毒蛇,多栖于山地森林、溪涧、沟边的岩石下或杂草中,阴雨天、早晨及傍晚时活动。

(7) 烙铁头蛇:别名龟壳花蛇,头呈三角形,头长为宽的1.5倍,颈细,背面呈棕褐色,杂有灰褐色小点,中央有两行暗褐色斑纹,边缘黑色,中间较淡,左右斑纹交错相连,形成链状或波浪状,尾有缠绕性,是管牙毒蛇,栖于山区森林、溪边、住宅附近,多于夜晚活动。

(8) 眼镜蛇:别名饭铲头,头部椭圆形如匙状,颈部有眼镜状的白缘斑纹,属前沟牙毒蛇,栖于山林、平原、水边、墙基和洞穴,多在日间活动,常主动咬人(图9-4⑤)。

(9) 眼镜王蛇:又名大眼镜蛇,颈部扁而宽,颈、腹黄色,背呈灰褐色,有"∧"形横纹,顶鳞后面有一对大枕鳞,属前沟牙毒蛇,常在山溪旁出现,亦能爬树,多在白天活动(图9-4⑥)。

(10) 蝮蛇:头呈三角形,吻端圆,背鳞起棱,背面为灰褐色,腹面灰白色,头背有一深色的"∧"形斑,颊部有一镶黑的细白眉纹,尾短,有的焦黄色,生活于平原、丘陵和山区,多在夜间活动。

【病因病理】

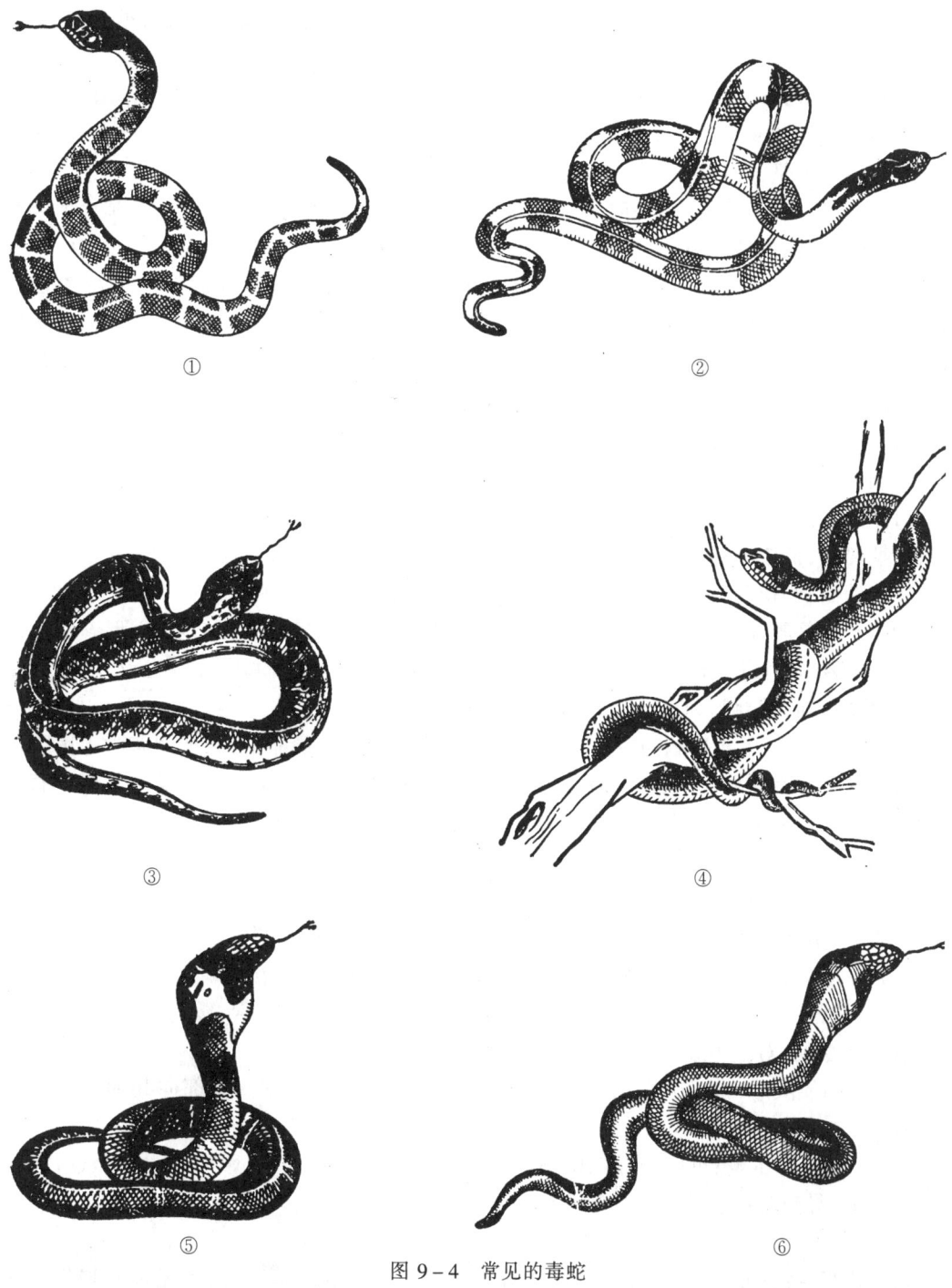

图 9-4 常见的毒蛇
① 银环蛇 ② 金环蛇 ③ 蝰蛇 ④ 竹叶青蛇 ⑤ 眼镜蛇 ⑥ 眼镜王蛇

蛇毒是一种复杂的蛋白质混合物,含有多种毒蛋白,新鲜毒液粘稠,透明或淡黄色,含水65%,比重为1.030~1.080,加热65℃以上容易破坏,新鲜蛇毒呈弱酸性,腥苦味,与空气接触易生泡沫,在常温下24小时变性,冰箱内保存15~30天毒性不变,干燥蛇毒保持原毒力25年以上。而眼镜蛇毒虽经100℃加热15分钟,仍能保持部分毒力,非经久煮,不能破坏。凡能使蛋白质沉淀、变性的强酸、强碱、氧化剂、还原剂、消化酶及重金属盐类，均能破坏蛇毒。

多数学者认为，人和动物消化道腺体分泌物能破坏蛇毒，人体肝脏有解毒作用，而且可以从小便排出约70%。

蛇毒的成分是神经毒、血循毒和酶，各种成分的多少或有无，随着蛇种而异。

1）神经毒（风毒）　主要是阻断神经肌肉的接头引起弛缓型麻痹，终致周围性呼吸衰竭，引起缺氧性脑病、肺部感染及循环衰竭，若抢救不及时则可导致死亡。

神经毒作用有两种表现，一种作用于运动神经末梢的突触前及突触后部位，主要抑制运动终板上的乙酰胆碱受体，使肌体内的神经递质——乙酰胆碱不能发挥其原有的去极化作用，从而导致横纹肌松弛。故在临床上银环蛇咬伤的危重型病人，其所致呼吸麻痹恢复较慢。眼镜蛇毒是另一种作用，对乙酰胆碱受体的功能无影响，但有抑制运动神经末梢释放递质的作用，这种呼吸麻痹病人，用新斯的明有一定的疗效。

2）血循毒（火毒）　对心血管和血液系统产生多方面的毒性作用，分述如下：

（1）心脏毒：毒性极强，可损害心肌细胞结构及功能。高浓度的心脏毒能引起离体的蛙心收缩期停跳，低浓度的反能兴奋，此毒素对哺乳动物心脏有极强的毒害作用，发生短暂兴奋后转入抑制，心搏动障碍，心室纤颤，心肌坏死，最后死于心力衰竭。

（2）出血毒素：是一种血管毒，作用于细胞的粘合物质，使其通透性增加，而形态仍然完整，没有损害细胞作用，如尖吻蝮蛇、蝰蛇等含有出血毒素，可以引起广泛性血液外渗，导致显著的全身出血，甚至肺、心、肾、肝、脑实质出血而致死亡。

（3）溶血毒素：有直接和间接溶血因子。间接溶血因子为磷脂酶A，把卵磷脂水解分出脂肪酸而成溶血卵磷脂。直接溶血因子在眼镜蛇、蝰蛇的蛇毒中，能直接溶解红细胞。直接与间接溶血因子有协同作用，近年来研究证明直接溶血因子与心脏毒素是同一物质。

3）酶　蛇毒含有丰富的酶，现将与毒性关系较大的介绍如下：

（1）蛋白质水解酶：多种蛇毒都有水解蛋白质作用，随蛇种而异。由于溶解肌肉组织和损害血管壁，引起蛇伤局部肌肉坏死，出血，水肿，甚至深部组织溃烂。

（2）磷脂酶A：其毒作用是间接溶血作用，它使卵磷脂转变为溶血卵磷脂而致溶血，使毛细血管通透性增加而引起出血。释放组织胺、5－羟色胺、肾上腺素、缓动素等，间接干扰心血管系统功能，对于神经系统功能也受影响。

（3）透明质酸酶：可以破坏结缔组织的完整性，促使蛇毒从咬伤局部向其周围迅速扩散、吸收。

（4）三磷酸腺甙酶：可以破坏三磷酸腺甙而减少体内能量供给，影响体内神经递质、蛋白质的合成，导致各系统的生理功能障碍。

【辨证】

（1）局部症状：被毒蛇咬伤后，患部一般都有较粗大而深的毒牙痕，而无毒蛇咬伤的牙痕则小而排列整齐（图9-5）。患部如被污染或经处理，则牙痕常难辨认。神经毒的毒蛇咬伤后，局部不红不肿，无渗液，微痛，甚至麻木，常易被忽视而不及时处理，所导向的淋巴结肿大和触痛。血循毒的毒蛇咬伤后，伤口剧痛、肿胀、起水疱，所属淋巴管、淋巴结发炎，有的伤口形成坏死溃疡。混合毒的毒蛇咬伤后，即感疼痛，逐渐加重，有麻木感，伤口周围皮肤迅速红肿，可扩展到整个肢体，常有水疱；严重者，伤口迅速变黑坏死，形成溃疡，所导向的淋巴结肿大和触痛。

(2) 全身症状：神经毒的毒蛇咬伤后主要表现为神经系统受损害，多在咬伤后 1～6h 出现症状。轻者有头晕、出汗、胸闷、四肢无力；严重者出现瞳孔散大、视力模糊、语言不清、流涎、牙关紧闭、吞咽困难、昏迷、呼吸减弱或停止、脉象迟弱或不整、血压下降，最后呼吸麻痹而死亡。血循毒的毒蛇咬伤后主要表现为血液系统受损害，有寒战发热、全身肌肉疼痛、皮下或内脏出血（尿血、血红蛋白尿、便血、衄血和吐血），继而可出现贫血、黄疸等；严重者可出现休克、循环衰竭。混合毒的毒蛇咬伤后主要表现神经和血循环系统的损害，有头晕头痛、寒战发热、四肢无力、恶心呕吐、全身肌肉疼痛、瞳孔缩小、肝大、黄疸、脉迟或数；严重者可出现心功能衰竭、呼吸停止。被毒蛇咬伤后，若中毒较轻，处理及时，身体抵抗力较强，则可于短期内康复。

【治疗】

1) 急救　毒蛇咬伤后，蛇毒在人体内可迅速播散，短期内可危及生命，必须及时采取各种有效措施进行抢救。

(1) 缚扎：目的在于阻止蛇毒的吸收和扩散，早期使用才有效。咬伤后应即时就地取材，于伤口的近心端缚扎，以阻止静脉血回流而不妨碍动脉血流为原则。如伤在手指可缚扎指根部，伤在手掌可缚扎肘关节下部；伤在足或小腿可缚扎于膝关节上或下部，并将患肢下垂，不宜奔跑，以免加速血流和蛇毒吸收。缚扎时间可持续 8～10h，但应每隔 15～30min 稍放松 1 次，每次 1～2min，一般在伤口排毒或服药后 1～3h 可解除缚扎。咬伤已超过 12h，则不宜缚扎。

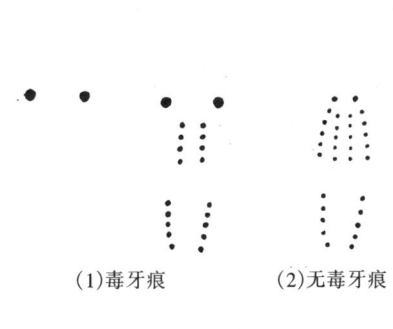

(1) 毒牙痕　　(2) 无毒牙痕

图 9-5　蛇咬伤的牙痕

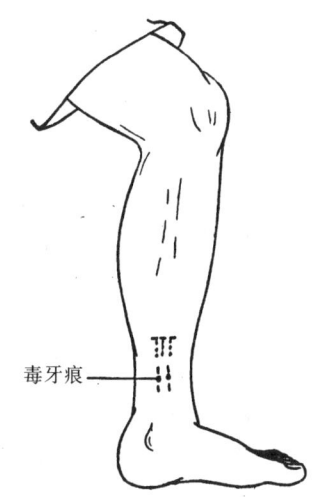

图 9-6　毒蛇咬伤伤口切开排毒法

(2) 排毒：

① 扩创法：常规消毒后，沿牙痕作纵行切口 1.5 cm，深达皮下（图 9-6），或作"十"字形切口，如有毒牙遗留应取出，并用手由近心端向远心端伤口的周围挤压，使毒血排出，同时以 1:5000 高锰酸钾溶液反复多次冲洗，使蛇毒在伤口破坏，减少播散，减轻中毒。必须注意，凡尖吻蝮蛇、蝰蛇、蝮蛇咬伤后，若伤口流血不止，且有全身出血现象，则不应扩创，以免发生出血性休克。② 吮吸法：用口吮、拔火罐或抽吸器等方法，将伤口毒血吸出，然后可加用扩创法。如吮吸者的口腔粘膜破损或有炎症者，不宜作吮吸法，以免引起中毒。③ 烧灼法：

用火柴头5~7个放在伤口上点燃烧灼1~2次,以破坏蛇毒,这是一种简便而有效的野外急救方法。④针刺法:出现肿胀时,可于手指蹼间(八邪穴)或足蹼间(八风穴),皮肤消毒后用三棱针或粗针头,与皮肤平行刺入约1cm,迅速拔出后将患肢下垂,并由近端向远端挤压以排除毒液。但被蝰蛇、尖吻蝮蛇咬伤时应慎用,以防止出血不止。

(3)解毒:可选用食醋100~200ml,一次服;白菊花25g、金银花25g、甘草10g,水煎服;水辣蓼100g或乌桕叶蕊50g,捣汁冲水服。

2)早期综合治疗措施　尽快破坏存留在伤口的蛇毒,已入血流的蛇毒促其排泄,并增强肾上腺皮质功能,是早期治疗毒蛇咬伤的关键。通过临床实践初步摸索一些有效方法,介绍如下:

(1)胰蛋白酶注射法:胰蛋白酶能直接破坏蛇毒,经动物实验和临床应用,证明对多种毒蛇咬伤有效。其方法是:胰蛋白酶2000u加0.5%普鲁卡因溶液5~20ml,在牙痕中心及周围注射达肌肉层或结扎上端进行套式封闭;根据病情,12~24h后重复注射。个别病人如发生荨麻疹过敏反应,可用异丙嗪25mg肌肉注射。

(2)利尿排毒:速尿20~40mg,肌肉注射;或20%甘露醇250~300ml,静脉滴注。促使血内蛇毒加速排泄,缓解中毒症状。

(3)氢化可的松应用:可以补充肾上腺皮质功能的耗竭,并可减轻蛇毒中毒的症状,有利于病情缓解和恢复。用量大小视病情轻重,一般每日1~2次,每次用400mg加入10%葡萄糖溶液500ml,静脉滴注。

(4)使用有效蛇药:可选用本地区有效蛇药,见后附的"蛇伤药制品应用方法"。

3)辨证施治　对毒蛇咬伤的治疗,根据不同类型毒蛇咬伤后出现不同症状,进行辨证立法,处方用药。凡风毒(神经毒)者,宜活血祛风为主;火毒(血循毒)者,宜清热解毒、凉血止血为主;风火毒(混合毒)者,则活血祛风、清热解毒和凉血止血合用。活血祛风用川芎、当归、红花、白芷、细辛、吴茱萸、威灵仙、桂枝、七星剑、九层塔、两面针、寮刁竹等;清热解毒、凉血止血用黄连、黄芩、金银花、大黄、穿心莲、田基黄、半边莲、白花蛇舌草、一枝黄花、半枝莲、鬼针草、干地黄、牡丹皮、白茅根、仙鹤草等;风火毒者宜在上述两类药物中选用下列方药:①七叶一枝花15g、两面针根15g、半边莲15g、一枝黄花15g、苍耳草15g、土细辛15g、穿心莲15g,水煎服;②蛇王藤25g、寮刁竹25g、七星剑25g、半边莲25g、三桠苦25g,水煎加酒服。

也可根据"治蛇不泄,蛇毒内结,二便不通,蛇毒内攻"的民间实践经验,应用解毒、利尿、通便为原则,用半边莲25g、虎杖20g、白花蛇舌草50g、大黄15g、万年青20g、青木香20g。风毒者,加白芷、吴茱萸、细辛;火毒者,加黄连、黄芩;发热加金银花、连翘;热甚伤津加玄参、天冬;恶心呕吐加竹茹、生姜;尿少尿闭加白茅根、车前草;出血加旱莲草、蒲黄;痰多加贝母、制半夏;咽痛加山豆根、射干等。

4)抗蛇毒血清的应用　抗蛇毒血清特异性较高,效果确切,应用越早,疗效越好。但对脑、心、肾等实质性器官已发生器质性改变时,则难以奏效。我国所制的蝮蛇抗毒血清和银环蛇抗毒血清,一般用10ml,稀释于生理盐水或25%~50%葡萄糖溶液20ml中静脉注射,一次即可。但必须先做过敏试验:抽抗蛇毒血清0.1ml用生理盐水1.9ml稀释,皮内注射0.1ml,15min后,无红晕蜘蛛足者为阴性。阳性者可按脱敏法处理。

5)其他措施

(1) 兴奋呼吸中枢药物的使用:当出现呼吸困难或呼吸麻痹经救治后有反射出现时,可使用呼吸中枢兴奋药,但呼吸严重抑制,即使大量使用亦多无效。常用尼可刹米、洛贝林、回苏灵、利他灵等。

(2) 全身支持疗法和防治并发症:应补充足够营养物质和维生素;维持水、电解质平衡。防治休克和脑水肿;纠正酸中毒和心功能衰竭,在抢救危重病人时尤须注意。

(3) 呼吸衰竭的抢救:毒蛇咬伤致呼吸衰竭以外周性(呼吸肌麻痹)较为突出,神经损害是可逆的,必须抓住呼吸肌瘫痪致呼吸停止这个主要矛盾,采取有效的维持与恢复呼吸功能的措施。当出现呼吸肌瘫痪致呼吸功能不足,即胸式呼吸浅促或消失,膈肌活动减弱,并有烦躁、唇甲发绀和血压骤升时,即须紧急作气管切开插入套管,辅助人工呼吸。还可配合针刺,耳针取脑、肺、膈、肾上腺;体针取人中、涌泉、内关、少商,强刺激,留针,15~30min 捻针1次。

同时,由于缺氧而引起机体重要器官如心、肝、肾、脑的损害,应给予相应处理。

6) 局部处理　凡毒蛇咬伤的伤口扩创冲洗后,可用消毒纱块敷盖,肿胀肢体用双柏散,加水、蜜调制外敷,每日1~2次;亦可用樟树叶300g 或柚树叶300g,水煎后作湿热敷,每日2~3次。伤口溃疡,可清创后按一般外科处理。

【预防】

(1) 搞好环境卫生,特别是清除杂草,填塞洞穴,注意宿舍、厨房和饲养禽畜等处的清洁卫生,使蛇类无藏身之处。

(2) 行走山林草地蛇多出没的地方时,可用竹木棍打草驱蛇,并注意防止蛇在树上咬人,夜间宜有照明用具,注意蛇卧于路上被误踩而咬伤。蛇的生活习性,多在夏秋晚上或清晨活动,尤以天气闷热,雷雨欲临时,多出洞或藏身草堆处,野外作业人员须作防避。

(3) 在蛇类冬眠季节,可组织有捉蛇经验的群众进行捕捉,并应做好急救的准备。

【附】　蛇伤药制品应用方法

(1) 蛇伤解毒片(注射液):对我国常见毒蛇咬伤有效。

剂型:片剂、针剂。

用法:片剂首次20片,以后每4~6h 内服7~10片,中毒症状好转后酌情减量,连服5日。针剂首次8ml,在伤口周围及结扎上端注射;以后每6h1次,每次肌肉注射6ml。全身中毒症状减轻,改为口服片剂。

(2) 广州蛇伤药散:对眼镜蛇、竹叶青蛇、银环蛇等咬伤有效。

剂型:散剂、流浸膏。

用法:散剂首次量20g,以后每次10g,或用流浸膏首次量20ml,以后每次服10ml,每日3~6次,一般用药3~5日。如有恶心、呕吐等症状时,可给生姜少许以减轻其副作用。

(3) 湛江蛇药散:对眼镜蛇、竹叶青蛇和银环蛇咬伤有效。

剂型:散剂。

用法:每次5g,每3h1次,5~8次为1个疗程;重症者加倍服用。如有恶心、呕吐、腹泻等症状时,改用水煎服或用竹茹、制半夏、陈皮各9g 煎水送服,以减轻其副作用。

(4) 新会蛇药酒:对竹叶青蛇、眼镜蛇咬伤有效。

剂型:酒剂。

用法:轻症每次服20ml;重症每次服30~60ml,每1~2h 服1次,亦可作外敷。

(5) 上海蛇药:对蝮蛇、五步蛇、蝰蛇、烙铁头蛇、竹叶青蛇等咬伤有效。

剂型及用法:

片剂:可单独使用,如与冲服剂配合使用疗效更佳,首次服 10 片,以后每 4h 服 5 片,病情减轻可改为每 6h 服 5 片,一般疗程 3~5 天,病情较重可酌情增加。

针剂:1 号注射液和 2 号注射液结合使用,其功用与片剂相同,与冲服剂配合使用疗效更佳。1 号注射液第 1 日每 4 h 2 ml,以后每日 3 次,每次 2 ml,总量约 20~30 ml,一般作肌肉注射,必要时可加入 5% 或 10% 葡萄糖溶液 500 ml 中静脉滴注,或 20%~50% 葡萄糖溶液 20 ml 稀释后,静脉缓慢推注。2 号注射液每 4 h 或 6 h 肌肉注射 2 ml,一般疗程为 3~5 日。

冲服剂:配合片剂和注射剂一起使用。首次服 2 包,开水冲服,以后每日服 3 次,每次 1 包,一般疗程为 3~5 日。

(6) 群生蛇药:适用于蝮蛇咬伤,亦可用于五步蛇、眼镜蛇、竹叶青蛇、烙铁头蛇、银环蛇等毒蛇咬伤。

剂型:水剂、针剂。

用法:水剂首次量服 20ml,以后每次 10ml,每日 3~4 次。针剂首次量 4ml,以后每次 2ml,肌肉注射,每日 4~6 次。重病人酌情增加剂量,儿童剂量酌减。水剂与针剂可视病情需要单独或合并使用。

(7) 南通蛇药和解毒片:适用于各种毒蛇咬伤及蜈蚣、蝎子等毒虫咬伤。

剂型:片剂。

用法:首次量各 20 片,先将药片捣碎,用酒 50ml 加等量温开水,调匀内服(不会饮酒的病人和儿童,用酒量可酌减),以后每隔 6h 服 10 片。

9.4 破伤风

皮肉破伤,风毒之邪乘虚侵入而发痉者,称为破伤风。《太平圣惠方》,说:"……损伤之处,中于风邪,故名破伤风也。"外伤所致者,又称金创痉;产后发生者,称产后痉;新生儿断脐所致者,称脐风撮口。历代医家对本病的诊治有较详细的记载,如《医宗金鉴》对破伤风的证治载有 16 方之多,其中玉真散一直沿用至今。

【病因病理】

《诸病源候论》说:"金创得风。"简要地说明了发病必须具有创伤和感受风邪的两个因素。创伤后,或有感染病灶,失于调治,流血过多,营卫空虚,机体抵抗力下降的情况下,风邪从创口侵袭人体,由外达里而发生本病。正如《外科秘录·疮疡内外论》说:"此所以六气之伤,伤于气血之亏,而七情之伤,亦伤于气血之乏也。"还须指出,肝具有调节血液的功能,主全身筋脉,如风邪入里传肝,肝血不调,不能滋养筋脉,就会出现筋脉濡润失常的病变。表现为角弓反张、牙关紧闭、四肢抽搐等症。此属外风引起肝风内动的征象。如不及时控制,必致脏腑功能失和,筋脉拘急不止,甚至造成呼吸、循环衰竭的严重后果。

【辨证】

本病有一定的潜伏期,一般为 4~14 天,但亦可短至 24h 或长达数月,潜伏期越短,病情越严重,预后亦越差。老幼体弱者,症状多属严重。

发病前常有乏力、头痛、多汗、烦躁不安、反射亢进;伤口可干陷无脓,周围皮色暗红,创口疼痛并有紧张牵引感。

本病发作时,典型症状是肌肉强直性痉挛,一般先从头面开始,进而扩展到躯干和四肢。开始咀嚼肌痠痛、紧张,继而出现强直性痉挛,以致张口困难、面肌痉挛,呈苦笑面容;项背肌肉痉挛导致颈项强直、头向后仰;痉挛波及全身肌肉后,则呈角弓反张状态;如膀胱痉挛则排尿困难,甚至尿潴留;膈肌或肋间肌痉挛,可出现呼吸困难,甚至窒息。病情严重者,全身肌肉可出现阵发性抽搐,任何轻微刺激如声、光、风都能诱发和加剧抽搐的发作,每次可持续数分钟至数十分钟,往往使病人出现面色青紫、发热、大汗淋漓、呼吸迫促、大便秘结、小便短赤或尿闭,舌红或干绛、苔黄浊,脉弦数等风从火化、阳明燥热的症状,但神志始终清醒,剧烈的抽搐可造成肌肉撕裂或骨折。

最后,常因全身肌肉频繁抽搐,大量体力消耗,水、电解质紊乱或酸中毒,致全身衰竭而死亡,有时亦可死于吸入性肺炎、窒息、心肌麻痹等并发症。

辨轻证与重证

轻证:有轻度吞咽困难和牙关紧闭,某一肌群痉挛,抽搐较轻,痉挛期短,间歇期较长。

重证:角弓反张,频繁而间歇期短的全身肌肉痉挛,高热,面色青紫,呼吸急促,痰涎壅盛,腹壁板硬,胸腹满闷,时时汗出,大便秘结,小便不通,舌质红绛、苔黄糙,脉弦数而无力。

【鉴别诊断】

(1) 化脓性脑膜炎:虽有角弓反张、项背强直等,但无阵发性肌肉痉挛,患者颅内压增高,有剧烈头痛、喷射性呕吐、高热、嗜睡等。脑脊液检查,多可作出鉴别。

(2) 狂犬病:多有被狂犬、猫咬伤史,以吞咽肌肉抽搐为主,而产生临床上所称的恐水症。膈肌收缩而产生大声呃逆如犬吠声。

(3) 下颌关节炎、齿龈炎、扁桃体炎及咽喉炎:亦可有张口困难或牙关闭紧,应予以鉴别。

【治疗】

破伤风的发生和发展过程甚为迅速,必须坚持中西医结合综合治疗。应以熄风、解毒、镇痉为原则,以中和毒素和控制痉挛。有效地解毒可以防止和减少痉挛的发生,而有效地填痉又可以保存机体抵抗力和加强解毒能力。因此,提高机体抵抗力,加强护理,防止并发症等,乃是必要的措施。

1) 一般处理 首先着重护理,病人应隔离于安静而弱光的病室,尽量避免声、光、风、震动等外界刺激,必要的治疗,应争取在安静下进行。注意口腔清洁,保持呼吸道通畅,及时吸出口、鼻、咽腔的分泌物。如痰涎壅盛,不易吸出,或出现喉头痉挛,致呼吸困难或窒息时,应及早进行气管切开术。同时定期翻身擦背(应在使用镇静剂后),以防止褥疮和其他并发症的发生。

2) 内治 总宜熄风镇痉和清热解毒为主,用玉真散、五虎追风散加减,高热加黄芩、黄连、金银花、连翘、生石膏;痉挛频发加蜈蚣、地龙、红蓖麻根;痰涎壅盛加竹沥汁、天竺黄;伤津口干烦渴加北沙参、麦冬、玉竹;便秘加大黄、玄明粉、枳实、厚朴;尿少加车前草、白茅根、金钱草。

亦可使用红蓖麻根(鲜)为主药,每天125~250g,加水1500ml,煎至200ml,分次口服,儿童剂量酌减。其次可用蝉蜕、全蝎、蜈蚣、生草乌(或生川乌)、两面针、葛根、穿心莲,水煎服,作为辅助剂,随证加减。

后期宜益胃养津和疏通经络为主,用沙参麦冬汤加葛根、木瓜、金银花藤等。

3) 外治 是排除毒素来源的有效措施,伤口有感染而引流不畅者,应给予清创,手术应在注射破伤风抗毒血清之后,或将抗毒血清加入麻醉药中,在局部浸润麻醉下进行。彻底清除坏死组织和异物,并用3%过氧化氢溶液或 1:5000 高锰酸钾溶液冲洗伤口和湿敷。

【预防】

(1) 做好卫生宣传教育工作,广泛开展群众性的预防宣传工作,使广大群众对破伤风有正确认识。加强农村、工矿基层卫生保健工作,正确处理创伤和新法接生,并重视预防注射。

(2) 正确处理伤口,及时施行彻底清创术,是预防破伤风的有效措施。对创道较深,有粪土或铁锈等污染伤口,尤应及时用 1:5000 高锰酸钾溶液或 3%过氧化氢溶液冲洗伤口,清除血块、异物和坏死组织,清除缺氧环境。对可疑感染的伤口,须引流通畅,不作缝合。

3) 增强抗毒免疫力

(1) 自动免疫:是注射无毒的类毒素作为抗原,使机体产生抗体(抗毒素),以达到自动免疫。方法是首次皮下注射 1ml,1 个月后重复注射 1ml,5~12 个月后再注射 0.5ml,以后每隔 2~4 年注射 1ml,在 10~20 年都有免疫力。亦可皮下注射破伤风类毒素,每次 1ml,每 3 周 1 次,共注射 3 次;若距末次注射已超过 6 个月,应重注射 1 次,受伤后应即再注射 1 次。此法首先在军队、民兵普遍应用,为最可靠、有效的一种预防措施。

(2) 被动免疫:对于①伤口曾与泥土有接触和污染;②伤口超过 12h 处理;③烧伤;④开放性骨折或广泛的软组织损伤者,应尽早肌肉注射破伤风抗毒素 1500u,有效期维持 1 周,注射前应作过敏试验。若伤口污染严重者,应在 1 周后再注射 1 次。如无抗毒素预防时,可用蝉衣 6~9g 研末,每次 1g,每日 3 次,黄酒送服;或玉真散 5g,每日 3 次,黄酒送服;均连服 3 日。

【附】 破伤风抗毒血清敏感试验和脱敏注射法

破伤风抗毒血清为血清制品,因此,注射前必须做皮内敏感试验,以防过敏反应。方法是以破伤风抗毒血清 0.1ml 用等渗盐水稀释至 1ml,应用已稀释的血清 0.1ml 注入一侧前臂皮内(最好对侧同一部位以等量等渗盐水作对照),观察 20min,若血清注射处无明显红肿,即说明无过敏反应,可将抗毒血清 1500u 1 次注射完毕。若注射处有明显红肿硬块(直径超过 1cm),即为阳性,表示有过敏现象,应予脱敏注射,即将抗毒血清分次注射,首次量为 0.1ml,下一次剂量为上一次量的加倍,用等渗盐水 1~2ml 稀释,行皮下注射,如无反应,每次间隔 0.5h,直到注射完毕。

9.5 臁疮

发生于小腿下部内外侧的慢性溃疡,称为臁疮。又称裙边疮、裤口毒。其特点是经久难以收口,或虽经收口,每易因损伤而复发,俗称"老烂脚"。好发于长期从事站立工作者,并伴有下肢静脉曲张的患者。

【病因病理】

多由于经久站立或担负重物,致下肢脉络瘀滞不畅,加之湿热之邪下迫,气滞血凝,蕴酿成疮。局部皮肤搔抓、碰伤、虫咬、烫伤、湿疮等均可为本病的诱发因素。

【辨证】

好发于小腿下 1/3 处,踝骨上 9cm 的内外侧,但内侧多于外侧。溃疡日久不愈,疮口凹陷,边缘形如缸口,疮面肉色灰白,流溢灰黑或带绿色秽臭脓水;若疮面碰伤或损伤血管,则容易出血;溃疡周围皮肤色素沉着,可伴有湿疮,或下肢静脉曲张,病程较长,严重的可烂至臁骨(胫骨)。本病常反复发作,在发作时先痒后痛,焮红漫肿,继则溃烂蔓延很快。偶有少数的溃疡,多年不愈,疮面呈菜花状,则发生癌变。

疮面肉色转红,脓水变稠,此为将敛之象;疮面肉色灰暗,脓水稀薄,为一时难愈。病情在春夏季节多易发展,至秋冬季节每易好转;患部在内侧因属足三阴经,收口较慢;外侧因属足三阳经,收口较快。

【治疗】

1) 内治　一般不需内治,如有急性继发感染,宜清热利湿,用萆薢渗湿汤;气阴不足者,宜益气养阴,党参片合六味地黄丸;肾亏疮面乌黑不痛者,宜附桂八味丸。如伴有湿疮,参照湿疮疗法。

2) 外治

(1) 疮面有腐肉的,用红油膏、九一丹外敷;疮面肉芽始长时,用白玉膏、生肌散外敷,每日1次。

(2) 缠缚疗法:疮面有腐肉的,用红油膏加九一丹外敷,再用阔绷带缠缚患处和整个小腿,隔1~2日换药1次;如疮面肉芽始长,改用白玉膏加生肌散,亦需加用缠缚,疮面周围伴有湿疮的,改用青黛膏。

(3) 胶布包扎法:将胶布剪成宽为2cm左右,长为小腿周径一圈半的胶布若干条。先用等渗盐水清洗患部,将胶布条包扎在小腿,自溃疡面上缘2cm处开始,第二条胶布宽度的一半贴在第一条胶布上,另一半贴在疮面上,如叠瓦状把疮面封住,直到超过疮面下缘2cm处为止。包扎须稍用力,使胶布的中段正贴疮面。分泌物少,可每周更换1次;如分泌物多而腥臭,3~4日更换1次。本法一般不适用于伴有湿疮或对胶布过敏的患者。治疗必须至疮面全部愈合方能停止,否则疮面又会迅速扩大。

(4) 急性继发感染,脓性分泌物多时,用10%黄柏溶液湿敷,或用金黄膏掺九一丹或八二丹外敷。

(5) 疮面出血时掺桃花散,如出血不止者,宜予结扎止血。

注意点:患处皮肉较薄,忌用强烈的腐蚀药,以免损伤筋骨;若有癌变时,宜作进一步处理。

【预防】

(1) 有下肢静脉曲张患者,小腿可用弹力绷带或弹力护腿保护,有皮肤破损和感染时要及时治疗,溃疡愈合后可作大隐静脉高位结扎和曲张静脉剥离术。

(2) 溃疡愈合后,宜常用弹力护腿保护,以避免外来损伤引起复发。

9.6　褥疮

躯体因久着席褥而生疮,称为褥疮,又名席疮。多见于昏迷、半身不遂或下肢瘫痪等长期卧床的病人。好发于易受压迫及摩擦的部位,如尾骶、足跟、坐骨结节等。

【病因病理】

《外科启玄》说:"席疮乃久病着床之人挨擦摩破而成。"说明本病乃由于长期卧床不起,久病气血亏虚;复因受压部位气血失于流通,不能营养肌肤,以致引起局部坏死。若破损后,则易于染毒。

【辨证】

初起可见受压部位皮肤发红、紫黯,迅速形成黑色腐肉,出现局限性浅表溃疡,痛或不痛,周围皮肤肿势平坦散漫,少有滋水,此时避免再受压和积极治疗,多能获愈。若黑腐蔓延不止,溃疡日渐深大,肿势继续发展,溃出脓臭稀薄,或如粉浆污水。溃腐日久每致伤筋损骨,秽气熏人,有的疼痛,有的不痛,常伴精神萎靡、神疲体倦、饮食不思等,此属脾胃俱败,预后较差。

【治疗】

1) 内治　主要针对原发病的具体情况,进行辨证施治,积极改善病人的全身情况。如合并染毒发热者,宜清热解毒、和营活血为主。

2) 外治

(1) 初期:用龙胆紫外涂,再扑三石散;或用红油膏极薄一层外敷,并衬一棉垫,每日更换2次;或用马勃一块软衬疮面。

(2) 溃腐期:用红油膏掺九一丹外敷,每日换药2次;如有坏死组织,应予以切除。

(3) 收口期:用白玉膏掺生肌散外敷,每日1次。

(4) 白糖胶布疗法:疮面清洁后,除去坏死组织,将食用的白糖撒在创面上,用胶布叠瓦式地封闭疮面,外覆盖纱布,然后用绷带包扎,3~5日更换敷料1次。

【预防】

对昏迷或流痰(胸、腰椎结核)、脊椎压缩性骨折、中风等病引起瘫痪,或大面积烧伤及其他重病久卧不能起床者,应注意定时变换体位,并在易于受压的部位每日用红灵酒按摩,保持皮肤干燥清洁,用气垫或海绵垫衬好,防止局部受压或擦破染毒而发生褥疮。

9.7　脱疽

四肢末端坏死,严重时指(趾)节脱落者,称为脱疽,又称脱骨疽。早在《灵枢·痈疽篇》即有"发于足趾,名脱痈,其状赤黑、死,不治;不赤黑、不死,治之。不衰,急斩之,不则死矣"的记载。此后,历代外科著作对本病的辨证与治疗均有论述。其特点是:好发于四肢末端,尤以下肢较上肢更为多见,初起时趾(指)间怕冷、苍白、麻木、步履不便,继则疼痛剧烈,日久患趾(指)坏死变黑,甚至趾(指)节脱落。好发于男性青壮年,在我国北方较南方为多见。

【病因病理】

主要由于脾气不健、肝肾不足、寒湿侵袭、凝滞脉络所致。脾肾阳气不足,不能温养四肢,复感寒湿之邪,则气血凝滞,经络阻遏,不通则痛,四肢气血不充,失于濡养,则皮肉枯槁不荣;肝肾不足,或寒邪郁久化热蕴毒,湿毒浸淫,脉络闭阻,肢末无血供养,而致焦黑坏死,甚则脱落。病久耗伤气血,导致气血两虚,故又可出现气血两虚之证。

【辨证】

本病好发于四肢末端,以下肢为多见,开始时多为一侧下肢,根据疾病发展过程和临床表现特点,一般可按以下几个类别进行辨证。

(1) 寒湿证:由于寒邪过盛、寒凝血滞、经络阻塞、阳气不能畅达所致。表现为面色暗淡无华,喜暖怕冷,患肢沉重、痠痛、麻木感,小腿有抽痛感,常伴有间歇性跛行,行走时突然小腿疼痛,肌肉抽搐,迫使患者跛行或停止行走,经休息后,疼痛逐渐消失,但行走后又复发作;

趺阳脉(足背动脉)搏动减弱或消失,局部皮肤苍白,触之冰凉、干燥,苔白腻,舌淡,脉沉细而迟,其他症状并不显著,或伴有迁移性血栓性静脉炎,有的在发病前已有此种表现。

(2) 血瘀证:由于病期较长,络脉闭塞所致。表现为患肢黯红、紫红或青紫,下垂时更甚,抬高则见苍白,足背毳毛脱落,皮肤、肌肉萎缩,趾甲变厚,并可有粟粒样黄色瘀点反复出现;趺阳脉搏动消失,患肢持久性静止痛,尤以夜间为甚,患者往往抱膝而坐,或患肢悬垂在床边,不能入睡。苔薄白,舌质红或紫黯,脉沉细而涩。

(3) 热毒证:由于气滞血瘀,久郁而化热所致。表现为患肢皮肤黯红而肿,趺阳脉搏动消失,患趾如煮熟之红枣,皮肤上起黄疱,渐变为紫黑色,呈浸润性蔓延,甚则五趾相传,波及足背,肉枯筋萎,色黑而干枯;溃破腐烂,疮面肉色不鲜,疼痛异常,如汤泼火烧样,彻夜不得安眠,常须弯膝抱足按摩而坐。并伴有发热、口干、食欲减退、便秘、尿黄赤、苔黄腻、舌质红、脉洪数或细数等症状。

(4) 气血两虚证:由于久病体衰、元气虚弱,表现为面容憔悴,萎黄消瘦,神情怠倦,心悸气短,畏寒自汗;患肢肌肉萎缩,皮肤干燥脱屑,趾甲干燥肥厚;坏死组织脱落后,疮面生长缓慢,经久不愈,肉芽黯红或淡而不鲜;舌质淡,脉沉细而弱。

(5) 肾虚证:大多见于寒湿证、血瘀证和热毒证之久病后,兼见精神萎靡不振,面色暗晦无华,上半身热而下半身寒,口淡不渴,头晕腰痛,筋骨萎软,大便不爽,脉细无力等。

【鉴别诊断】

(1) 雷诺氏病:多见于青年女性患者,好发于双手,两侧对称;由于寒冷或情绪激动可使手指突然变冷,皮色苍白,继而变为紫绀。待诱因消失,可恢复常态;脉搏正常,可伴有皮肤硬化,很少发生坏疽。

(2) 动脉硬化性闭塞症:多见于50岁以上的老年人,双侧下肢常同时发病,多数病人血胆固醇含量较高,脂蛋白代谢异常,并伴有高血压、冠状动脉供血不足等并发症。

(3) 糖尿病性坏疽:多为湿性坏疽,范围较大,蔓延迅速,并有尿糖阳性、空腹血糖增高和多饮、多食、多尿等。

【治疗】

一般应戒烟,适当休息,下肢保暖,防治足部损伤。治疗原则应以温阳通脉、祛寒化湿、活血祛瘀、调补气血、控制染毒和去腐生肌等。

1) 内治

(1) 寒湿证:宜温阳通脉、祛寒化湿为主,用阳和汤、独活寄生汤,选加黄芪、鸡血藤、赤芍、红花、地龙、木瓜等。

(2) 血瘀证:宜活血通络止痛为主,用桃红四物汤加减。痛甚加穿山甲、地龙、两面针根、王不留行、乳香、没药;挟湿者合用二妙散。

(3) 热毒证:宜清热解毒止痛为主,用四妙勇安汤、顾步汤。疼痛剧烈加丹参、延胡索、乳香、没药,并配合醒消丸。

(4) 气血两虚证:宜补养气血为主,用十全大补汤、人参养荣汤等。

(5) 肾虚证:若肾阳虚者,宜温补肾阳为主,用附桂八味丸;肾阴虚者,宜滋补肾阴,用六味地黄丸、知柏八味丸加减。

(6) 经验方:

① 毛冬青(又名毛披树根、水火药)120~180 g,加猪蹄1只或猪骨适量,水煎2~4 h,

每日分3次服完,应坚持1~3个月。

② 不论未溃已溃,用赤小豆60g,红枣5枚,红糖适量煎水代茶,每日1次。

2) 针刺疗法　有疏通经络,调理气血及止痛作用。上肢取合谷、内关、曲池;下肢取足三里、血海、解溪、三阴交、阳陵泉、复溜为主穴,昆仑、太溪、委中为配穴,用强刺激,留针10~15min;耳针取交感、皮质下、趾、跟等穴,强刺激,亦可用"6.26"治疗机通电作持续刺激。穴位注射法常用的有维生素$B_1$100mg,每日1次,30次为1个疗程,休息1~2周后,根据病情,可继续第2个疗程;或当归注射液0.2~0.5ml,隔日1次,10次为1个疗程,疗程间休息5~7日。

此外,对于虚寒证、血瘀证病人,可配合局部运动锻炼,以促进局部血液流量。方法是病人平卧,抬高患肢45°,维持1~2min,然后双足下垂2~5min,再放置水平位2min,再作踝关节伸屈、内外翻和足趾伸屈运动4次,休息2min,如此依次运动5次。根据病人的不同情况,每日锻炼3~5次。但对局部坏死溃烂的热毒型病人,禁止锻炼。

3) 外治

(1) 未溃期:可选用冲和膏、红灵丹油膏外敷;或用毛披树根100g,水煎,待温后,泡浸患肢,每日1~2次;或当归15g、桑枝30g、威灵仙15g,水煎熏洗,每日1次。

此外,可用附子、干姜、吴茱萸等分研粉,蜜调,敷于患肢涌泉穴,如发生药疹即停用;亦可用红灵酒少许揉擦(按摩)患肢足背、小腿,每次20min,每日2次。

(2) 已溃:溃疡面积小者,可用毛披树根煎水浸泡后,外敷生肌玉红膏保护伤口;溃疡面积较大,坏死组织难以脱落者,可用"蚕食"方式清除坏死组织。具体要求和措施有:

① 先将患肢放平,避免下垂。

② 外用冰片锌氧油(冰片2g,氧化锌油98g)软化创面硬结痂皮。

③ 经上述处理后,患肢的炎症、肿胀逐渐消退,坏死组织开始软化,即可作分期分批清除;疏松的先除,牢固的后除;坏死的软组织先除,腐骨后除;彻底的清创术必须待炎症完全消退后才可施行。新鲜肉芽红活,应及时施行点状植皮术。

4) 手术治疗　对于经治无效的肢体坏疽,可根据具体情况进行截趾(指)或不同平面的截肢术。但必须在感染得到控制,坏死组织与健康组织分界较清楚时,才采取低位截趾(指)或截肢术。

9.8　血栓性静脉炎

血栓性静脉炎是指静脉内腔的炎症,同时伴有血栓形成。发生于浅组静脉者,称为浅部静脉炎;发生于深组静脉者,称为深部静脉炎。属中医"黄鳅痈"、"恶脉"、"脉痹""膈病"等范畴。

本病多发生于下肢或盆腔内静脉,如下肢浅部静脉、下肢深部静脉或髂股静脉等,最大危险性为血栓脱落导致肺栓塞。由于血栓性深、浅静脉炎的病因与辨证有别,故分别叙述。

9.8.1　血栓性浅静脉炎

【病因病理】

湿热之邪外侵,以致气血瘀滞,脉络滞塞不通所致。有的与静脉注射有关。

【辨证】

多发生在大隐静脉或小隐静脉的属支,特别是曲张的浅静脉内,发生在上肢的较少,也可发生在胸壁静脉,在某些疾病如血栓闭塞性脉管炎中,有时也有游走性浅静脉炎发生。

病变的静脉处疼痛,局部皮肤呈条索状红肿,有压痛。以后红肿消退,留下硬索,并有色素沉着,局部常有牵掣、隐痛、坠胀感。急性期可有发热、全身不适、舌苔黄腻、脉濡数等。

【治疗】

1) 内治　宜和营活血、清热利湿,用五味消毒饮合三妙丸加减,或用当归 12g、赤芍 9g、川芎 9g、丹参 12g、虎杖 15g、泽兰 9g、蒲公英 30g、银花 9g、黄柏 9g、防己 9g,水煎服。加减法:疼痛甚者,加炙乳香 4.5g、炙没药 4.5g;病久出现条索状硬结者,加三棱 9g、莪术 9g,去蒲公英、银花;或用桃红四物汤加减。

2) 外治　早期可选用金黄散、四黄散、双柏散,用水、蜜调制外敷,每日 2 次。同时,抬高患肢,卧床休息。

9.8.2　血栓性深静脉炎

【病因病理】

多由久卧、久坐、产后伤气、盆腔手术、外伤等,气血运行不畅,以致瘀血阻于络道,脉络滞塞不通,营血回流受阻,水津外溢,聚而为湿,流注下肢而成。

【辨证】

起病较急,常被原发疾病或手术后反应掩盖,主要表现整个患肢疼痛、肿胀、皮肤温度升高和浅静脉扩张等四大局部症状。

病变在小腿深静脉者,不发热或仅有低热,腓肠肌疼痛、肿胀、压痛,将足向背侧弯曲时,疼痛加剧,踝关节以下水肿和浅静脉怒张。

病变在髂股静脉者,可有发热、脉搏增快,自臀部以下整个下肢疼痛、水肿,皮肤发白或略发绀,大腿内侧、股管处有明显压痛。久则可见腰酸腿软,肢冷麻木,患肢增粗,舌质淡、舌苔薄白或白腻,脉濡细。

当血栓脱落,产生肺栓塞时,可出现胸痛、呼吸困难、发绀、咳嗽、咯血,严重的可伴有休克。

【治疗】

(1) 早期:属湿热蕴阻、气血瘀滞,宜清热利湿、活血通络,用通络活血方、抵当汤加减。或用当归 12 g、赤芍 9 g、泽兰 9 g、川牛膝 12 g、丹参 12 g、丹皮 9 g、虎杖 15 g、防己 12 g、萆薢 15 g、野赤豆 18 g、丝瓜络 4.5 g、忍冬藤 15 g,同时配合服用毛冬青片,或犀黄醒消丸等。

(2) 后期:属气虚血瘀、寒湿凝滞,宜温阳利水、活血化瘀为主,用阳和汤、补阳还五汤、当归四逆汤加减。或用生黄芪 12 g、党参 9 g、当归 12 g、赤芍 9 g、桃仁 9 g、红花 9 g、丹参 12 g、泽兰 9 g、三棱 9 g、川牛膝 12 g、地龙 4.5 g(焙黄研粉吞)、莪术 9 g,水煎服。加减法:腰酸腿软者,加菟丝子 12 g、川断 9 g;肢冷麻木者,加桂枝 9 g。

此外,早期卧床休息,抬高患肢,待症状好转后,才逐渐下床活动。

【预防】

(1) 手术时对于血管及其附近组织的操作应特别轻巧,避免血管内膜损伤。

(2) 手术后,特别是下腹部、盆腔内和下肢的手术后,多作下肢活动,早期下床活动,鼓励患者多作深呼吸和咳嗽。患者卧床位置应当适宜,勿在小腿下垫枕,使小腿静脉受压。必要时可将床脚抬高 30°,以有助于下肢静脉血液回流。

(3) 下肢静脉插管不宜过久,避免经周围静脉输入刺激性较强的液体。

9.9 肠痈

发生于肠道的痈肿,称谓肠痈。首见于《素问·厥论》,其说:"少阳厥逆,……发肠痈。"而后《金匮要略》叙述颇详,"肠痈者,少腹肿痞,按之即痛,如淋,小便自调,时时发热,自汗出,复恶寒。其脉迟紧者,脓未成,可下之,当有血。脉洪数者,脓已成,不可下也。大黄牡丹汤主之。"以后诸家又有因其疼痛部位的不同,而有大肠痈和小肠痈之分。如天枢穴附近作痛的名大肠痈;关元穴附近作痛的名小肠痈。也有因出现症状的不同来区分的,如右腿屈而不伸的名缩脚肠痈;绕脐生疮的名盘肠痈。总之,名称虽多,病因证治基本相同。好发于青壮年,男性多于女性。

【病因病理】

(1) 饮食不节:暴饮暴食,嗜食膏粱厚味,或恣食生冷,以致脾胃受损,导致肠道功能失调,传导失司,糟粕积滞,生湿生热,遂致气血不和,留为败瘀,积于肠道而成肠痈。

(2) 寒温不适:外邪侵入肠中,经络受阻,邪之化热,郁热成痈。

(3) 忧思抑郁:气机不畅影响肠道正常活动,以致气血乘违,日久化热而成痈。

(4) 暴急奔走或跌仆损伤:以致气滞血凝,肠道传化不利,败血浊气壅遏成痈。

综上所述,本病的发生是由于饮食不节、寒温不适、暴急奔走、忧思抑郁等种种因素,导致肠道功能失调,传化不利,运化失职,糟粕积滞,生湿生热,遂致气血不和,败血浊气壅遏而成肠痈。其总的病因病理,不外乎湿阻、气滞、瘀凝、热壅;湿热壅积、瘀滞不散、热胜肉腐则成痈脓。

【辨证】

(1) 初期:腹痛开始于上腹部或绕脐周,随后转移至右下腹天枢穴附近,呈持续性隐痛,可有轻度阵发性加剧,或阵发性绞痛,有的右下肢伸直时牵引右下腹疼痛。右侧天枢穴附近有局限性压痛或拒按,可有轻重不同程度的腹皮挛急。两侧足三里、上巨虚穴附近(阑尾穴)可有压痛点。直肠指检时,可于直肠前壁偏右侧有触痛。一般可伴有轻度发热、恶心、胃纳不香、大便干结、小便微黄、苔白厚腻、脉弦滑或弦滑数等,此为湿热内蕴、气滞血瘀所致。如开始腹痛较轻,身无寒热或微热,大便微溏,小便清长,苔薄白腻或微灰,脉迟紧或濡数,病情发展较为缓慢,或反复发作的慢性肠痈,则为寒湿挟瘀血凝结所致。若转化为热,则证治与湿热内蕴、气滞血瘀相同。

(2) 酿脓期:若病情发展,腹痛加剧,右下腹明显压痛、反跳痛,有较重的腹皮挛急,甚则扩至全腹;右下腹可摸及包块;壮热不退、恶心呕吐,纳呆,便秘或腹泻,小溲短赤,舌苔厚腻而黄,脉洪数。此为积热不散,热胜肉腐为脓。

(3) 溃脓期:脓成不能局限者,腹痛自右下腹扩展到全腹,腹皮挛急,全腹压痛、反跳痛,腹胀,恶心呕吐,大便次数增多,似痢不爽,小便频数似淋,甚至可见腹部膨胀,转侧闻水声,兼见时时汗出,身皮甲错,二目下陷,口干而臭,舌质红,苔黄糙,脉细数等。此为阳明腑实,热盛伤阴。

观察舌苔和脉象对诊断本病的轻重有一定的意义。如舌苔由薄腻转为厚腻,脉象由微数转为洪数,则病情发展有酿脓的趋势;反之,病情则有所控制,而有向愈的征象。当舌苔转厚腻时,腹痛骤然减轻,体温下降,此为肠痈内溃,属暂时缓解,病势必会增剧。若舌苔由厚腻转为薄腻,即使腹痛、体温暂无明显改变,也表示病情为可以控制的佳兆。

【治疗】

1) 内治

(1) 初期:湿热内蕴、气滞血瘀所致者,治宜行气祛瘀、通腑泄热为主,用大黄牡丹汤合红藤煎剂加减,或锦红片内服;若寒湿挟瘀血凝结者,宜疏化导滞、理气行瘀为主,用藿香正气散合红藤煎剂加减。

(2) 酿脓期:积热不散、热胜肉腐,宜通腑泄热、解毒透脓为主,用大黄牡丹汤合红藤煎剂加败酱草、花粉。

(3) 溃脓期:阳明腑实、热盛伤阴者,宜通腑排脓、养阴清热为主,用大黄牡丹汤合增液汤加减。腹胀加厚朴、青皮、大腹皮;腹痛剧加延胡索、广木香;小便频数似淋加桔梗、赤茯苓;大便似痢不爽加广木香、黄连;呃逆不食加西洋参、石斛、炒谷芽。若兼见精神萎顿,肢冷自汗,身微温或体温反为降低,舌质淡、苔薄白,脉沉细等,此属阴损及阳,宜温阳健脾、化毒排脓为主,用薏苡附子败酱散合参附汤加减。

2) 外治

(1) 外敷药物:

① 不论脓之未成、已成,可选用金黄散、玉露散、双柏散,用水、蜜调制外敷右下腹,每日1~2次。② 大蒜糊剂(大蒜60g、芒硝30g、大黄30g)外敷,先将大蒜、芒硝放在一起捣烂如泥状,敷腹部最痛处,敷2h后,去药,再将已研粉的大黄用醋调成糊状,敷6~8h,此为一疗程;必要时隔数小时后,重复使用,在敷药前局部皮肤应涂上一层凡士林,以防烧伤。

(2) 灌肠:采用通里攻下、清热解毒等中草药,如大黄牡丹汤煎剂200ml作保留灌肠,能使药液到达下段肠腔,加速吸收。有促进肠蠕动,清热解毒等作用。

3) 针刺

主穴:阑尾穴(双侧)。配穴:高热痛甚加曲池、内庭,肿块加天枢(双侧),泛恶呕吐加内关、中脘,腹胀不舒加大肠俞、次髎,均取泻法,每次留针0.5~1h,每15min强刺激1次,每日2次。

4) 其他疗法

(1) 输液:对高热,禁食,呕吐频繁,有水、电解质紊乱者,应予及时纠正。

(2) 胃肠减压:阑尾穿孔并发弥漫性腹膜炎伴有肠麻痹者,应进行胃肠减压,目的在于抽吸上消化道所分泌的液体,以减轻腹胀,并为中药攻下准备条件,待症状解除后即可停止使用。

【护理】

(1) 饮食:初期、酿脓期肠痈(急性单纯性、轻型化脓性阑尾炎和阑尾周围脓肿),可根据食欲情况给流质或半流质;对溃脓期肠痈(并发腹膜炎者)应根据病情轻重给流质或禁食。

(2) 体位:除初期肠痈(急性单纯性阑尾炎)外,一般应卧床休息,对并发腹膜炎及阑尾周围脓肿的病人,应取半卧位,防止过早下床活动,以免病情反复。

(3) 测体温、脉搏、呼吸:每日4次,对严重病人要定期测量血压,服药后因呕吐而将药物吐出者,必须补足药量,服通里攻下药后大便每日3~5次以上者,应及时改变药物的炮制方法或减少剂量。

(林华森 黄耀燊)

附　方

一　画

一扫光（《外科正宗》）　苦参　黄柏各500g　烟胶500g　枯矾　木鳖肉　大枫子肉　蛇床子　点红椒　潮脑　硫黄　明矾　水银　轻粉各90g　白砒15g　共研细末，熟猪油1120g，化开，入药搅匀，作丸如龙眼大，瓷瓶收贮。

功用：杀虫止痒。治白秃疮、疥疮、白屑风等证。

用法：搽擦疮上。

一号癣药水（经验方）　土槿皮300g　大枫子肉300g　地肤子300g　蛇床子300g　硫黄150g　白鲜皮300g　枯矾1250g　苦参300g　樟脑150g　50%酒精20000ml。将土槿皮打成粗末，大枫子肉捣碎，硫黄研细，枯矾打松，用50%酒精温浸，第1次加8000ml浸2天后，倾取清液，第2次再加6000ml，再浸2天，倾取清液，第3次加6000ml，去渣取液，将3次浸出之药液混和，再以樟脑用95%酒精溶解后，加入药液中，俟药液澄清，倾取上层清液备用。

功用：杀虫止痒，治鹅掌风、脚湿气、圆癣等病。

用法：搽擦患处，每日3~4次；有糜烂者禁用。

一号扫风丸（经验方）　大枫子1750g　苡仁240g　荆芥240g　苦参　白蒺藜　小胡麻　苍耳子　防风各120g　白花蛇30g　苍术　白附子　桂枝　当归　秦艽　白芷　草乌　威灵仙　川芎　钩藤　木瓜　菟丝子　肉桂　天麻　川牛膝　何首乌　千年健　青礞石（制）　川乌　知母　栀子各60g　共为细末，水泛成小丸，干燥后待用。

功用：祛风、利湿、杀虫，治初期轻型麻风。

用法：成人初用6g，每日2次。3日后如无呕吐、恶心等反应，可每次加1.5g，至第8日后每日服3次。

二　画

二陈汤（《和剂局方》）　陈皮　半夏　茯苓　甘草

功用：燥湿化痰，用于疮疡痰浊凝结之证。

用法：水煎服。

[附]**二陈丸**　即上方诸药，共研细和匀，以姜汁泛丸。

功用：同上。

用法：每日服6~9g，用温开水送下。

二妙散(丸)（《丹溪心法》）　苍术180g（米泔水浸）　黄柏180g（酒炒）　研为细末，水煮面糊为丸，如梧桐子大。

功用：清热化湿。治湿疮、臁疮等证，肌肤掀红，作痒出水，属于湿热内盛者。

用法：每服9g，用淡盐汤送下。

二白散（《外科大成》）　生南星　贝母　等分，共研细末。

功用：化痰散结，消肉瘤、痰核。

用法：鸡子清和米醋调敷。

二至丸（《证治准绳》）　女贞子　旱莲草

功用：调摄冲任，用于白疕、红斑性狼疮、油风、冲任不调者。

用法：水煎服。

二矾汤（《外科正宗》）　白矾　皂矾各120g　孩儿茶15g　侧柏叶250g

功用：杀虫止痒，用于鹅掌风。

用法：水煎，浸泡。

二黄枯痔钉（经验方）　黄柏30g　大黄30g　白及9g。将黄柏、大黄、白及磨成极细粉末。加入适量开水搅匀，在玻璃板上，用手工搓成头尖底大钉状药条，长约3~4cm，底面直径1~2mm。阴干装瓶密封，高压消毒后备用。

功用：清热解毒，使痔核坏死脱落。

用法：插入痔核内。

二号癣药水（经验方）　米醋10000g　百部　蛇床子　硫黄各240g　土槿皮300g　白砒6g　斑蝥60g　白国樟36g　轻粉36（或加水杨酸330g，冰醋酸100ml，醋酸铝60g）　先将白砒、硫黄、轻粉各研细末，再同其余药物和米醋浸在瓶中或缸中，俟1周后使用。

功用：同上。

用法：外搽，每日1~2次。亦可浸用，约浸20min；有糜烂者禁用。

二仙汤（经验方）　仙茅　仙灵脾（淫羊藿）　当

归　巴戟　知母　黄柏

功用：调摄冲任,用于瘾疹冲任不调者。

用法：水煎服。

七三丹(经验方)　熟石膏 21 g　升丹 9 g　共研细末。

功用：提脓祛腐,用于流痰、附骨疽、瘰疬、有头疽等证,溃后腐肉难脱、脓水不净者。

用法：掺于疮口上,或用药线蘸药插入疮中,外用膏药或油膏盖贴。

七宝美髯丹(《邵应节方》)　制首乌 1000g　牛膝 400g　补骨脂 400g　茯苓 400g　菟丝子 400g　当归身 400g　枸杞子 400g　分制后,共研细末,炼蜜为丸。

功用：补肾元,乌须发。

用法：每日 3 次,每次 9 g,空腹,淡盐汤或开水送下。

十全流气饮(《外科正宗》)　陈皮　赤苓　乌药　川芎　当归　白芍　香附　甘草　青皮　木香　生姜　大枣

功用：疏肝解郁、健脾理气。

用法：水煎服。

十全大补汤(《医学发明》)　党参　白术　茯苓　炙甘草　当归　川芎　熟地黄　白芍　黄芪　肉桂

功用：补气补血,用于疮疡气血虚弱,溃疡脓液清稀者。

用法：水煎服。

[附]**十全大补丸**　即上方共研末和匀,炼蜜为丸。

功用：同上。

用法：每日服 9g,用温开水送下。

八珍汤(《正体类要》)　人参　白术　茯苓　甘草　当归　白芍　地黄　川芎

功用：补气补血,用于疮疡、皮肤病之属于气血两虚者。

用法：水煎服。

八宝丹(《疡医大全》)　珍珠 3 g　牛黄 1.5 g　象皮　琥珀　龙骨　轻粉各 4.5 g　冰片 0.9 g　炒甘石 9 g　研极细末。

功用：生肌收口,用于溃疡脓水将尽,阴证、阳证都可用。

用法：掺于患处。

八味地黄丸(见六味地黄丸)

八二丹(经验方)　熟石膏 8 份　升丹 2 份　各研极细末,和匀。

功用：提脓祛腐,用于溃疡脓流不畅、腐肉难脱。

用法：掺于疮面,或制成药线插入瘘管,外用膏药或油膏盖贴。

八正散(《局方》)　木通　瞿麦　车前子　萹蓄　滑石　炙甘草　山栀子　大黄

功用：清利湿热,通淋排石,用于泌尿系结石、前列腺肥大等属于湿热者。

用法：水煎服。

九一丹(《医宗金鉴》)　熟石膏 9 份　升丹 1 份　各研极细末,和匀。

功用：提脓去腐,用于溃疡、瘘管流脓未尽者。

用法：掺于疮面,或制成药线插入疮口或瘘管。

九华膏(经验方)　滑石 600 g　月石 90 g　龙骨 120 g　川贝 18 g　冰片 18 g　朱砂 18 g　共研细末,放凡士林油中调匀使成 20% 的软膏,冬季可适当加入香油。

功用：消肿止痛、生肌润肤,用于内、外痔发炎及内痔术后。

用法：外用。

九黄丹(经验方)　制乳没各 6g　川贝 6g　石膏 18g　红升 9g　腰黄 6g　朱砂 3g　炒月石 6 g　冰片 0.9g,各研极细末,和匀。

功用：提毒拔脓,去瘀去腐,止痛平胬。治一切痈疽已溃,脓流不畅、肿胀疼痛者。

用法：将药粉掺于患处,用膏药或油膏纱布盖之。

人参养荣汤(《局方》)　党参　白术　炙黄芪　炙甘草　陈皮　肉桂心　当归　熟地黄　五味子　茯苓　远志　白芍　大枣　生姜

功用：补益气血、宁心安神,用于疮疡溃后气血虚弱,久不收敛者。

用法：水煎服。

丁桂散(经验方)　公丁香　肉桂各 30 g　共研细末

功用：温化痰湿,散寒止痛。

用法：掺膏药或油膏内敷贴患部。

三　画

万灵丹(《医宗金鉴》)　茅术 240g　何首乌　羌活　荆芥　川乌　乌药　川芎　甘草　川石斛　全蝎(炙)　防风　细辛　当归　麻黄　天麻各 30 g

雄黄 18 g　共研细末,炼蜜为丸,朱砂为衣,每丸 9 g。

功用:解表发汗、驱风理湿、温通经络,治附骨疽风寒湿邪型初起,恶寒发热、筋骨疼痛,以及麻风初起,麻木不仁等证。

用法:每服 1 粒,葱头、豆豉煎汤或温酒送下。

三妙丸(《医学正传》)　苍术 180 g　黄柏 120 g(酒炒)　牛膝 60 g　共研细末,面糊为丸。

功用:清热化湿,用于湿疮、臁疮等证,属于湿热内盛者。

用法:每服 9 g,淡盐汤送下。

三黄丸(《李东垣方》)　黄连　黄芩　大黄

功用:清热解毒,用于阳证疮疡。

用法:水煎服。

三黄洗剂(经验方)　大黄　黄柏　黄芩　苦参各等份　共研细末。上药 10~15 g,加入蒸馏水 100 ml,医用石炭酸 1ml。

功用:清热、止痒、收涩,用于急性皮肤病、疖病等有红肿焮痒渗液者。

用法:临用时摇匀,以棉花蘸药汁搽患处,每日 4~5 次。

三品一条枪(《外科正宗》)　白砒 45g　明矾 60g　明雄黄 7.2g　乳香 3.6 g　将砒、矾两物研成细末,入小罐内,煅至青烟尽白烟起,片时,约上下通红,住火,放置一宿,取出研末,约可得净末 30g。再加雄黄、乳香两药,共研成细末,厚糊调稠,搓条如线,阴干备用。

功用:腐蚀,治瘰疬、痔疮、肛瘘等。

用法:将药条插入患处,外以膏盖护之。

三石散(经验方)　制炉甘石　熟石膏　赤石脂各 90 g　共研细末。

功用:收涩生肌,用于皮肤病滋水浸淫者。

用法:麻油或凡士林调搽患处。

大补阴丸(《丹溪心法》)　黄柏　知母　熟地黄　龟板

功用:养阴清热,用于红斑性狼疮、阴茎癌肝肾阴虚者。

用法:水煎服。

大黄牡丹汤(《金匮要略》)　大黄　牡丹皮　桃仁　冬瓜仁　芒硝

功用:清热祛瘀、通下,用于肠痈(急性阑尾炎)、急性腹膜炎。

用法:水煎服。

大分清饮(《类证治裁》)　茯苓　猪苓　泽泻　木通　山栀　车前子　枳壳

功用:清利湿热,治疗精浊、溺浊、水疝。

用法:水煎服。

大柴胡汤(《金匮要略》)　柴胡　黄芩　大黄　枳实　半夏　白芍　生姜　大枣

功用:和解表里、清泻热结,用于急性胆囊炎、胆石病、急性胰腺炎、溃疡穿孔中期、肝脓肿等。

用法:水煎服。

大承气汤(《伤寒论》)　生大黄(后下)　枳实　厚朴　芒硝(冲服)

功用:泻热攻下,用于疮疡、皮肤病、急腹症里热实证。

用法:水煎服。

土槿皮酊 10%(经验方)　土槿皮粗末 10g　80%酒精 100ml　按渗漉法制成即可。

功用:杀虫止痒,治鹅掌风、脚湿气、紫白癜风等病。

用法:搽擦患处,每日 3~4 次;手足部糜烂或皲裂者禁用。

小金片(经验方)　马钱子(制)216 g　地龙 234 g　全虫 117 g　制附子 234 g　姜半夏 225 g　五灵脂 225 g　制没药 117 g　制乳香 126 g 共研细末和匀,加辅料(粘合剂)轧制成片,每片含生药量 0.3 g。

功用:破瘀通络、祛痰化湿、消肿止痛,用于流痰、瘰疬、瘿、附睾结核、肿瘤等疾病。

用法:成人每日服 2 次,每次 4 片,用温开水送下;儿童减半。孕妇忌服。

小金丹(《外科全生集》)　白胶香 45 g　草乌头 45 g　五灵脂 45 g　地龙 45 g　马钱子(制)45g　乳香(去油)22.5g　没药(去油)22.5g　当归身 22.5g　麝香 9 g　墨炭 3.6g　各研细末,用糯米粉和糊打千捶,待融和后,为丸,如芡实大,每料约 250 粒左右。

功用:同上。

用法:每服 1 粒,每日 2 次,陈酒送下。孕妇忌服。

千捶膏(经验方)　蓖麻子肉 150g　嫩松香粉 300 g　(在冬令制后研末)　轻粉 30 g　(水飞)　东丹 60 g　银朱 60 g　茶油 40 g　(冬天需改为 75 g)　须在大伏天配制。先将蓖麻子肉入石臼中捣烂,再缓入松香末,俟打匀后,再缓入轻粉、东丹、银朱,最后加入茶油,捣数千捶成膏。

功用:有消肿止痛、提脓祛腐之功,用于一切阳证,如痈、疽(有头)、疖、疔等。

用法:隔水炖烊,摊于纸上,盖贴患处。

[附]千捶膏 简易制法。

处方:上方去茶油,嫩松香(不需研末)增为360g,蓖麻子肉改为蓖麻子油 90 g。

制:先将蓖麻子油和嫩松香一并入砂锅内,炖烊后,离火,以木棒不断搅匀,约5min,稍冷,再缓入银朱、东丹,搅匀,最后缓入轻粉,搅匀成膏,用文火保温,摊于纸上,当时一次摊好备用。

千金散(经验方) 煅白砒 6g 制乳香 制没药 轻粉 飞朱砂 赤石脂 炒五倍子 煅雄黄 醋制蛇含石各 15 g 共研细末。

功用:蚀恶肉、化腐,用于一切恶疮顽肉死腐不脱者,以及千日疮、鸡眼、痔瘘等证。

用法:将药粉掺入患处,或粘附在纸线上,插入疮中。

马勃膏(经验方) 马勃 20 g 凡士林 80 g 马勃研末高压消毒后,用凡士林调成油膏。

功用:生肌收口。

用法:敷贴患部

四 画

六一散(《伤寒标本》) 滑石 60 g 甘草 10g

功用:清暑利湿。

用法:每服 9 g 或入汤剂包煎。

六神丸 处方略。

功用:内服有解毒、消肿之功,治痈疽、疔疮、流注、无名肿毒、时邪疫毒、白喉、喉风、喉痈、乳蛾等。外敷有退肿、止痛之功,但不能过多,因刺激表皮,有腐蚀之弊。

用法:每服 10 粒,温开水送下,日服 3 次;儿童减半;婴儿服 1/3。孕妇忌服。外敷以开水或陈酒烊化,敷患处。

六应丸(《经验方》) 珍珠 10g 牛黄 15g 蟾酥 10g 腰黄 20g 冰片 5 g 公丁香 40 g 共细末,泛芥子大丸。

功用:解毒、消炎、退肿、止痛,用于乳蛾、疖、痈疮疡、咽喉炎症,以及虫咬等。

用法:成人每次 10 粒,儿童每次 5 粒,婴儿每次 2 粒,每日 3 次。外用不拘多少,以冷开水或醋调敷患处。

六军丸(《外科正宗》) 蜈蚣去头足 蝉衣 全蝎 僵蚕炒去丝 夜明砂 穿山甲 各等分,研末,神曲糊丸,如粟米大,朱砂为衣。

功用:疏通经络、破瘀消肿,治疗肿块坚硬的瘰疬瘤。

用法:每次 9g,饭后服,酒送下。

六神全蝎丸(《外科秘录》) 全蝎焙干去足 炒白术 半夏 白芍 茯苓 炙草 共细末,蜜丸。

功用:健脾化痰、解毒散结,用于治疗乳癖。

用法:每次 1 丸,每日服 3 次。

六味地黄丸(《小儿药证直诀》) 熟地 240 g 山萸肉 干山药各 120g 丹皮 白茯苓 泽泻各 90g 上药为末,糊丸如梧桐子大。

功用:补肾水、降虚火。

用法:每日服 9 g,淡盐汤送下,或水煎服。

[附一]桂附地黄丸(即八味地黄丸,附桂八味丸) 即六味地黄丸加肉桂、附子。

功用:温补脾肾,治命门火衰,脾肾两虚。

[附二]知柏八味丸(即知柏地黄丸) 即六味地黄丸加知母、黄柏。

功用:有养阴清热、泻火利湿之功。

[附三]加味地黄丸 即六味地黄丸加肉桂、五味子。

功用:有滋水养阴、引火归原之功,治肾水枯竭,虚火上炎。

[附四]新六味片(经验方) 生地 4000 g 淮山药 2000g 茯苓 1500g 女贞 2000g 赤芍 1500g 泽泻 1500g 将上药共研细粉,过 100 目筛,加适量赋型剂、轧片,每片含生药 0.3。

功用:同六味地黄丸。

用法:每日 2~3 次,每次 5 片,温开水送服;

五神汤(《外科真诠》) 茯苓 金银花 牛膝 车前 紫花地丁

功用:清热利湿,用于委中毒、附骨疽、痔、肛周脓肿等由湿热凝结而成者。

用法:水煎服。

五仁汤(《世医得效方》) 杏仁 柏子仁 郁李仁 瓜蒌仁 火麻仁

功用:润肠通便,用于内痔属于燥热便秘者及痞结型肠梗阻等。

用法:水煎服。

五五丹(经验方) 熟石膏 升丹各 15 g 共研细末。

功用：提脓祛腐,用于流痰、附骨疽、瘰疬等证,溃后腐肉难脱,脓水不净者。

用法：掺于疮口中,或用药线蘸药插入,外盖膏药或油膏,每日换药1~2次。

五宝散(《医宗金鉴》) 钟乳石12g(如乳头下垂,敲之易碎,似蜻蜓翅者方真) 朱砂3g 珍珠6g(豆腐内煮,半炷香时取出)冰片3g 琥珀6g 各研极细、和匀,用药6g,另加飞罗面24g,再研和匀,磁罐密收。

功用：清凉解毒,治杨梅疳疮结毒及婴儿湿疮。

用法：每用土茯苓150g,水3碗,煎至2碗,滤去渣,分作3次,每次加五宝散0.3g和匀,日用3次；儿童减半；婴儿服1/3。如鼻子腐烂,每日于土茯苓内加辛夷9g煎服,以引药上行。忌海腥、牛、羊、鹅肉、酒、煎炒等。

五倍子汤(《疡科选粹》) 五倍子 朴硝 桑寄生 莲房 荆芥各30g

功用：消肿止痛、收敛止血,用于痔疮脱肛等。

用法：煎汤熏洗患处。

五倍子散(《医宗金鉴》) 用五倍子大者一个,凿一孔,用阴干前草揉碎,填入五倍子内,用纸塞孔,湿纸包,煨片时,取出待冷去纸,研为细末。每药末3g加轻粉0.9g,冰片0.15g,共研极细。

功用：收敛收涩,用于内痔坚硬疼痛难忍者。

用法：干搽痔上。

五味消毒饮(《医宗金鉴》) 金银花 野菊 紫地丁 天葵子 蒲公英

功用：清热解毒,用于疔疮疖肿、松毛虫病等。

用法：水煎服。

五虎追风散(《晋南史全恩家传方》) 蝉衣 南星 天麻 全蝎 僵蚕 共研细末。

功用：祛风镇痉,用于破伤风。

用法：口服,每次3~6g,每日2~3次,亦可水煎服。

开郁散(《洞天奥旨》) 柴胡 当归 白芍 白术 茯苓 香附 郁金 天葵草 全蝎 白芥子 炙甘草

功用：舒肝解郁、化痰散结,用于治疗乳癖、乳痨、乳癌等。

用法：水煎服。

开关散(《卫生宝鉴》) 皂角6g 细辛0.9g 研为细末。

功用：开关通窍,治口噤不开、气息不通。

用法：每用少许,吸入鼻中即醒。

太乙膏(《外科正宗》) 玄参 白芷 归身 肉桂 赤芍 大黄 生地黄 土木鳖各60g 阿魏9g 轻粉12g 柳槐枝各100段 血余30g 东丹1200g 乳香15g 没药9g 麻油2500g 除东丹外,将余药入油煎,熬至药枯,滤去渣滓,再加入东丹,充分搅匀成膏。

功用：消肿清火、解毒生肌,用于一切疮疡已溃或未溃者。

用法：隔火炖烊,摊于纸上,随疮口大小敷贴患处。

止痛如神汤(《医宗金鉴》) 秦艽 桃仁 皂角子 苍术 防风 黄柏 当归尾 泽泻 槟榔 熟大黄

功用：清热、祛风、利湿,用于痔核肿胀疼痛者。

用法：水煎服。

止痒扑粉(经验方) 绿豆50g 氧化锌5g 樟脑1g 滑石粉加至100g 将绿豆、氧化锌、滑石粉研细后,再加入樟脑,研匀即成。

功用：清热、收涩、止痒,治夏季皮炎、痱子等。

用法：干扑患处,每日3~5次。

双柏散(经验方) 侧柏叶60g 大黄60g 黄柏30g 薄荷30g 泽兰30g 共研细末。

功用：活血祛瘀、消肿止痛,用于疮疡初起红肿热痛,腹腔炎症包块,静脉炎等。

用法：水、蜜调制外敷。

化斑解毒汤(《医宗金鉴》) 升麻 石膏 连翘(去心) 牛蒡子(研炒) 人中黄 黄连 知母 玄参

功用：清热解毒。治内发丹毒。

用法：加用竹叶20片,水煎服。

化坚二陈丸(《医宗金鉴》) 陈皮 半夏各30g 白茯苓45g 生甘草 川黄连各10g 炒白僵蚕60g 共研细末,荷叶煎汤泛丸,如梧子大。

功用：化痰散结,治体表各种痰核。

用法：每服6g,每日3次,白开水送下。

化癌汤(《疡医大全》) 人参 黄芪 忍冬藤 当归 白术 茜草根 白芥子 茯苓

功用：调补气血、健脾化痰,用于治疗乳癌及其他癌症气血不足者。

用法：水煎服。

天麻钩藤饮(《杂病证治新义》) 天麻 钩藤 石决明 山栀子 黄芩 川牛膝 杜仲 益母草

桑寄生　夜交藤　茯苓

功用：平肝潜镇，用于皮肤病血虚肝旺者。

用法：水煎服。

水杨酸酊剂 5%　水杨酸 5g　75% 酒精加至 100ml，调匀即成。

功用：止痒、杀真菌。

用法：每日外擦 3～4 次。

水杨酸软膏 5%　水杨酸 5g　凡士林 95g　调匀即成。

功用：杀真菌、止痒、软化角质。

用法：每日外搽 3～4 次。

内疏黄连汤（《医宗金鉴》）　槟榔　木香　栀子　连翘　薄荷　黄芩　黄连　甘草　桔梗　大黄　当归　白芍

功用：清火解毒、除里热，治痈疽里热实者。

制用法：水煎，饭前服。

内消瘰疬丸（《疡医大全》）　夏枯草 240g　玄参 150g　青盐 150g　海藻　贝母　薄荷　花粉　海蛤粉　白蔹　连翘　熟大黄　生甘草　生地黄　桔梗　枳壳　当归　硝石各 30g　共研细末，酒糊丸。

功用：化痰、消坚、止痛，治瘰疬。

用法：每服 9g，温开水送下。

升丹（《医宗金鉴》）　水银 30g　火硝 120g　白矾 30g　雄黄　朱砂各 15g　皂矾 18g　用升华方法制成，它的纯粹成分是氧化汞。《医宗金鉴》、《疡医大全》、《外科真诠》等书所用升丹的组成大致相同。现在一般采用小升丹，附方于后。先将白矾、皂矾及火硝研碎，入大铜杓内，加火酒一小杯炖化，一干即起研细。另外将水银、朱砂及雄黄共研细末，以不见水银星为度，再入硝矾一起研匀。取阳城罐用纸筋泥糊一指厚，阴干，不使生裂纹，搪泥罐子泥亦可用，如有裂纹，以罐子泥补之，无裂纹方可入前药。罐口以铁油盏盖定，加铁梁盏，上下用铁丝扎紧，用棉纸蘸蜜，塞罐口缝间，外用煅石膏细末调醋封固，加炭火使盏热固定，置罐于铁架上，用木炭火煅炼三炷香（约 3h）。第一炷香宜用底火（就是火焰限于罐底），如火大则汞先飞上。第二炷香，宜用大半罐火，以毛笔沾冷水时时刷擦铁盏。第三炷香，使火焰平罐口，用毛笔沾冷水时时刷擦，勿使盏干。在升炼时可预以盐卤汁调罐子稀泥，用毛笔蘸汞水，糊刷罐口周围，勿使泄气。如罐上有绿烟喷出，是汞外走现象。三炷香尽，去火冷定，另开看盏上有红色或黄色升丹，约 18g 重，刮下，研极细，装罐备用。

功用：提脓去腐。

用法：掺疮口中，亦可用药线蘸药插入，一般用熟石膏稀释成九一丹、八二丹、七三丹、五五丹应用。

[附] **小升丹**（三仙丹）　水银 30g　白矾 24g　火硝 21g

功用：同升丹，力较逊。

用法：同升丹。

牛蒡解肌汤（《疡科心得集》）　牛蒡子　薄荷　荆芥　连翘　山栀　丹皮　石斛　玄参　夏枯草

功用：祛风清热、化痰消肿，用于头面颈项疮疡，风火痰热所致者。

用法：水煎服。

牛皮癣膏药（经验方）　①雄黄 60g　硫黄 60g　洋樟 60g　枯矾 60g　明矾 60g　红矾（红砒）30g

制法：共研细末。

用法：将药粉均匀掺在膏药上。

②荆芥　防风　苦参　斑蝥　白芷　甘草　大黄　当归　槟榔　鹤虱　瓦松　花椒　生地　茴香　番木鳖　蛇床子　全蝎　蝉衣各 60g　蜈蚣 12 条　红矾 30g　土槿皮 60g　巴豆 60g　苍术 60g

制法：以上各药用麻油 5000ml，春浸 5 天，夏 3 天，秋 7 天，冬 10 天，熬煎去渣，滴水成珠，再将熟油秤准，每 500ml 熟油加炒透广丹 240g（冬天改 180～210），收膏。

功用：杀虫、止痒、润肤，治松皮癣。

用法：将膏摊于布上，随患处大小敷贴，贴 7 天为 1 次，3 次为一疗程。在第 1 次敷贴时，将①方药粉均匀地撒在膏药上，烘热贴上，第 2、3 次不撒药粉。

按：在第 1 次敷贴后，皮肤会高起一小片，作痒；第 2 次敷贴，痒较轻；第 3 次敷贴，不痒，皮肤平复。

乌梅丸（《伤寒论》）　乌梅 9g　细辛 6g　干姜 10g　当归 4g　制附子 6g　蜀椒 4g　桂枝 6g　黄柏 6g　黄连 16g　人参 6g　按上比例配伍，乌梅肉用醋浸一宿，打烂，余药分研、和匀，和入梅肉打匀，蜜丸。

功用：安蛔，治胆道蛔虫、蛔虫性肠梗阻等。

用法：每服 9g，空腹白汤下，每日 1～3 次。亦可以常用量作汤剂煎服。

乌梢蛇片(经验方) 乌梢蛇研粉,加适量赋型剂,轧片,每片含生药0.3g。

功用:祛风止痒。

用法:成人每日2~3次,每次5片,温开水送下。

五　画

玉露散(经验方) 芙蓉叶 研成极细末。

功用:凉血、清热、退肿,用于疮疡阳证。

用法:可用麻油、菊花露、银花露或凡士林调敷患处。

[附]玉露油膏　凡士林8/10,玉露散2/10,调匀成膏。

玉枢丹(王孟英《霍乱论》) 山慈姑60g　五倍子60g　千金子霜30g　雄黄23g　朱砂23g　红芽大戟45g　麝香6g　共为细末,糯米汤调,制成锭剂。

功用:解毒辟秽、活血消肿,治霍乱痧胀、瘟疫喉风、癫狂痛疽、蛇犬咬伤等。

用法:内服,每服0.6g,捣碎冲服。外用,醋磨调敷患处。

玉真散(《外科正宗》) 生南星 白芷 防风 羌活 天麻 白附子各等量 共研为细末。

功用:祛风镇痉,用于破伤风。

用法:每次3~6g,热酒调服,亦可煎服。

平胬丹(《外科诊疗学》) 乌梅肉(煅存性) 月石各4.5g 轻粉1.5g 冰片0.9g 研极细末。

功用:腐蚀平胬,治疮疡有胬肉突出,障碍排脓,用之可使胬肉平复。

用法:掺疮口上,外盖膏药。

龙胆泻肝汤(李东垣方,录自《古今医方集成》) 龙胆草 栀子 黄芩 柴胡 生地黄 泽泻 当归 车前子 木通 甘草

功用:泻肝胆湿热、实火,用于湿疹、丹毒、足癣继发感染、接触性皮炎、蛇丹、肝脓肿、肛周脓肿及急腹症里热证者。

用法:水煎服。

[附]龙胆泻肝丸　即上方诸药,共研细末和匀,以水泛为丸。

功用:同上。

用法:每日服9g,分2次吞,用温开水送下。

加味金铃子片(经验方) 延胡索 金铃子 香附 广玉金 檀香 木香 丁香 小茴香 乌药 吴茱萸 各等量,共研细粉,过100目筛,轧片,每片含生药0.3g。

功用:利气止痛。

用法:成人每日2~3次,每次5~10片;儿童减半,饭前温开水吞服。

加味地黄丸(见六味地黄丸)

加味归脾丸(《医宗金鉴》) 香附 人参 酸枣仁(炒) 远志(去心) 当归 黄芪 乌药 陈皮 白术(土炒) 贝母(去心)各30g 木香 炙甘草各10g 上药共研细末,合欢皮120g 煎汤泛丸。

功用:益气养血、解郁化痰,治气瘿、气瘤。

用法:每服10g,饭后开水送下。

加味五苓散(《类证治裁》) 猪苓 茯苓 白术各30g 泽泻24g 茴香12g 肉桂5g 共研粗末。

功用:温阳化气利水,主治水疝。

用法:每用12g,加盐2g,水煎服,每日3次。

归脾汤(《济生方》) 人参6g 白术(土炒)6g 黄芪(炒)6g 当归身3g 炙甘草1.5g 茯神6g 远志(去心)3g 枣仁(炒研)6g 青木香1.5g 龙眼肉6g 生姜3片 大枣2枚

功用:养心健脾、益气补血,治岩、乳痰等瘘,久溃不敛、气血两亏、心脾衰弱、心烦不寐者。

用法:水煎服。

[附]归脾丸　即上方诸药按上比例配方除龙眼肉、生姜、大枣外,共研细末和匀,另将龙眼肉、生姜、大枣煮。入药末共捣,和丸。

功用:同上。

用法:每日服9g,用温开水送下。

四逆汤(《伤寒论》) 附子 干姜 甘草

功用:回阳救逆、温中止泻,用于阴寒内盛、阳气衰微、四肢逆冷、下利清谷或出冷汗、脉沉、微细欲绝者。

用法:日服1剂,水煎取汁,分2次服。

四逆散(《伤寒论》) 柴胡 白芍 枳实 甘草

功用:理气开郁,用于急腹症气郁者。

用法:水煎服。

四妙散(《外科精要》) 炙黄芪 当归 金银花 炙甘草

功用:托里排脓,用于疮疡肿痛、排脓不畅。

用法:水煎服。

四苓散(即《伤寒论》五苓散去桂枝) 白茯苓 泽泻 猪苓 白术

功用：利水渗湿,治疮疡湿邪内蕴、小便不利者。

用法：水煎服。

四物汤(《局方》) 熟地黄 归身 白芍 川芎

功用：养血补血,用于疮疡血虚之证。

用法：水煎服。

四君子汤(《局方》) 人参 茯苓 白术 炙甘草

功用：补元气、益脾胃,用于疮疡中气虚弱、脾失运化者。

用法：水煎服。

四物消风饮(《医宗金鉴》) 生地黄 当归 荆芥 防风 赤芍 川芎 白鲜皮 蝉蜕 薄荷 独活 柴胡 红枣

功用：养血祛风,用于瘾疹、牛皮癣等血虚风燥者。

用法：水煎服。

四海舒郁丸(《疡医大全》) 青木香15g 陈皮 海蛤粉各6g 海带 海藻 昆布 海螵蛸各60g 共研细末为丸。

功用：理气解郁、软坚消肿,治气瘿。

用法：日服1~2次,水、酒送下均可,每服9g。

四妙勇安汤(《验方新编》) 玄参 当归 金银花 甘草

功用：和营止痛、清热解毒,用于热毒型血栓性闭塞性脉管炎。

用法：水煎服。

四黄散、膏(经验方) 黄连 黄柏 黄芩 大黄 乳香 没药各等量,共为细末为散剂,或以散剂加凡士林调为膏。

功用：清热解毒、活血消肿,用于阳证疮疡。

用法：散剂：水或银花露调敷患处。

膏剂：将油膏摊纱布上敷患处。

白降丹(《医宗金鉴》) 朱砂 雄黄各6g 水银30g 硼砂15g 火硝 食盐 白矾 皂矾各45g 先将雄黄、皂矾、火硝、明矾、食盐、朱砂研匀,入瓦罐中,微火使其烊化,再和入水银调匀,待其干涸。然后用瓦盆一只,盆下有水,即以盛干涸药料的瓦罐覆置盆中,四周以赤石脂和盐卤层层封固,再以炭火置于倒覆的瓦罐上,如有空隙漏气处,急用赤石脂盐卤加封,约过三炷香(约3h)即成。火冷定后开看,盆中即有白色晶片的药粉。

功用：腐蚀、平胬,治溃疡脓腐难去,或已成瘘管,肿疡成脓不能自溃,疣、痣、瘰疬等证,外敷消散药物效果不显者。

用法：疮大者用0.15~0.18g,小者0.03~0.06g,以清水调涂疮头上；亦可和米糊为条,插入疮口中,外盖膏药。

白驳片(经验方) 紫草50g 真降香50g 草河车50g 白药子50g 白薇50g 苍术20g 海螵蛸35g 红花50g 桃仁50g 生首乌50g 龙胆草20g 刺蒺藜750g 甘草35g 共为细末,制成片,每片重1g。

功用：能散风、清热、活血,治白驳风。

用法：每次服10g,每日2次,温开水送下。

白屑风酊(经验方) 蛇床子40g 苦参片40g 土槿皮20g 薄荷脑10g 将蛇床子、苦参片、土槿皮共研成粗粉,先用75%酒精80ml,将药粉渗透,放置6h后,然后加入75%酒精920ml,依照渗漉分次加入法,取得酊剂约1000ml(不足之数可加入75%酒精补足),最后加入薄荷脑即成。

功用：祛风止痒,治白屑风。

用法：搽擦患处,每日3~5次；有糜烂者禁用。

皮脂膏(经验方) 青黛6g 黄柏6g 煅石膏60g 烟膏60g(即土法烟熏烘硝牛皮后烟汁结成的残留物质)共研细末,和匀,以药末60g加凡士林240g,调匀成膏。

功用：清热杀虫止痒,治湿疹、肛门瘙痒病等。

用法：外搽患处。

皮枯膏(经验方) 皮脂膏一料加枯矾粉110g

功用：同皮脂膏,但止痒作用较强。

用法：同皮脂膏。

皮癌净(河南省鹿邑县人民卫生防治院) 红砒3g 指甲1.5g 头发1.5g 大枣去核一枚 碱发面30g 将红砒研细末,再与指甲、头发同放入去核枣内,用碱发面包好,放入桑木炭中,煅烧成灰,研细末,备用。煅烧时注意：①煅烧时须细心观察,轻轻翻动药团,使其煅烧均匀；但不能用力过大,以防破碎。②煅烧时,见药团冒出白烟,臭气；烟过后,药团表面出现黄色小点,都是正常现象。③煅成的药团,当轻松如炭,轻敲辄碎,其色乌亮。如敲开药团,见枣内有红赤色细丝,指甲、头发末分开,未易破碎者,为未煅好。

功用：祛腐解毒,用于治疗鳞状上皮癌。

用法：将药末直接撒于瘤体疮面上；或用麻油调成50%的糊剂,涂于瘤体疮面,每日或隔日1次。

生肌散(经验方) 制炉甘石15 g 滴乳石9 g 滑石30 g 血珀9克 朱砂3 g 冰片0.3 g 研极细末。

功用：生肌收口，用于痈疽溃后、脓水将尽者。

用法：掺疮面上，外盖膏药或药膏。

白玉膏(经验方)(即生肌白玉膏) 熟石膏9份 制炉甘石1份 熟石膏研匀，加入制炉甘石粉和匀，以麻油少许调成膏，再加凡士林使成70%的软膏。

功用：润肤、生肌、收敛，用于溃疡腐肉已尽，疮口不敛者。

用法：将膏少许匀涂纱布上外敷，并可掺其他生肌药粉于药膏上，效果更佳。

生肌玉红膏(《外科正宗》) 当归60 g 白芷15 g 白蜡60 g 轻粉12 g 甘草36 g 紫草6 g 血竭12 g 麻油500ml 先将当归、白芷、紫草、甘草四味，入油内浸3日，大枸内慢火熬微枯，细绢滤清，复入枸内煎滚，入血竭化尽，次入白蜡，微火化开。用茶盅四个，预炖水中，将膏分作四处，倾入盅内，候片时，下研细轻粉，每盅3 g搅匀。

功用：活血祛腐、解毒镇痛、润肤生肌，用于疮疡溃后脓水将尽、烫伤、肉芽生长缓慢者。

用法：将膏匀涂纱布上，敷贴患处，并依溃疡局部情况，可掺提脓、祛腐药于膏上同用，效果更佳。

生脉散(《内外伤辨惑论》) 孩儿参 麦冬 五味子

功用：益气养阴，用于疮疡、烧伤、皮肤病、前列腺肥大气阴两虚者。

用法：水煎服。

仙方活命饮(《医宗金鉴》) 穿山甲 皂角刺 当归尾 甘草 金银花 赤芍 乳香 没药 天花粉 陈皮 防风 贝母 白芷

功用：消肿散结、活血祛瘀，用于痈疽肿疡、腹腔炎症包块等。

用法：水煎服。

瓜蒌牛蒡汤(《医宗金鉴》) 瓜蒌 牛蒡子 天花粉 黄芩 陈皮 生栀子 皂角刺 金银花 青皮 柴胡 甘草 连翘

功用：清肝经邪热，用于乳痈初起。

用法：水煎服。

右归丸(《景岳全书》) 熟地黄8份 淮山药4份 山萸肉3份 枸杞子4份 菟丝子4份 杜仲4份 鹿角胶4份 当归3份 附子2～6份 肉桂2～4份 上药按比例称足。共为细末，炼蜜为丸。

功用：补益肾阳，治疮疡、皮肤病属肾阳不足者。

用法：口服，每日1～2次，每次9 g，亦可水煎服。

左归丸(《景岳全书》) 熟地黄8份 淮山药4份 山萸肉4份 枸杞子4份 菟丝子4份 鹿角胶4份 龟板胶4份 牛膝3份 上药按比例称足。共为细末，炼蜜为丸。

功用：滋补肾阴，用于疮疡、皮肤病属肾阴不足者。

用法：口服，每日1～2次，每次6 g，或水煎服。

代抵当汤(《证治准绳》) 大黄 归尾 生地 炮山甲 芒硝 桃仁 肉桂

功用：攻逐瘀血，治膀胱蓄血引起的癃闭。

用法：水煎服。

六　　画

冲和膏(《外科正宗》) 紫荆皮(炒)150 g 独活90 g 赤芍60 g 白芷30 g 石菖蒲45 g 研细末。

功用：疏风、消肿、活血祛寒，治疮疡阴阳不和、冷热相凝者。

用法：葱汁、陈酒调敷。

[附]冲和油膏　用凡士林8/10，冲和散2/10，调匀成膏。

用法：摊纱布上，敷患处。

安宫牛黄丸(《温病条辨》) 牛黄 郁金 犀角 黄芩 黄连 栀子 雄黄 朱砂30 g 梅片 麝香各7.5 g 珠粉15 g 研极细末，炼蜜和丸，每丸3 g，金箔为衣，以蜡护之。

功用：清心解毒、宣窍安神，用于疔疮走黄及疮疡神昏谵语、狂躁痉厥之热盛者。

用法：每服1丸，脉虚者，人参汤送下；脉实者，银花薄荷汤送下。病重、体实者，每日3次。

西黄醒消丸(《外科全生集》) 西黄0.9 g 麝香4.5 g 乳香 没药各30 g 先将乳香、没药各研细末，再加西黄、麝香共研；用煮烂黄米饭30g，入药粉捣和为丸，如莱菔之大，晒干忌烘。

功用：清热解毒、和营消肿，治岩、瘰疬等证。

用法：每日服3～9 g，用温开水或陈酒送下。

灰皂散(经验方) 新出窑石灰 楠皂自然水(石碱)、黄丹(京丹) 楠皂不拘量，放在房内通风的地方,使其自行吸收空气中的水分,慢慢溶化出液体,即叫自然水。溶多少,取多少,用玻璃瓶装好备用。

功用:有腐蚀性作用,能使痔核发生干性环死。

用法:有时先取石灰粉(不拘量)放于小杯中,加上黄丹少许,调匀后,加入楠皂自然水,调成糊状,不宜过硬,也不宜过稀,调成后稍等几秒钟,将药涂于痔核面上。因此,药调成糊状后,会很快变成干硬,如发现过于干硬时,可立即加入一些楠皂水调匀,使保持一定的稠度,所以必须随调随用。如果调好后超过10min以上,便会失去效力。

芋艿丸(经验方) 香梗芋艿(拣大者),不拘多少。将芋艿切片晒干,研细末,用陈海蛰(漂淡)大荸荠煎汤泛丸。

功用:消痰、软坚、化毒、生肌,用于瘰疬。

用法:每服9g,陈海蛰、荸荠煎汤送下;或白汤下。

导赤散(《小儿药证直诀》) 木通 生地 生甘草 竹叶

功用:清热利水,用于湿热型前列腺肥大。

用法:水煎服。

异功散 人参 白术 茯苓 炙甘草 陈皮

功用:健脾益气、行滞。

用法:日服1剂,水煎取汁,分2次服。

血府逐瘀汤(《医林改错》) 当归 生地黄 桃仁 红花 枳壳 赤芍 柴胡 甘草 桔梗 川芎 牛膝

功用:活血祛瘀、通络止痛,用于脱疽、白疕、急腹症血瘀者。

用法:水煎服。

先天大造丸(《医宗金鉴》) 人参 白术(土炒) 当归身 白茯苓 菟丝子 枸杞 黄精 牛膝各60g 补骨脂(炒) 骨碎补(去毛微炒) 巴戟肉 远志(去心)各30g 广木香 青盐各15g 丁香9g 以上共研细末 熟地12g酒煮捣膏 仙茅浸去赤汁,蒸熟去皮,捣膏;何首乌去皮,黑豆同煮,去豆捣膏;胶枣肉捣膏;肉苁蓉去鳞并内膜,酒浸捣膏;各60g 紫河车一具白酒煮烂,捣膏 将药末与膏共合一处,炼蜜为梧子大丸。

功用:补气血、壮筋骨,治流痰溃后脓稀难敛、气血两亏者。

用法:每日服70丸,空腹温酒或开水送下。

阳和汤(《外科全生集》) 熟地黄 白芥子 炮姜炭 麻黄 甘草 肉桂 鹿角胶(烊化冲服)

功用:温阳通脉、散寒化痰,用于流痰、附骨疽和脱疽的虚寒型。

用法:水煎服。

阳和解凝膏(《外科全生集》) 鲜牛蒡子根叶梗1.5kg 鲜白凤仙便120g 川芎120g 川附 桂枝 大黄 当归 肉桂 草乌 地龙 僵蚕 赤芍 白芷 白蔹 白及 乳香没药各60g 续断 防风荆芥 五灵脂 木香 香橼 陈皮各60g 苏合油120g 麝香30g 菜油5kg 白凤仙熬枯去渣,次日除乳香、没药、麝香、苏合油外,余药俱入锅煎枯,去渣滤净,秤准份量,每油500g加黄丹(烘透)210g,熬至滴水成珠,不粘指为度,撤下锅来,将乳、没、麝、苏合油加入搅和,半月后可用。

功用:温经和阳、行气活血、驱风散寒、化痰通络,用于疮疡阴证、乳癖等。

用法:置铜杓中,加热,烊化,摊布上,贴患处。

阳毒内消散(《药蔹启秘》) 麝香 冰片各6g 白及 南星 姜黄 炒甲片 樟冰各12g 轻粉胆矾各9g 铜绿12g 青黛6克研极细末。

功用:活血、止痛、消肿、化痰、解毒,适用于一切阳证肿疡。

用法:掺膏药上敷贴。

阴毒内消散(《药蔹启秘》) 麝香3g 轻粉9g 丁香6g 樟脑12g 腰黄9g 良姜6g 肉桂3g 川乌9g 炒甲片9g 胡椒3g 制乳没各6g 阿魏(瓦上炒去油)9g 牙皂6g 研极细末。

功用:温经散寒、消坚化痰,用于一切阴证肿疡。

用法:掺膏药上敷贴。

防风通圣散(《宣明论方》) 防风 荆芥 连翘 麻黄 薄荷 川芎 当归 白芍(炒) 白术 山栀 大黄(酒蒸) 芒硝各15g 石膏 黄芩 桔梗各30g 甘草60g 滑石90g 共研细末。

功用:解表通里、疏风清热、化湿解毒,治疮疡肿毒、肠风痔瘘、瘾疹等。

用法:每服6~12g,每日2~3次;亦可水煎服。

托里消毒散(《医宗金鉴》) 人参 川芎 当归 白芍 白术 金银花 茯苓 白芷 皂角刺 甘草 桔梗 黄芪

功用:补益气血、托毒消肿,用于疮疡体虚邪盛、脓毒不易外达者。

用法：水煎服。

托里透脓汤(《医宗金鉴》) 人参 白术 山甲 白芷 升麻 当归 甘草 黄芪 皂角针 青皮

功用：滋补气血，托里透脓，用于肿疡脓成不溃者。

用法：水煎服

回阳玉龙膏(《外科正宗》) 草乌 军姜各90g 赤芍 白芷 南星各30g 肉桂15g 研细末。

功用：温经活血、散寒化痰，用于疮疡阴证。

用法：热酒调敷，亦可掺于膏药内贴之。

[附]回阳玉龙油膏 凡士林8/10，回阳玉龙散2/10，调匀成膏。

如圣金刀散(《外科正宗》) 松香210g 生白矾 枯矾各45g 研极细末。

功用：收敛，收涩，止血，治金疮出血不止。

用法：掺于患处，纱布扎紧。

竹叶黄芪汤(《医宗金鉴》) 人参 黄芪 石膏(煅) 半夏(炙) 麦冬 白芍 当归 黄芩 生地 甘草 竹叶 生姜 灯心

功用：滋阴生津清热，治有头疽、阴液不足、热甚口渴者。

用法：水煎服。

红油膏(经验方) 凡士林300g 九一丹30g 东丹(广丹)4.5g 先将凡士林烊化，然后徐徐将两丹调入，和匀成膏。

功用：有防腐生肌作用，治溃疡不敛，以及烫伤、创伤等创面较大者。

用法：将药膏匀涂纱布上，敷贴患处。

[附]红油膏纱布 将纱布剪成6cm×12cm大小，约20～30块左右，用红油膏60～90g，共同放置于铝质饭盒内，经高压蒸气消毒备用。

功用：同上。

用法：按疮面大小，剪贴患处。

红灵丹(经验方) 雄黄18g 乳香18g 煅月石30g 青礞石9g 没药18g 冰片9g 火硝18g 朱砂60g 麝香3g 除冰片、麝香外，共研细末，最后加冰片及麝香，瓶装封固，不出气，备用。

功用：活血止痛、消坚化痰，用于痈疽未溃及初、中期阴茎癌。

用法：掺膏药或油膏上，敷贴患处。

[附]红灵丹油膏 红灵丹45g 凡士林300g 先将凡士林熔化冷却，再将药粉徐徐调入，和匀成膏。

功用：活血止痛、消坚化痰，用于痈疽未溃及初、中期阴茎癌。

用法：将油膏涂于纱布上贴之，每日换药1次。

红灵酒(经验方) 当归60g 红花30g 川椒30g 樟脑15g 肉桂60g 细辛15g 干姜30g 取95%酒精1000ml，浸泡7天去渣备用。

功用：活血、消肿、止痛，用于脱疽、冻疮等。

用法：外涂患处或蘸药揉擦。

红藤煎剂(经验方) 红藤 地丁 乳香 没药 连翘 大黄 玄胡 丹皮 甘草 银花

功用：通腑清热、行瘀止痛，治急性阑尾炎。

用法：水煎服。

百部酊(经验方) 百部10～25g 75%酒精100ml 每日振荡数次，1周后去渣备用。

功用：祛风杀虫止痒，用于瘙痒性皮肤病。

用法：直接外涂皮损处。

当归片(经验方) 当归研粉，加适量赋型剂，轧片，每片含生药0.3g。

功用：养血祛风润燥。

用法：成人每次每日2～3次，每次5片，温开水送下。

当归四逆汤(《伤寒论》) 当归 桂枝 芍药 细辛 甘草 木通 大枣

功用：温经散寒、养血通脉，适用于血虚寒凝、手足寒冷或青紫，受寒后更甚；或冻疮初起未溃者。

用法：水煎服。

当归饮子(《外科正宗》) 当归 川芎 白芍 生地 防风 白蒺藜 荆芥 何首乌 黄芪 甘草

功用：养血祛风，用于血虚风燥型的瘾疹、湿疹、牛皮癣、白屑风等。

用法：水煎服。

当归补血汤 黄芪30g 当归(酒炒)6g

功用：补气生血，用于大失血后，面色萎黄、神倦乏力，或有低热、脉虚无力，疮疡溃后脓血过多等各种血虚证。阴虚火旺者忌用。

用法：水煎服。

地黄饮子(《宣明论》) 地黄 巴戟 山茱萸 苁蓉 肉桂 附子 茯苓 远志 菖薄 麦冬 五味子 石斛 薄荷 生姜 大枣

功用：补肾精、开心窍。

用法：水煎服。

地龙片(经验方) 地龙研粉，加适量赋型剂，轧片，每片含生药0.3g。

功用：祛风潜镇。

用法：成人每日2～3次，每次5片，温开水送服。

七　画

辛夷清肺饮(《外科正宗》)　辛夷　黄芩　山栀　麦冬　百合　石膏　知母　甘草　枇杷叶　升麻

功用：疏风清肺，用于热疮。

用法：水煎服。

补中益气汤(《东垣十书》)　黄芪3 g　人参0.9 g　炙甘草1.5 g　归身　橘皮　升麻　柴胡各0.6 g　白术0.9 g

功用：补中益气，治疮疡元气亏损、肢体倦怠、饮食少思。

用法：水煎服。

[附]**补中益气丸**　即上方共研细末和匀，用生姜、大枣煎汤泛丸。

功用：同上。

用法：每日服9 g，用温开水送下。

补阳还五汤(《医林改错》)　生黄芪　当归尾　赤芍　地龙　川芎　桃仁　红花

功用：补气，活血，通络，适用于中风半身不遂、截瘫下半身痿废等。

用法：水煎服。

补骨脂酊25%(经验方)　补骨脂25 g　75%酒精100ml　每日振荡数次，1周后去渣备用。

功用：祛风止痒，用于白癜风、斑秃等。

用法：直接外涂皮损处，每日1～2次。

沙参麦冬汤(《温病条辨》)　沙参　玉竹　生甘草　冬桑叶　麦冬　生扁豆　天花粉

功用：甘寒生津、清养肺胃，用于肺胃阴虚、咽干口渴、舌红者。

用法：水煎服。

泻热汤(《外科全生集》)　黄连　黄芩　连翘　当归尾　木通　生甘草

功用：苦寒泄热，治脱囊阴囊破烂、热盛毒盛者。

用法：水煎服。

阿魏消痞膏(《景岳全书》阿魏膏)　羌活　独活　玄参　官桂　赤芍　川山甲　生地　两头尖　大黄　白芷　天麻　红花各15 g　木鳖10枚去壳　乱发一团　槐柳桃枝各15 g　上药用麻油1120 g　煎药至黑去渣，入发再煎，入发化，入黄丹收膏，以软硬适中为度。取阿魏　芒硝　苏合油　乳香　没药各15 g　麝香9 g　细末，入膏，退火，摊布上。

功用：祛风活血、消肿止痛、化痞散结。

用法：将膏药烘热贴患处，7天1次。

两仪膏(《中国药典》)　党参120 g　熟地240 g　以上两味，酌予切碎，分次水煎取煎出液，至味尽，去滓。将煎出液过滤合并。用文火浓缩成清膏，另加蜂蜜120 g，收膏，即得。

功用：补气益血。

用法：每服6～9 g，每日1～3次，用温开水冲服。

鸡苏散　滑石60 g　甘草10 g　薄荷18 g　共细末。

功用：清暑利湿，兼能清散风热。

用法：每服9 g，或入汤剂包煎。

芩连二母丸(《医宗金鉴》)　黄芩　黄连　知母　贝母(去心)　当归(酒炒)　白芍(酒炒)　羚羊角(镑)　生地　熟地　蒲黄　地骨皮　川芎各30 g　生甘草4.5 g　共为细末，侧柏叶煎汤，面糊为丸，如梧桐子大。

功用：抑火滋阴、养血凉血、安敛心神、调和血脉，用于血瘤。

用法：每服70丸，灯心煎汤送下。

豆豉饼灸(见隔灸)

附子饼灸(见隔灸)

附子理中汤(《三因方》)　附子　人参　干姜　白术　炙甘草

功用：温补脾肾，用于疮疡及附睾结核脾肾阳虚、神疲纳呆、便泄肢冷者。

用法：水煎服。

附桂八味丸(见六味地黄丸)

何首乌酒(《医宗金鉴》)　何首乌120 g　当归身　当归尾　穿山甲(炙)　生地　熟地　虾蟆各30 g　侧柏叶松针　五加皮　川乌(汤泡去皮)　草乌(汤泡去皮)各12 g　将药入夏布袋内，扎口，用黄酒10kg，同药袋入坛内，封固。

功用：滋营消毒，治麻风稍露虚象者。

用法：按患者酒量大小，时时饮之，以醺醺然作汗为度。避风。

纸裹药线　取上好广皮纸，裁成宽约2cm，中间裹以枯痔散粉少许，捻成线条备用。

功用：腐蚀，治漏管、赘瘤、血栓闭塞性脉管炎等证。

用法：挂线或结扎患处。

苁蓉片(经验方) 苁蓉研粉,加适量赋型剂,轧片,每片含生药0.3g。

功用：补肾助阳。

用法：成人每天2~3次,每次5片,温开水送服。

抗银片(经验方) 狼毒 血箭愁 先将狼毒研成细粉,血箭愁煎成流浸膏；将狼毒粉,放入血箭愁流浸膏内,搅拌成颗粒状,轧片,每片含狼毒12.5mg,血箭愁25mg。

功用：活血解毒,治松皮癣。

用法：成人每日3次,每次2片,服药期间如有恶心呕吐等反应则停服,连服2周后检血白细胞,如总数下降至$4.0×10^9$/L以下者则停药。

八　画

青黛散(经验方) 青黛60g 石膏120g 滑石120g 黄柏60g 研细末,和匀。

功用：收湿止痒、清热解毒,用于皮肤病,焮肿痒痛出水者。

用法：干掺,或麻油调敷患处。

[附]青黛散油膏 青黛散75g 凡士林300g 调匀成膏。

功用：收湿止痒、清热解毒,用于皮肤病,焮肿痒痛出水者,兼有润肤作用。

用法：将药膏涂于纱布上贴之,或蘸药搽擦患处,或再加热烘疗法。

青吹口散(经验方) 煅石膏9g 煅人中白9g 青黛3g 薄荷1g 黄柏2g 川连1.5g 煅月石18g 冰片3g 先将煅石膏、煅人中白、青黛各研细末,和匀,水飞(研至无声为度),晒干,再研细,将其余5味各研细后和匀,用瓶装,封固不出气。

功用：清热、解毒、止痛,用于乳头破碎、口腔炎等。

用法：洗漱净口腔,用药管吹于患处,或搽患处。

[附]青吹口散油膏 青吹口散6g 凡士林30g 先将凡士林烊化冷却,再将散徐徐调入,和匀成膏。

功用：同上。

用法：将油膏涂于纱布上贴之,每日换药2~3次。

青蒿鳖甲汤(《温病条辨》) 青蒿 鳖甲 生地 知母 丹皮

功用：养阴清热,用于疮疡、肛瘘、肛周脓肿、急腹症等属于阴虚内热者。

用法：水煎服。

苦参汤(《疡科心得集》) 苦参60g 蛇床子30g 白芷15g 金银花30g 菊花60g 黄柏15g 地肤子15g 大菖蒲9g

功用：祛风除湿、杀虫止痒,用于瘙痒性皮肤病。

用法：水煎去渣外用,临用时可加猪胆4~5枚。

苦参子膏(经验方) 苦参子仁90g(研细) 凡士林210g 调匀成膏。

功用：轻度腐蚀,治肉疙瘩。

用法：按病变大小,敷贴患处。

苦参地黄丸(《医宗金鉴》) 苦参(切片,酒浸湿,蒸晒9次为度,炒黄为末,筛净)500g 生地120g(酒浸一宿,蒸热,捣烂,和入苦参末内)炼蜜为丸,如梧桐子大。

功用：利湿解毒,治内痔便血属于饮酒湿热所致者。

用法：每服9g,开水或温酒送下,每日2次。

虎挣散(经验方) 马钱子500g 穿山甲 川附子各60g 马钱子用清水浸15天,夏季每隔1天换水1次,冬季用温水浸之,换水1次,刮净皮毛,切成0.3cm厚细条,投香油锅中,煎至油沫净,再煎数滚,透心黄脆,再放入黄土内,炒拌至土粉有油气,入筛内,筛去油土,再换土粉炒,如是3次,油净,取出,将马前子研细。穿山甲以砂土炒松脆,研细。川附子用水浸3天,每天换水1次,晒干,再研细。以上3味合研细末。

功用：通经络、和营卫、健脾胃、消肿止痛,用于附骨疽、流痰。

用法：根据年龄病情和体质之不同而用药。成人0.3~0.6g,饭后1小时,黄酒送服。虚弱者酌减。孕妇忌服。

金黄散(《医宗金鉴》) 大黄 黄柏 姜黄 白芷各2500g 南星 陈皮 苍术 厚朴 甘草各1000g 天花粉5000g 共研细末。

功用：清热除湿、散瘀化痰、止痛消肿,用于疮疡阳证。

用法：可用葱捣汁、酒、油、蜜、菊花露、银花露、丝瓜叶捣汁等调敷。

[附]**金黄油膏** 凡士林8/10,金黄散2/10,调匀成膏。

用法:纱布摊敷患处。

知柏地黄丸(又名知柏八味丸,《医宗金鉴》)(见六味地黄丸)

侧柏叶酊(经验方) 二甲亚砜100 g 920片100片(每片20 mg) 侧柏叶酒精浸出液加到10 000ml(取生侧柏叶2500 g,用60%乙醇渗漉到10 000ml即成)。无920片,不用也可。

功用:凉血清热止痒,治白屑风。

用法:每日搽擦患处3~4次。

炉甘石洗剂 炉甘石10 g 氧化锌5 g 石炭酸1ml 甘油5ml,水(或饱和石灰水)加至100ml

功用:消炎止痒,用于无渗出的急性瘙痒性皮肤病。

用法:充分摇匀后,直接外涂,亦可加入5%硫黄或1%冰片或薄荷等。

硼酸洗剂 硼酸3~4 g 水加至100ml

用法:消炎,渗湿,止痒,用于皮炎、急性湿疹,及化脓性皮肤病糜烂、渗出较多者。

用法:冷湿敷或热湿敷。

枇杷清肺饮(《医宗金鉴》) 人参 枇杷叶 甘草 黄连 桑白皮 黄柏

功用:疏风清肺,用于粉刺、酒皶鼻等。

用法:水煎服。

参附汤(《世医得效方》) 党参 熟附子

功用:回阳救逆,用于休克阳气将脱、四肢厥冷、气短呃逆、喘满汗出、脉微细者。

用法:水煎服。

参苓白术散(《和剂局方》) 党参 茯苓 白术 山药 炙甘草 扁豆 莲子肉 薏苡仁 桔梗 砂仁

功用:健脾渗湿,用于脾虚型湿疹、脓疱疮等。

用法:水煎服。

苓桂术甘汤(《伤寒论》) 茯苓 桂枝 白术 炙甘草

功用:健脾渗湿、温化痰饮,用于幽门梗阻属于脾虚痰饮型者。

用法:水煎服。

抵当汤(《伤寒论》) 水蛭(熬) 虻虫(熬,去翅足) 桃仁(去皮尖) 大黄(酒浸)

功用:逐瘀峻剂,用于瘀结实证。

用法:水煎服

宝鉴当归四逆汤(《类证治裁》) 归尾 附子 茴香 官桂 柴胡 白芍 延胡 川楝子 茯苓 泽泻

功用:温肾散寒、行气利水,主治水疝。

用法:水煎服。

金锁固精丸(《医方集解》) 沙苑蒺藜 芡实各60 g 炙龙骨 煅牡蛎各30 g 共研细末,莲肉煮粉糊丸。

功用:固肾涩精,治肾虚遗精、白浊。

用法:每服10 g,空腹淡盐汤下,每日2~3次。

九 画

疯油膏(经验方) 轻粉4.5 g 东丹3 g 飞辰砂3 g 上药研细末,先以麻油120 g 煎微滚,入黄蜡30 g 再煎,以无黄沫为度,取起离火,再将药末渐渐投入,调匀成膏。

功用:润燥、杀虫、止痒,治鹅掌风、牛皮癣、慢性湿疹等皮肤皲裂、干燥作痒者。

用法:涂擦患处,或加热烘疗法,疗效更好。

神灯照法方(《医宗金鉴》) 朱砂 雄黄 血竭 没药各6 g 麝香1.2 g 共为细末。

功用:活血消肿、解毒止痛,用于痈疽轻证,7天前后照之,未成者自消,已成者自溃,不起发者即起发,不腐者即腐。

用法:每用0.9 g,红棉纸滚药搓捻,长约20cm,麻油浸透,用时燃点烟熏患处。

神应养真丹(《外科正宗》) 当归 川芎 白芍 天麻 羌活 熟地 木瓜 菟丝子

功用:养血祛风,用于油风。

用法:水煎服。

神应消风散(《医宗金鉴》) 白芷 全蝎 人参各30 g 共研细末。

功用:扶正散风。治早期麻风。

用法:每服6g,勿食晚饭,次日空心温酒送下。

神效瓜蒌散(《寿世保元》) 瓜蒌 酒洗当归 甘草 乳香 没药

功用:活血化瘀、理气止痛,用于治疗乳痈、痈疽肿痛。

用法:水煎服。

祛风换肌丸(《外科正宗》) 威灵仙 石菖蒲 何首乌 苦参 牛膝 苍术 大胡麻 天花粉各60 g 甘草 川芎 当归 各30 g 共为细末,陈酒调和为丸,如绿豆大。

功用:养血润燥,用于血虚风燥的白屑风。

用法：每服6g，白开水送下。忌食鱼腥、酒类、发物。

活血散瘀汤(《医宗金鉴》) 当归尾 赤芍 桃仁(去皮尖) 大黄(酒炒) 川芎 苏木 丹皮 枳壳(麸炒) 瓜蒌仁 槟榔

功用：有活血逐瘀之功，治瘀血流注及委中毒等证。

用法：水煎服。

枯痔散(经验方) 白砒6g 白矾60g 月石6g 雄黄6g 硫黄6g 先将上列各药分别研成细末，除硫黄外，其他各药混合，装入砂罐内，将罐用纸封闭，中间剪一直径1.5cm大的小孔。将砂罐置于炭火上煅制，不久即有黄烟从小孔中冒出，罐内也发出大小不均的响声。待黄烟变为青烟，烟量渐小，罐中声响均匀后(即罐中药物全部溶化时)，再从小孔中放入硫黄粉末，并将火力略为减小。待罐中声响消逝，青烟出尽后，将砂罐取下，候冷，倒出，置阴凉处退尽火毒，约2个月后，研成粉末，即可应用。

功用：腐蚀，用于内痔，使内痔枯萎脱落。

用法：将药粉掺涂患处。

枯痔钉(经验方) 红砒 明矾 朱砂 雄黄 没药 第一步：取红砒0.3g，明矾0.6g（捣碎），混合均匀后，置瓦壶内，四面用炭火烘，火力须猛，约烧2~3h（黑烟消逝，白烟出现即可）将瓦壶取出，待冷却后，即可得雪白的明矾与砒的化合物。

第二步：①明矾与砒的化合物4份，朱砂1份，雄黄2份，没药半份；②米饭(干米计算)8份(煮成糊状)。

把①项的4种成分先混合，捣碎，研成均匀粉末，并取出一成，与②项的米糊二成混合调匀，如太干可加开水，至可能搓成铁钉状的药锭，经过阴干或烘干，即可使用。

功用：腐蚀痔核。

用法：在距齿线上0.3~0.5cm处，沿肠壁纵轴成25°~35°方向旋转插入粘膜下痔核中心，一般深约1cm。插钉多少按痔核大小而定，一般每痔1次插4~6根，间距0.3~0.5cm，应使钉外露1mm，才能保持固定和防止插口出血。

枯痔液(经验方) 明矾(硫酸铝钾)6g、石炭酸(酚)1g、黄连2g、普鲁卡因1g、枸橼酸钠1.5g、甘油20ml，蒸馏水加至100ml。

功用：使内痔硬化或坏死脱落。

配制方法：(1)将黄连用蒸馏水洗净，煎煮3次合并过滤备用，得溶液①。②将酚溶液加于甘油中得溶液②。③取适量的蒸馏水加热将明矾溶于水中，再加入枸橼酸钠及普鲁卡因，得溶液③。④将溶液②缓缓不断加热搅拌下加入溶液③，得溶液④。⑤最后将溶液①与④合并加蒸馏水至全量过滤，再用3号玻璃球滤过，装瓶封口，普通蒸气消毒30min备用。

溶液应呈金黄色透明液体，pH3.5。

用法：注射于痔核内。

枸橘汤(《外科全生集》) 枸橘 川楝子 秦艽 陈皮 防风 泽泻 赤芍 甘草

功用：疏肝理气、化湿清热，治子痈睾丸肿痛。

用法：水煎服。

茵陈蒿汤(《伤寒论》) 茵陈蒿 山栀子 大黄

功用：清利湿热，用于湿热型的粉刺、白屑风、急性胆囊炎、胆石病等。

用法：水煎服。

荆防败毒散(《摄生众妙方》) 防风 柴胡 前胡 荆芥 羌活 独活 枳壳 炒桔梗 茯苓 川芎 甘草 薄荷

功用：疏风散寒，用于风寒型瘾疹、疮疡初起有表证者。

用法：水煎服。

药制丝线(《外科正宗》) 芫花15g 壁钱6g 丝线9g 先将芫花、壁钱加水2碗，煎至1碗去渣，再加入丝线文火煎至水干，将线阴干备用。

功用：腐蚀，用于瘘管。

用法：挂线或结扎患处。

咬头膏(经验方) 铜绿 松香 乳香 没药 生木鳖 蓖麻子(去尖) 杏仁各3g 巴豆6g 白砒0.3g 捣成膏，为丸如绿豆大。

功用：有腐蚀之功，治疮疡已成脓而不能自破者。

用法：每用1粒，放于膏药上，贴于疮疡中心。

独活寄生汤(《千金方》) 独活 桑寄生 秦艽 防风 细辛 当归 芍药 川芎 干地黄 杜仲 牛膝 党参 茯苓 甘草 肉桂心

功用：养血通络，去风湿。

用法：水煎服。

香贝养荣汤(《医宗金鉴》) 香附 贝母 白术 党参 茯苓 陈皮 川芎 熟地黄 当归 桔梗 甘草 生姜 大枣

功用：养血补气、理气化痰，用于瘰疬、乳癌等日久体虚、气滞痰凝之证。

用法：水煎服。

香砂六君子汤(《时方歌括》) 人参 茯苓 白术 炙甘草 制半夏 陈皮 木香 砂仁

功用：健脾理气，主脾胃气虚，寒湿阻滞中焦，症见脘腹胀痛、嗳气纳呆、呕吐、泄泻等。

用法：水煎服。

除湿胃苓汤(《医宗金鉴》) 苍术 厚朴 陈皮 猪苓 泽泻 赤茯苓 白术 滑石 防风 山栀子 木通 肉桂 甘草 灯心

功用：清热燥湿、理气和中，用于蛇丹、湿疹等胃肠症状明显者。

用法：水煎服。

前列腺汤(经验方) 丹参 泽兰 赤芍 桃仁 红花 乳香 没药 王不留行 青皮 川楝子 小茴香 白芷 败酱草 蒲公英

功用：活血化瘀、行气导滞，用于慢性前列腺炎，以瘀滞见症为主者。

用法：水煎服。

扁平疣外洗方(成都中医研究所方) 鲜马齿苋30g(干者加倍) 苍术 蜂房 白芷各9g 细辛6g 蛇床子12g 苦参 陈皮各15g

功用：清热解毒、治扁平疣。

用法：加水煎浓汁，待温，以药汁洗擦病变处，最好擦破表皮，微微觉痛。

举元煎(《类证治裁》) 人参 白术 黄芪 甘草 升麻 姜 枣

功用：益气升阳，治脱肛、狐疝、遗溺等。

用法：水煎服。

复方土槿皮酊(经验方) 10%土槿皮酊40ml(土槿皮粗末10g 80%酒精100ml，按渗漉法制成)，苯甲酸12g 水杨酸6g 75%酒精加至100ml(将苯甲酸、水杨酸加酒精适量溶解，再加入10%土槿皮酊混匀，最后将酒精加至尽量)。

功用：杀虫止痒，治鹅掌风、脚湿气等病。

用法：笔蘸药水，搽患处。

十 画

凉膈散(《局方》) 薄荷 连翘 栀子 竹叶 黄芩 甘草 大草 芒硝

功用：清热通里，用于溃疡病急性穿孔中期。

用法：水煎服。

凉血地黄汤(《外科大成》) 细生地 当归尾 地榆 槐角 黄连 天花粉 生甘草 升麻 赤芍 枳壳 黄芩 荆芥

功用：清热凉血，用于内痔出血、血栓痔属于血热妄行者。

用法：水煎服。

凉血四物汤(《医宗金鉴》) 当归 生地 川芎 赤芍 黄芩 赤茯苓 陈皮 红花 甘草 生姜 五灵脂

功用：活血祛瘀，用于酒齇鼻。

用法：水煎服。

消风散(《外科正宗》) 当归 生地 防风 蝉蜕 知母 苦参 胡麻 荆芥 苍术 牛蒡子 石膏 甘草 木通

功用：疏风清热去湿，用于湿疹、接触性皮炎、牛皮癣之属于风热者。

用法：水煎服。

消疬丸(《外科真诠》) 玄参 牡蛎(煅) 川贝等分 米糊为丸，如梧桐子大。

功用：软坚化痰，治阴虚火旺所致之瘰疬。

用法：每服9g，温开水送下。

消痔散(经验方) 煅田螺30g 煅咸橄榄核30g 冰片1.5g

功用：消痔退肿止痛，用于内痔脱出、直肠脱垂。

用法：共研细末和匀，用油调敷患处。

【附】**消痔膏** 即用凡士林8/10，消痔散2/10，调匀成膏。

用法：搽患处，纱布盖贴。

消风导赤汤(《医宗金鉴》) 牛蒡子 黄连 白鲜皮 生地 赤苓 薄荷 银花 灯心 木通 甘草

功用：清热解毒、祛风利湿，用于传染性红斑、疱疹样皮炎、婴儿湿疹等。

用法：水煎服。

消核丸(《类证治裁》) 盐水炒橘红 赤茯苓 熟大黄 连翘各30g 黄芩 山栀各24g 半夏 元参 牡蛎 花粉 桔梗 栝楼各21g 僵蚕15g 共研末 蒸饼为丸。

功用：清热化痰、软坚消肿，治疗皮肤痰核、瘰疬。

用法：每服10g，每日3次。

消痔灵注射液(中医研究广安门医院方) 五倍子(鞣酸)0.25g 明矾(硫酸铝钾)4g 枸橼酸钠1.5g 低分子右旋糖酐10ml 甘油10ml 三

氯叔丁醇 0.3g 蒸馏水加至 100ml,灭菌备用。

功用:收敛固涩、止血消炎,用于各期内痔及血管瘤。

用法:以 1%普鲁卡因稀释成 1:1 浓度,作痔上动脉区,洞状静脉区注射;以 2:1 浓度作痔区粘膜下层、痔区粘膜固有层注射。

消瘤二反膏(《外科大成》) 甘草 大戟 芫花 甘遂 各等分 共研细末。

功用:化痰散结,治肉瘤、痰核。

用法:醋或姜汁调敷。

润肠汤(《证治准绳》) 当归 甘草 生地黄 火麻仁 桃仁

功用:养血清热润肠,用于疮疡阴虚内热、肠燥便结者。

用法:水煎服。

海浮散(《外科十法》) 制乳香 制没药各等量共研极细末。

功用:生肌、止痛、止血,用于疮疡溃后脓毒将尽、乳癌溃破等。

用法:将药粉掺于患处,外盖油膏。

海藻玉壶汤(《医宗金鉴》) 海藻 陈皮 贝母 连翘 昆布 半夏(制) 青皮 独活 川芎 当归 甘草 海带

功用:化痰、消坚、开郁,用于肉瘿、石瘿。

用法:水煎,饭前后服之。

益胃汤(《温病条辨》) 沙参 麦门冬 细生地 玉竹 冰糖

功用:养胃益阴,用于疮疡、皮肤病属胃阴不足者。

用法:水煎服。

烟熏法

[附] 烟熏散(经验方) 苍术 45g 松香 60g 大枫子 150g 五倍子 75g 苦参 黄柏 防风各 45g 白鲜皮 15g 鹤虱 60g 共粗末。

功用:杀虫止痒,用于牛皮癣、慢性湿疹等。

用法:取草纸两张,上置药物 6g,卷成纸条,点火将烟熏于患处,每次 10~15nim。用药量多少可依据癣疮范围大小而决定,一般 12g(6g 药能燃 10min),每日 2 次。温度的标准,可依据患者耐受程度而定。

调元肾气丸(《医宗金鉴》) 生地(酒煎捣膏)120g 山萸肉 60g 山药(炒)60g 丹皮 60g 白茯苓 60g 泽泻 30g 麦冬(去心捣膏)30g 人参 30g 当归身 30g 龙骨(煅)30g 地骨皮 30g 知母 15g 黄柏(盐水炒)15g 砂仁(炒)9g 木香 9g 鹿角胶 120g 蜂蜜 120g 除鹿角胶、蜂蜜外其余各药共研细末,另用鹿角胶、老酒化调,加蜂蜜,同煎至滴水成珠,和药末为丸,如梧桐子大。

功用:补益肾气、散肿破坚,用于骨瘤。

用法:每服 80 丸,空心温酒送下。忌萝卜、酒、房事。

桃花散(《医宗金鉴》) 白石灰 250g 大黄片 45g 白石灰用水泼成末,与大黄片同炒,以灰变红色为度,去大黄,将石灰筛细备用。

功用:止血,用于疮口出血。

用法:掺于患处,纱布紧扎,或凉水调敷。

桃花汤(《伤寒论》) 赤石脂 干姜 粳米

功用:温中、涩肠、止痢。

用法:每日 1 剂,水煎取汁,分 2 次服。

桃红四物汤(《局方》) 地黄 当归 芍药 川芎 桃仁 红花

功用:养血、活血、祛瘀,用于疮疡皮肤病、脱疽之属于血瘀者。

用法:水煎服。

桔梗汤(《金匮要略》) 桔梗 甘草

功用:清肺利咽,治慢性乳蛾。

用法:水煎服。

桂麝散(《药蔹启秘》) 麻黄 15g 细辛 15g 肉桂 30g 牙皂 9g 生半夏 24g 丁香 30g 生南星 24g 麝香 1.8g 冰片 1.2g 研极细末。

功用:温化痰湿、消肿止痛,用于疮疡阴证未溃、乳癖等。

用法:掺膏药内贴之。

桂枝汤(《伤寒论》) 桂枝 白芍 炙甘草 生姜 大枣

功用:疏散风寒、调和营卫,用于风寒型瘾疹。

用法:水煎服。

桂枝加当归汤(经验方) 桂枝 白芍 炙甘草 生姜 大枣 当归

功用:养血和营、温经通络,用于脱疽、冻疮等,由于营血不足,寒湿凝滞者。

用法:水煎服。

桂附地黄丸(即附桂八味丸,见六味地黄丸)

顾步汤(《外科真诠》) 黄芪 石斛 当归 牛膝 紫花地丁 党参 甘草 金银花 蒲公英 菊花

功用:益气养阴、和营清热,用于脱疽热毒型。

用法：水煎服。

夏枯草膏（《丸散膏丹集成》） 夏枯草740 g 当归 白芍（酒炒） 玄参 乌药 象贝（去心） 炒僵蚕各15 g 昆布 桔梗 陈皮 川芎 甘草各9 g 酒炒香附30 g 红花6g 上药共入砂锅内，水煎浓汁，布滤去渣，将汁复入砂锅内，文火熬浓，加白蜜240 g，再熬成膏备用。

功用：养血、软坚、化痰，用于瘰疬。

用法：每日服1～2匙，开水冲后温服。

党参片（经验方） 党参研粉，加适量赋型剂，轧片，每片含生药0.3 g。

功用：补气。

用法：成人每日2～3次，每次5片。

桑柴火烘法（《医宗金鉴》） 新桑树根数根

功用：助阳消肿散坚，化腐生肌止痛，治痈疽溃而不腐、新肉不生、疼痛不止者。

用法：取桑树根劈条，长30 cm，大如指粗，将柴条一头燃后吹灭，用火向患处烘片时，火尽宜再换。每次用3、4条，每日烘2、3次。

热烘疗法（经验方）

功用：润燥止痒，用于鹅掌风、皲裂疮、慢性湿疹、牛皮癣等皮肤干燥瘙痒之症。

用法：依据病情，先将相应的药膏涂于患部，须均匀极薄，然后用电吹风烘（或火烘）患部，每日1次，每次约20min，视皮肤部位大小可适当增减时间。烘后即可将所涂药膏擦去。

桑菊饮（《温病条辨》） 桑叶 菊花 杏仁 桔梗 甘草 薄荷 连翘 芦根

功用：疏风清热，用于风热型瘾疹。

用法：水煎服。

柴胡清肝汤（《医宗金鉴》） 生地 当归 白芍 川芎 柴胡 黄芩 山栀 天花粉 防风 牛蒡子 连翘 甘草

功用：清肝解郁，治痈疽疮疡，由肝火而成者。

用法：水煎服。

脏连丸（《证治准绳》） 黄连240 g（研净末）公猪大肠（肥者一段，长36cm 将黄连末装入大肠内，两头以线扎紧，放砂锅内，下煮酒1250ml，慢火熬之，以酒干为度。将药肠取起，共捣为泥。如嫌湿，再晒1h许，复捣为丸，如梧桐子大。

功用：清化大肠湿热，用于内痔实证者。

用法：每服3～9g，每日2次。

通络活血方（《朱仁康临床经验集》） 归尾 赤芍 桃仁 红花 香附 青皮 王不留行 茜草 泽兰 牛膝

功用：活血祛瘀，通经活络，主结节性红斑、硬红斑、下肢结节病。

用法：水煎服。

通窍活血汤（《医林改错》） 赤芍 川芎 桃仁 红花 老葱 生姜 红枣 麝香 黄酒

功用：活血化瘀，用于血瘀所致的酒齇鼻、白癜风、油风等。

用法：水煎服。

通气散坚丸（《医宗金鉴》） 人参 桔梗 川芎 当归 花粉 黄芩（酒炒） 枳实（麸炒） 陈皮 半夏（制） 白茯苓 胆星 贝母（去心） 海藻（洗） 香附 石菖蒲 甘草（生）各30 g 研为细末，荷叶煎汤为丸，如豌豆大。

功用：宣肺调气、化痰散结，用于气瘤。

用法：每服3～6 g，饭前用灯心、生姜煎汤送下。

逍遥散（《局方》） 柴胡 白芍 当归 白术 茯苓 炙草 生姜 薄荷

功用：疏肝解郁、调和气血，用于乳癖、失荣、瘰疬、粉刺、油风等之属于肝气郁结者。

用法：水煎服。

逍遥蒌贝散 柴胡 当归 白芍 茯苓 白术 瓜蒌 贝母 半夏 南星 生牡蛎 山慈姑

功用：疏肝理气、化痰散结，主乳癖、瘰疬、乳癌初起等。

用法：水煎服

透脓散（《外科正宗》） 当归 生黄芪 炒山甲 川芎 皂角刺

功用：透脓托毒，用于痈疽诸毒内脓已成、不易外溃者。

用法：水煎服。

注：本方一般适用于实证。因此，使用时亦可去黄芪，以免益气助火。

真武汤（《伤寒论》） 茯苓 芍药 生姜 白术 附子

功用：温补脾肾，用于脾肾阳虚的红斑性狼疮。

用法：水煎服。

十一画

清营汤（《温病条辨》） 犀角（磨粉冲服） 生地 玄参 竹叶心 金银花 连翘 黄连 丹参 麦冬

功用：清营解毒、泄热养阴,用于有头疽、发颐、丹毒、药疹、红斑性狼疮、急腹症等热入营分、邪毒内陷者。

用法：水煎服。

消骨散(《证治准绳》) 银柴胡 鳖甲 炙甘草 秦艽 青蒿 地骨皮 胡黄连 知母

功用：养阴清热,用于流痰溃久、骨蒸潮热者。

用法：水煎服。

清解片(经验方) 大黄 黄芩 黄柏 苍术各500 g 共研细末和匀,轧片,每片含量0.3 g。

功用：清热解毒、化湿通便,用于疮疡湿热内盛、便秘里实之证。

用法：每日服2～3次,成人每次服5～10片,温开水送下;6～12岁减半;6岁以下服成人量1/3。

清暑汤(《外科全生集》) 连翘 花粉 赤芍 甘草 滑石 车前 金银花 泽泻 淡竹叶

功用：清暑、解毒、利尿,用于暑疖、脓疱疮等。

用法：水煎服。

清热消炎片 蒲公英 研粉轧片,每片含生药0.3 g。

功用：清热解毒,用于疮疡阳证。

用法：每次8片,每日3次。

清肝芦荟丸(《医宗金鉴》) 当归60 g 生地60 g(酒浸捣膏) 白芍60 g(酒炒) 川芎60 g 黄连15 g 海粉15 g 牙皂15 g 甘草节15 g 昆布15 g 芦荟(酒洗)15 g 共细末,神曲糊丸,如梧桐子大。

功用：清肝解郁、养血舒筋,治筋瘤。

用法：每服80丸,食前后服之,白滚水下。

清凉甘露饮(《外科正宗》) 犀角(可用广犀角或丹皮、赤芍代) 银柴胡 茵陈 石斛 枳壳 麦冬 甘草 生地 黄芩 知母 枇杷叶

功用：有清热凉血之功,治茧唇高突坚硬,或损破流血,或积热生痰,或渴证久作等证。

用法：水煎服。

清瘟败毒饮(《疫疹一得》) 生石膏 生地黄 犀角 黄连 栀子 桔梗 黄芩 知母 玄参 连翘 甘草 丹皮 鲜竹叶

功用：清热凉血解毒,用于接触性皮炎、药物性皮炎、红斑性狼疮而热毒炽盛者。

用法：水煎服。

清凉膏(《医宗金鉴》) (即清凉油乳剂) 风化石灰500 g 清水1000ml 将石灰(陈者佳)与水搅浑,待澄清后,吹去水面浮衣,取中间清水。每水1份加麻油1份,调匀,装瓶备用。

功用：清热润肤,用于烫伤初期、皮肝潮红或有水疱者。

用法：涂伤面,每日数次。有脓腐者,可加少许九一丹摇匀涂。

密陀僧散(《外科正宗》) 硫黄 雄黄 蛇床子各6 g 石黄 密陀僧各3 g 轻粉1.5 g 共为细末。

功用：祛风、杀虫、止痒,用于白癜风、花斑癣、腋臭等。

用法：直接外扑或醋调等搽擦患处。

蛋黄油(经验方) 煮熟鸡蛋黄3、4枚,放入锅内用文火煎熬,炸枯去渣存油备用。

功用：润肤生肌,治乳头破碎、奶癣等病。

用法：外搽患处。

黄连膏(《医宗金鉴》) 黄连9 g 当归15 g 黄柏9 g 生地30 g 姜黄9 g 麻油360 g 黄蜡120 g 上药除黄蜡外,浸入麻油内,1天后,用文火熬煎至药枯,去渣滤清,再加入黄蜡,文火徐徐收膏。

功用：润燥、清热、解毒、止痛,用于疮疡阳性者。

用法：摊纱布上,外敷疮面。

黄连油(经验方)黄连素片2 g 麻油100ml 将黄连素片研细,加入麻油中调匀即成。

功用：清热润燥止痒,治湿疹、唇风等病。

用法：外搽患处,每日3～4次。

黄连解毒汤(《外台》引崔氏方) 黄连 黄芩 黄柏 山栀

功用：清热解毒,用于疮疡阳证、烧伤、药疹、虫咬皮炎及急腹症里热证者。

用法：水煎服。

黄柏溶液2%～10%(经验方) 黄柏片10～50 g 硼酸1.5～7.5 g 黄柏片浸于500ml蒸馏水中,经48h,过滤,入500ml盐水瓶中,隔汤煮沸30min,再加无菌蒸馏水补足500ml,趁热加入硼酸,使彻底溶解,待冷。

功用：清热解毒,用于痈疽疮疡溃后,脓腐不脱、疼痛不止、疮口难敛者。

用法：将药液洗涤疮口;或以消毒纱布浸渍,作湿敷用。

黄柏霜(经验方) 硬脂酸200 g 单硬脂酸甘

油脂 72 g 石蜡油 160 g 凡士林 40 g 尼泊金 1 g 苯甲酸钠 4 g 吐温-80 10 g 三乙醇胺 50 g 二甲基亚砜 20 g 黄柏液(1:4)500 g 取硬脂酸、单硬脂酸甘油脂、石蜡油、凡士林、苯甲酸钠及尼泊金置容器内加热 60℃使熔化(油相)。再取黄柏液、吐温-80、三乙醇胺加入水溶液中,并加热至 60℃(水相)。将水相一次加入油相中,并用力搅拌至呈乳状,继续搅拌至冷即成。

功用:清热止痒。

用法:搽擦患处,每日 3、4 次。

黄柏搽剂(经验方) 黄柏溶液(1:1)625 g 麻油 1250 g 单硬脂酸甘油酯 30 g 十二烷磺酸钠 15 g 吐温-80 50 g 尼泊金 2g 纯水加至 2000 毫升 取硬脂酸甘油酯、尼泊金放入麻油中,十二烷磺酸钠、吐温-80 放入黄柏溶液中,两者分别置水浴上加热使溶,并控制温度,油相至 60℃水相至 55℃,然后将水相一次加入油相中,迅速猛烈振摇直至冷却,添加适量水使至全量。

注:可根据气温变化,将处方中的乳化剂作适当调整。

功用:清热解毒,润肤止痒,治一切皮肤病糜烂、结痂、渗液不多者。

用法:以毛笔蘸药后搽患处,每日 3~4 次。

黄芩清肺饮(《证治准绳》) 黄芩 栀子

功用:清肺泄热,用于前列腺肥大肺热者。

用法:水煎服。

萆薢渗湿汤(《疡科心得集》) 萆薢 苡仁 黄柏 茯苓 丹皮 泽泻 滑石 通草

功用:清利湿热,用于下肢丹毒、湿疮、药疹及足癣继发化脓性感染等。

用法:水煎服。

萆薢分清饮(《医学心悟》) 川萆薢 石菖蒲 黄柏 茯苓 车前子 莲子心 白术

功用:清热化湿,治膏淋、白浊。

用法:水煎服。

萆薢化毒汤(《疡科心得集》) 萆薢 归尾 丹皮 牛膝 防己 木瓜 苡仁 秦艽

功用:清热利湿,用于湿热所致疮疡。

用法:水煎服。

银翘散(《温病条辨》) 连翘 银花 牛蒡子 苦桔梗 薄荷 鲜竹叶 荆芥 淡豆豉 生甘草 鲜芦根

功用:疏风清热,用于疮疡、皮肤病属于风热者。

用法:水煎服。

银花甘草汤(《外科十法》) 金银花 甘草

功用:清火解毒,用于疮疡热毒、烧伤等。

用法:水煎服,亦可煎剂外用,洗涤感染创面。

银黄片(经验方) 金银花 黄芩

功用:清热解毒,用于疮疡阳证。

用法:每日 3 次,每次 2~4 片。

理中丸(汤)(《伤寒论》) 党参 90 g 干姜 60g 白术 90 g 炙甘草 30 g 上药研末,水泛为丸。

功用:温中健脾。

用法:每日 2 次,每次 4.5 g,用温开水送下。汤剂按常用量,水煎服。

梅花点舌丹(《外科全生集》) 没药 硼砂 熊胆 乳香 血竭 葶苈 大冰片 沉香各 3g 蟾酥 麝香各 6 g 破大珍珠 9 g 朱砂 牛黄各 9 g 各制细末,以人乳化开蟾酥,入药末和捣为 500 丸,如绿豆大,金箔为衣。

功用:清热解毒、消肿止痛,主疗毒恶疮、无名肿毒、痈疖红肿、咽喉肿痛。

用法:每服 1 丸,和葱白打碎,酒吞,盖暖取汗,每日 3 次。或用醋化开,外敷患处。

麻黄汤(《伤寒论》) 麻黄 桂枝 杏仁 甘草

功用:发汗解表、宣肺平喘。

用法:日服 1 剂,水煎取汁,分 2 次服。

麻黄桂枝各半汤(《伤寒论》) 桂枝 白芍 生姜 大枣 甘草 麻黄 杏仁

功用:散风祛寒、调和营卫。

用法:水煎服。

十二画

滋阴除湿汤(《外科正宗》) 川芎 当归 白芍 熟地 柴胡 黄芩 陈皮 贝母 知母 地骨皮 泽泻 甘草 干姜

功用:滋阴除湿、化痰通络,用于附睾结核初起。

用法:水煎服。

普济消毒饮(《东垣十书》) 黄芩(酒炒) 黄连(酒炒) 甘草(生) 玄参 连翘 板蓝根 马勃 牛蒡子 薄荷 僵蚕 升麻 柴胡 桔梗 陈皮

功用:清热解毒、疏风消肿,用于疮疡阳证及颜面丹毒、发颐等。

用法:水煎服。

硫黄膏 5%～10% 硫黄 5～20g 酒精适量，凡士林加至 100 g

功用：杀虫、止痒、去脂,用于疥疮、脓疱疮、癣病等。

用法：外涂。

雄黄软膏 雄黄 10 g 氧化锌 10 g 羊毛脂 30 g 凡士林加至 100 g

功用：杀虫、止痒,用于手足癣、白疕及慢性皮肤病变。

用法：外涂。

犀角地黄汤(《千金方》) 犀角屑(水磨更佳或用浓缩水牛角粉加倍量代,或用水牛角片 10 倍量代) 生地黄(捣烂) 牡丹皮 芍药

功用：凉血、清热解毒,用于疮疡、药疹、红斑性狼疮、烧伤、脓毒败血症、急腹症等热入营血,热毒炽盛者。

用法：水煎服。

犀黄醒消丸(即西黄醒消丸)

紫雪丹(《局方》) 黄金 寒水石 石膏 滑石 磁石 升麻 玄参 甘草 犀角 羚羊角 沉香 丁香 朴硝 硝石 辰砂 木香 麝香

功用：清热镇惊,治内外烦热不解、发斑、发黄、瘴毒、疫毒及小儿惊风,疮疡内陷、疔毒走黄、神识昏迷等证。

用法：每服 0.9～1.5 g,每日服 3 次。病重者每服可增至 3g,温开水送下。

[附]紫雪散(上海中药一厂) 羚羊角 犀角 麝香 朱砂 公丁香 沉香 玄参 升麻等。

功用：清热镇惊,治瘟热不解、重感伤寒、咽痛口渴、小儿急热惊风,疮疡内陷、疔疮走黄、神识昏迷等证。

用法：每服 1.5～3 g,每日 2～3 次,温开水送服。孕妇忌服。小儿遵医嘱服用。

隔灸(隔蒜、姜、豆豉饼、附子饼灸法) 它是捣药成饼或切药成片,上置艾炷燃烧,而不直接着肤施灸的一种灸法。

功用：隔蒜、姜灸和豆豉饼灸均有辛香行气散邪之功,能治疮疡初起、毒邪壅滞之证。附子饼灸有温阳、祛寒、活血之功,能治疮疡气血俱虚、风邪寒湿凝滞之证。

用法：用大蒜、生姜切成薄片,或捣烂作饼;或用豆豉捣烂作饼;或用附子研末,以黄酒调和作饼;均约厚 3mm,按疮顶上,铺艾于其上灸之。一般痈疽,每日灸 3～5 壮;流痰、附骨疽、瘰疬,灸 20～30 壮。倘片饼已干熟,则可另换后再灸之。如已有疮孔,勿覆其孔上,但于四周灸之。总之,凡痛者灸至不痛,不痛者灸至痛为度。灸后仍可应用外敷药物,并宜注意饮食起居等,加意调养。凡疔疮实热阳证,或患在头面、颈项、接近咽喉、肾俞穴,手指等部,均不宜灸。

黑虎丹(《外科诊疗学》) 灵磁石(醋煅)4.5 g 母丁香 公丁香(炒黑)各 3 g 全蝎 7 只约 4.5 g(炒) 僵蚕 7 只约 2.1 克(炒) 炙甲片 9 g 炙蜈蚣 6 g 蜘蛛 7 只(炒炭) 麝香 1.5 g 犀牛黄 0.6 g 冰片 3 g 共研细末

功用：消肿提脓,用于痈、疽、瘰疬、流痰等证,溃后脓腐不净;亦可用于对升丹有过敏者。

用法：掺少许在疮头上,外盖太乙膏,隔日换药 1 次。

黑退消(经验方) 生川乌 生草乌 生南星 生半夏 生磁石 公丁香 肉桂 制乳没各 15 g 制松香 硇砂各 9 g 冰片 麝香各 6 g 上药除冰片、麝香外,各药研细末后和匀,再将冰片、麝香研细后加入和匀,用瓶装置,不使出气。

功用：行气活血、祛风逐寒、消肿破坚、舒筋活络,用于疮疡阴证未溃者。

用法：将药粉撒于膏药或油膏上敷贴患处。

黑布膏(经验方) 黑醋 250 g 五倍子末 78 g 蜈蚣 1 条 蜂蜜 18 g 将药和蜂蜜、黑醋放入砂锅内,置于炭火上煎,熬成黑色稠膏,并在熬膏时,须用棒搅匀,不可放于金属器具内。

功用：收敛、止痒、止痛,治疮疡、创伤等形成瘢痕疙瘩者。

用法：先将损害面用茶水洗净,将药涂于高突损害面的范围内,每日换 1 次;或加热烘疗法(见"总论"),烘后勿将药膏擦去。

腊脂膏(《外科启玄》) 大枫子仁 9 g 木鳖子肉 6 g 水银 9 g 枯矾粉 1.5 g 潮脑 6 g (原方是轻粉,因已有水银,故改用潮脑)各研细末,和匀,用腊月猪油调成糊状(或采用植物油亦可)。

功用：杀虫解毒、收涩,治酒皻皮鼻。

用法：将药膏摊于纱布上,敷贴患处,每日调换 1 次;或用纱布一层包裹药膏,擦于患处,每日 2～3 次(初擦时如局部稍有反应,仍可继续使用,经 3～4 天后即能适应)。

脾约麻仁丸(《伤寒论》) 大黄 厚朴 杏仁

白芍　麻仁　枳实

功用：润肠通便、清热化湿，用于湿热燥结所致肛裂等。

用法：水煎服，亦可制成丸剂。

舒肝溃坚汤（《医宗金鉴》）　夏枯草　僵蚕（炒）　香附子（酒炒）　石决明（煅）　当归　白芍（醋炒）　陈皮　柴胡　川芎　穿山甲（炒）　红花　片姜黄　生甘草　灯心

功用：有舒肝解郁、行瘀散坚之功，治上石疽等证。

用法：水煎，空腹热服。

鹅掌风浸泡方（经验方）　大枫子肉9g　花椒9g　皂荚15g　土槿皮15g　地骨皮6g　藿香18g　白矾12g　鲜凤仙花9g　米醋1kg

功用：杀虫止痒，用于手足癣。

用法：将药浸入米醋内24 h，煎沸待温，将药汁放入塑料袋内，将患手（足）伸入袋中扎住，浸6～12 h，隔日将药汁煎沸待温再浸，共浸3～4天，浸泡后7天内不宜用碱水、肥皂水洗手（足），如有皲裂者暂缓使用。

痤疮洗剂（经验方）　沉降硫黄6.0g、樟脑酯10.0g、西黄芪胶1.0g，石灰水加至100ml。

功用：减少皮脂溢出，消炎，治痤疮。

用法：外擦，每日3～4次。擦药前先用热水硫黄肥皂洗涤患部。

琥珀黑龙丹（《外科正宗》）　琥珀30 g　血竭30 g　京墨　炒五灵脂　海带　海藻　南星（姜汁拌炒）各15 g　木香10 g　麝香3 g　共研细末，炼蜜为丸，每丸重3 g金箔为衣。

功用：破瘀消肿、化痰软坚，治各种肿瘤。

用法：每次1粒，每日2～3粒，黄酒送服。

散肿溃坚汤（《薛氏医案》）　柴胡　升麻　龙胆草　黄芩　甘草　桔梗　昆布　当归尾　白芍　黄柏　葛根　黄连　三棱　木香　瓜蒌根

功用：清肝经湿热，活血软坚。

用法：水煎服

葱归溻肿汤（《医宗金鉴》）　独活　白芷　当归　甘草各9 g　葱头七个

功用：疏导腠理、通调血脉，用于痈疽初肿之时。

用法：以水3大碗，煎至汤醇，滤去渣，以棉帛沾汤热洗，如凉再易之。

十三画

雷火神针灸（《外科正宗》）　蕲艾9 g　丁香1.5 g　麝香0.6 g　将后两药与蕲艾揉和，用纸卷成筒如指粗，塞入药艾备用。

功用：祛风、散寒、化湿，温通经络，用于阴证疮疡。

用法：临用时以肖山纸七层平放患处，点着雷火针，在纸上捺紧，待不痛起针。病重者再针熨1次。7天后灸疮发作，即收效。

解毒洗剂（《许履和外科医案医话集》）　20%黄柏（或黄连）水100ml　白矾　雄黄各6 g　甘油10ml混合而成。

功用：清热解毒、燥湿止痒。

用法：摇匀，外搽患处。

新六号枯痔注射液　氯化钙12 g、氯化铵3 g，加注射用水至100 ml。

上配方调匀→溶解→过滤（3号细菌漏斗过滤）→分装（可分装为5 ml、10 ml、100 ml等不同规格）→消毒（普通蒸气消毒1 h或煮沸消毒0.5 h）备用。

功用：使内痔坏死脱落。

用法：注射于痔核内。

锦红汤（经验方）　红藤　蒲公英　生大黄　制川朴

功用：清热解毒、行气通府、活血消肿，治急性阑尾炎。

用法：水煎服。

[附] 锦红片　红藤提取物3000 g　蒲公英提取物4500 g　大黄提取物4500 g　厚朴流浸膏300 g　淀粉5%　硬脂酸镁1%　取上述数量的红藤、蒲公英、大黄提取物细粉和淀粉混合均匀，再加入厚朴流浸膏混合均匀，然后加入粘合剂（即5%淀粉浆）适量，制成饮料，以14目筛制成湿颗粒，60℃烘干，干颗粒过16目筛，加1%硬脂酸镁作润滑剂，压片即得（片重0.31～0.32 g）。

红藤提取物制法：取生药打成粗粉，以2%碳酸钠为熔剂，按渗滤法提取。渗滤液中加盐酸中和（pH 1～2）产生红色沉淀，静置，用离心机过滤，滤饼加常水洗涤，最后加蒸馏水洗涤（pH 5～6），取出滤饼，70～80℃烘干，磨粉备用。

蒲公英提取物制法：取生药打成粗粉，以水为溶剂，按渗滤法提取，加新鲜饱和石灰水于渗滤液中产生沉淀,静置,用离心机过滤,滤饼加常水洗涤,最后加蒸馏水洗涤,取出滤饼70~80℃烘干,磨粉备用。

大黄提取物制法:取生大黄打成8目粗粉,冷浸提取,在提取液中,加新鲜饱和石灰水沉淀,静置,用离心机过滤,滤饼加常水洗涤,最后加蒸馏水洗涤,取出滤饼低温烘干(不超过60℃),磨粉备用。

厚朴流浸膏制法:取生药打成粗粉,用95%乙醇按渗滤法提取,薄膜浓缩至1:1的浓度。

做成每12片内,含红藤60、蒲公英30、生大黄18、川朴0.9(生大黄采用冷浸提取法)。

功用:同上。

用法:每日3次,每次服4片。大便次数增多者,可减半剂量服用。

十四画

豨莶丸(经验方) 豨莶草 不拘多少,用黄酒拌,九蒸九晒,研细粉,炼蜜为丸,如梧桐子大。

功用:祛风胜湿,治白驳风等证。

用法:每服9g,空腹陈酒或开水送下。

槐角丸(《和剂局方》)槐角500g 地榆 当归 防风 黄芩 炒枳壳各250g 共细末,炼蜜为丸。

功用:清肠止血、驱湿毒,主肠风下血、肛门肿聚、痒痛。

用法:每日1~2次,每次9g,吞服或水煎服。

十五画

增液汤(《温病条辨》) 玄参 麦冬 生地黄

功用:养阴增液,用于疮疡、皮肤病阴液受损者。

用法:水煎服。

熨风散(《疡科选粹》) 羌活 防风 白芷 当归 细辛 芫花 白芍药 吴茱萸 官桂各3g 研成细末。

功用:温经祛寒、散风止痛,用于流痰、附骨疽等。

用法:取赤皮葱连须240g,捣烂,同药末和匀,醋炒热,布包,热熨患处。

颠倒散洗剂(经验方) 硫黄 生大黄各7.5g 石灰水100ml 将硫黄、大黄研极细末后,加入石灰水(将石灰与水搅浑,待澄清后,取中间清水)100ml混和即成。

功用:活血祛瘀,用于粉刺、酒皶鼻、白屑风等。

用法:外搽患处,每日3~4次。

薏苡附子败酱散(《金匮要略》) 薏苡 附子 败酱草

功用:温化利湿、排脓,治急性阑尾炎脓已成,而有伤阳肢冷自汗者。

用法:水煎服。

蟾酥丸、蟾酥条、蟾酥饼(《外科正宗》) 蟾酥6g(酒化) 轻粉1.5g 麝香 枯矾 寒水石(煅) 制乳香 制没药 铜绿 胆矾各3g 雄黄6g 蜗牛21个 朱砂9g 上药各为末,先将蜗牛研烂,加蟾酥,方入其他药末捣匀,丸如绿豆大。亦可作饼、作条外用。

功用:有驱毒、发汗之功。外敷有化腐、消坚之能。内服治疔疮初起。

用法:每服3丸,用葱白嚼烂,包药在内,取热酒1杯送下,被盖卧,出汗为效。重证可再进1服。孕妇忌服。外用:条,可插入疮口中;饼,可盖贴疮口上。

蟾酥合剂(经验方) 酒化蟾酥 腰黄 铜绿 炒绿矾 轻粉 乳香 没药 枯矾 干蜗牛各3g 麝香 血竭 朱砂 煅炉甘石 煅寒水石 硼砂 灯草灰各1.5g 各研细末,和匀。蟾酥另以烧酒化开为糊,徐徐和入药末,混合研匀,晒干,研成极细末,收贮听用。

功用:有驱毒、消肿、化腐之功,治疗疮、白喉、走马牙疳等证。

用法:在红肿初起时,用上药(亦可用煅石膏为赋形剂,成为30%~50%蟾酥合剂)以烧酒调涂患处,外敷贴太乙膏。至红肿消失,腐肉与健康组织起一裂缝时,改用10%蟾酥合剂(即上药1份,煅石膏9份)。至腐肉脱落阶段,再改用5%蟾酥合剂(即上药1份,煅石膏9份,煅炉甘石5份,海螵蛸5份)。亦可用吹药器将药喷入口腔、咽喉患处。

蝮蛇酒(经验方)

①以60°高粱烧酒1000ml放入大的活蝮蛇1条,醉死,浸泡,再加人参15g,封塞后,置于冷藏处,3个月后取酒应用。每日口服1~2次,每次5~6ml。

②以60°高粱烧酒100ml,用滤离器引取活蝮蛇毒液入酒中,1个月后取酒应用。每日口服1~2次,每次2~3ml。

③以60°高粱烧酒5000ml,放入大的活蝮蛇1条,醉死,浸泡,封塞后,置藏于马溺处,经1年后取

出使用。每日口服1~2次，每次10~15ml。

④用本地产之黄酒(12度)2000ml,泡鲜活蝮蛇1条,加入人参15g使活蛇于酒中多次分泌毒液。浸泡3个月后,取酒使用。每日入睡前服用1次,每次口服5ml就寝发汗。

⑤将蝮蛇1条杀死,置于干燥箱中,干燥12 h后,研成粉末,浸泡于60°高粱烧酒500ml内。浸泡1~3月后,取酒使用。每日服2次,每次5~10ml。或取蛇粉5 g,用黄酒100 ml 1次送下。

功用：祛风化湿、解毒定惊,治麻风,肌肉麻痹不仁、筋脉拘急、皮肤燥痒或破烂者。

用法：见上。若兼血虚生风之证,宜配用补益剂。

十六画

磨风丸(《医宗金鉴》) 豨莶草 牛蒡子(炒) 麻黄 苍耳草 川芎 当归 荆芥 蔓荆子 防风 车前子 威灵仙 天麻 何首乌 羌活 独活各30 g 共研细末,酒打面糊为丸,如梧桐子大。

功用：祛风、利湿、杀虫,治早期麻风。

用法：每服6~9 g,温酒送下,每日用2次。

橘叶散(《外科正宗》) 橘叶 柴胡 陈皮 川芎 山栀 青皮 石膏 黄芩 连翘 甘草

功用：解郁和胃、清热解毒,治肝气郁滞的乳痈,内吹、外吹均宜之。

用法：水煎服。

橘核丸(《济生方》) 橘核(炒) 海藻(洗) 昆布(洗) 海带(洗) 川楝子(打炒) 桃仁各30 g 厚朴(去皮姜汁炒) 木通 枳实(麸炒) 延胡索(炒) 桂心 木香各15 g 共为细末,酒糊为丸,如梧子大。

功用：疏肝行气、散瘀消肿、软坚利水,主睾丸硬肿、阴囊肿大。

用法：每日2次,每次60粒,空腹,淡盐汤送下。

螵蛸丸 (《类证治裁》) 桑螵蛸(炙)30个 鹿茸(酥炙) 炙黄芪各90 g 煅牡蛎 赤石脂 人参各60 g,研末,山药糊丸。

功用：温补肾阳、固涩膀胱,治老人小便失禁。

用法：每服5 g,每日2次,淡盐汤送下。

藿香正气散(《局方》) 藿香 紫苏 白芷 桔梗 白术 厚朴 半夏曲 大腹皮 茯苓 陈皮 甘草

功用：芳香化湿,疏散表邪,和中。

用法：水煎服。

醒消丸(《局方》) 乳香(去油)30 g 没药(去油)30 g 麝香4.5 g 雄精15g 先将乳、没、雄三味,各研秤准,再合麝香共研,煮烂黄米饭30 g,入药末,捣为丸,如莱菔子大,晒干,忌烘。

功用：和营通络、消肿止痛,治痈、流注等证。

用法：每服3~6 g,热陈酒送下或温开水送下；儿童减半；婴儿服1/3。一般连服7天后,停药3天。孕妇忌服。

按：《外科证治全书》醒消丸方中麝香改为0.9g,可作临床实用参考。

糠锌油(经验方) 糠馏油5.0 g 氧化锌50.0 g 花生油50.0 g

功用：止痒、消炎、减少渗出。

用法：外搽,每日3~4次。

薄荷三黄洗剂(见三黄洗剂)

附 方 索 引

(以笔划为序)

一 画

一扫光
一号癣药水
一号扫风丸

二 画

二陈汤(丸)
二妙散(丸)
二白散
二至丸
二矾汤
二黄枯痔钉
二号癣药水
二仙汤
七三丹
七宝美髯丹
十全流气饮

十全大补汤(丸)
八珍汤
八宝丹
八味地黄丸(即附桂八味丸)
八二丹
八正散
九一丹
九华膏
九黄丹
人参养荣汤
丁桂散

三　画

万灵丹
三妙丸
三黄丸
三黄洗剂
三品一条枪
三石散
大补阴丸
大黄牡丹汤
大分清饮
大柴胡汤
大承气汤
土槿皮酊10%
小金片
小金丹
千捶膏
千金散
马勃膏

四　画

六一散
六神丸
六应丸
六军丸
六神全蝎丸
六味地黄丸
五神汤
五仁汤
五五丹
五宝散
五倍子汤

五倍子散
五味消毒饮
五虎追风散
开郁散
开关散
太乙膏
止痛如神汤
止痒扑粉
双柏散
化斑解毒汤
化坚二陈丸
化癌汤
天麻钩藤饮
水杨酸酊剂5%
水杨酸软膏5%
内疏黄连汤
内消瘰疬丸
升丹[附小升丹(三仙丹)]
牛蒡解肌汤
牛皮癣膏药
乌梅丸
乌蛸蛇片

五　画

玉露散
玉露油膏
玉枢丹
玉真散
平胬丹
龙胆泻肝汤(丸)
加味金铃子片
加味地黄丸
加味归脾丸
加味五苓散
归脾汤(丸)
四逆汤
四逆散
四妙散
四苓散
四物汤
四君子汤
四物消风饮
四海舒郁丸

附　方

四妙勇安汤
四黄散(膏)
白降丹
白驳片
白屑风酊
皮脂膏
皮枯膏
皮癌净
生肌散
生肌白玉膏(即白玉膏)
生肌玉红膏
生脉散
仙方活命饮
瓜蒌牛蒡汤
右归丸
左归丸
代抵当丸

六　画

冲和膏
冲和油膏
安宫牛黄丸
西黄醒消丸(即犀黄醒消丸)
灰皂散
芋艿丸
导赤散
异功散
血府逐瘀汤
先天大造丸
阳和汤
阳和解凝膏
阳毒内消散
阴毒内消散
防风通圣散
托里消毒散
托里透脓汤
回阳玉龙膏
回阳玉龙油膏
如圣金刀散
竹叶黄芪汤
红油膏
红油膏纱布
红灵丹

红灵丹油膏
红灵酒
红藤煎剂
百部酊(10%~25%)
当归片
当归四逆汤
当归饮子
当归补血汤
地黄饮子
地龙片

七　画

辛夷清肺饮
补中益气汤(丸)
补阳还五汤
补骨脂酊 25%
沙参麦冬汤
泻热汤
阿魏消痞膏
两仪膏
鸡苏散
芩连二母丸
豆豉饼灸(见隔灸)
附子饼灸(见隔灸)
附子理中汤
附桂八味丸
何首乌酒
纸裹药线
苁蓉片
抗银片

八　画

青黛散
青黛散油膏
青吹口散
青吹口散油膏
青蒿鳖甲汤
苦参汤
苦参子膏
苦参地黄丸
虎挣散
金黄散
金黄油膏

知柏地黄丸(即知柏八味丸)
侧柏叶酊
炉甘石洗剂
硼酸洗剂
枇杷清肺饮
参附汤
参苓白术散
苓桂术甘汤
抵当汤
宝鉴当归四逆汤
金锁固精丸

九 画

疯油膏
神灯照法方
神应养真丹
神应消风散
神效瓜蒌散
祛风换肌丸
活血散瘀汤
枯痔散
枯痔钉
枯痔液
枸橘汤
茵陈蒿汤
荆防败毒散
药制丝线
咬头膏
独活寄生汤
香贝养荣汤
香砂六君子汤
除湿胃苓汤
前列腺汤
扁平疣外洗方
举元煎
复方土槿皮酊

十 画

凉膈散
凉血地黄汤
凉血四物汤
消风散
消疬丸

消痔散
消痔膏
消风导赤汤
消核丸
消痔灵注射液
消瘤二反膏
润肠汤
海浮散
海藻玉壶汤
益胃汤
烟熏法(附烟熏散方)
调元肾气丸
桃花散
桃花汤
桃红四物汤
桔梗汤
桂麝散
桂枝汤
桂枝加当归汤
桂附地黄丸(即附桂八味丸)
顾步汤
夏枯草膏
党参片
桑柴火烘法
热烘疗法
桑菊饮
柴胡清肝汤
脏连丸
通络活血方
通窍活血汤
通气散坚丸
逍遥散
逍遥蒌贝散
透脓散
真武汤

十一画

清营汤
清骨散
清解片
清暑汤
清热消炎片
清肝芦荟丸

清凉甘露饮
清瘟败毒饮
清凉膏(即清凉油乳剂)
密陀僧散
蛋黄油
黄连膏
黄连油
黄连解毒汤
黄柏溶液 2%~10%
黄柏霜
黄柏搽剂
黄芩清肺饮
萆薢渗湿汤
萆薢分清饮
萆薢化毒汤
银翘散
银花甘草汤
银黄片
理中汤
理中丸
梅花点舌丹
麻黄汤
麻黄桂枝各半汤

十二画

滋阴除湿汤
普济消毒饮
硫黄膏 5%~10%
雄黄软膏
犀角地黄汤
犀黄醒消丸(即西黄醒消丸)
紫雪丹
紫雪散
隔灸
黑虎丹
黑退消
黑布膏
腊脂膏

脾约麻仁丸
舒肝溃坚汤
鹅掌疯浸泡方
痤疮洗剂
琥珀黑龙丹
散肿溃坚汤
葱归溻肿汤

十三画

雷火神针灸
解毒洗剂
新六号枯痔注射液
锦红汤
锦红片

十四画

豨莶丸
槐角丸

十五画

增液汤
熨风散
颠倒散洗剂
薏苡附子败酱散
蟾酥丸、蟾酥茶、蟾酥饼
蟾酥合剂
蝮蛇酒

十六画

磨风丸
橘叶散
橘核丸
螵蛸丸
藿香正气散
醒消丸
糠锌油
薄荷三黄洗剂